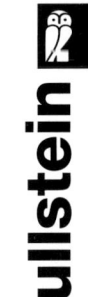
ullstein

Das Buch

»Ich hab's am Rücken« – so lautet wohl die häufigste Klage in den Arztpraxen. Kein Wunder, 80 Prozent der Bevölkerung sind davon betroffen. Auch Nina Ruge wurde nicht verschont. Extremer beruflicher und privater Stress forderte seinen Tribut – drei Bandscheibenvorfälle in nur fünf Jahren. Aber sie hat es gemeinsam mit ihren Therapeuten geschafft, die Rückenprobleme in den Griff zu bekommen.

Nina Ruge und der Wirbelsäulenspezialist Drs. Horst Dekkers zeigen, wie Sie mit Ihrem Arzt zum eigenen Rückenmanager werden, um Ihren Rücken zu heilen und gesund zu erhalten. Sie erfahren, wie die Wirbelsäule funktioniert, welche Ursachen die Schmerzen haben, welche Behandlung für Sie die richtige ist und wie Sie Ihren Rücken stark machen können.

Neueste Hightechmöglichkeiten zur Diagnose und für Operationen werden vorgestellt, ebenso ergänzende Behandlungsmethoden wie Yoga, Chiropraktik, Feldenkrais oder Akupunktur.

Die Berichte prominenter »Rückenprofis« erleichtern das Verständnis vieler Zusammenhänge der Rückenproblematik. Franziska van Almsick konnte ihren Bandscheibenvorfall mit einem ganzheitlichen Rücken- und Körpertraining heilen. Ramona Leiß, selbst an Osteoporose erkrankt, wurde Botschafterin für die Osteoporose-Prophylaxe und Oliver Kahn berichtet darüber, wie er sein eigener Rückenspezialist wurde.

Dieses Buch motiviert und ermutigt jeden, etwas für seinen Rücken zu tun, egal, ob er schon Rückenpatient ist oder Problemen vorbeugen möchte.

Die Autoren

Nina Ruge war Studienrätin für Biologie und Deutsch und ist heute bekannt als Journalistin, UNICEF-Repräsentantin und Autorin diverser Bücher. Zehn Jahre lang moderierte sie *Leute heute* – das legendäre und erfolgreiche Peoplemagazin des ZDF.

Drs. Horst Dekkers ist Wirbelsäulenspezialist, Leitender Arzt und Geschäftsführer der Alpha-Klinik in München, die sich auf die Behandlung von Wirbelsäulenerkrankungen spezialisiert hat.

Von Nina Ruge ist in unserem Hause bereits erschienen:
Das Geheimnis der Selbstheilung – Wege zu einem starken Immunsystem

■ Nina Ruge • Drs. Horst Dekkers

Das Geheimnis eines gesunden Rückens

Wege zum aufrechten Gang

Ullstein

Inhalt

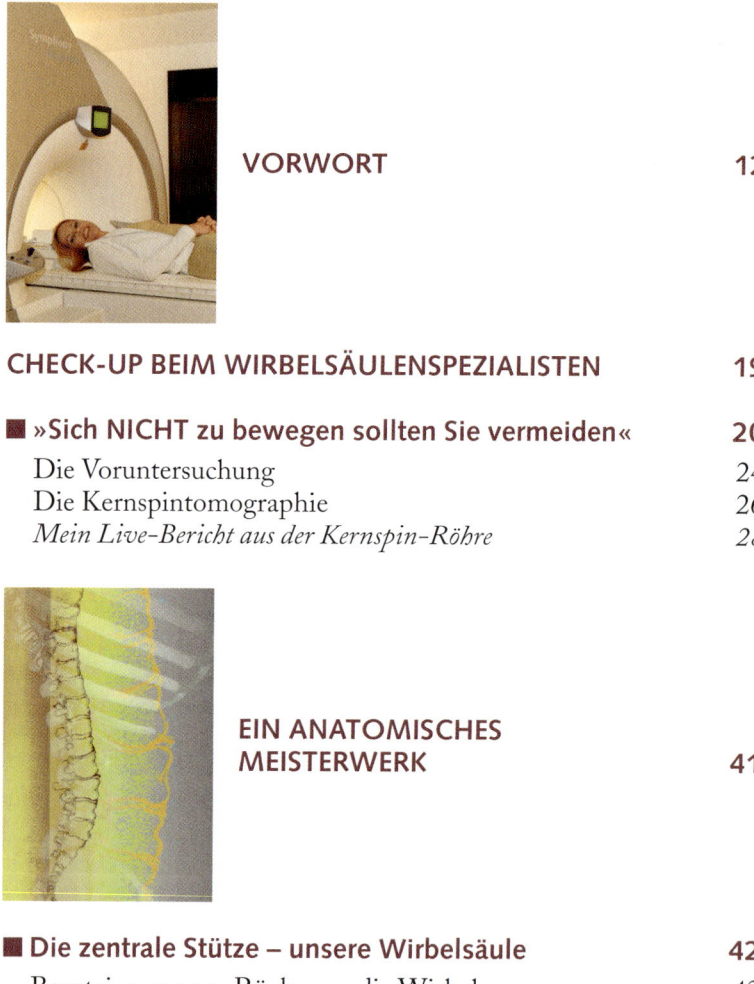

SCHMERZEN – SIGNALE AUS DER KÖRPERMITTE

SPURENSUCHE – URSACHEN DER RÜCKENSCHMERZEN 89

RÜCKENSCHMERZ – EIN VOLKSLEIDEN

DEN RÜCKEN GANZHEITLICH BEHANDELN

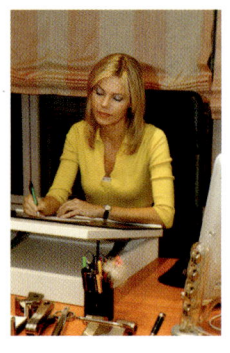

EIN STARKER RÜCKEN IST
DIE BESTE PROPHYLAXE   **215**

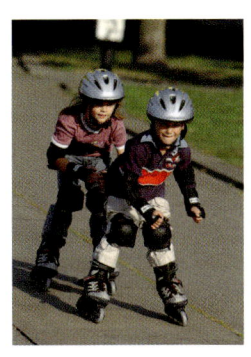

BEWEGUNG MACHT KLEINE RÜCKEN STARK

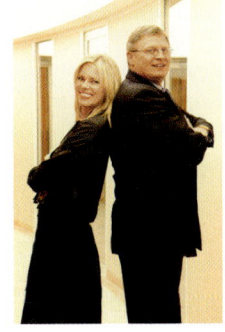

Vorwort

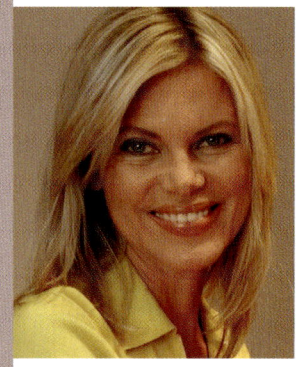

Nina Ruge

■ *Das Geheimnis eines gesunden Rückens schien mir eines der ganz vertrackten Sorte. Irgendwann ist es ja für fast jeden von uns das erste Mal: Er, der uns jahre- und jahrzehntelang ohne zu murren von morgens bis nachts durchs Leben getragen hat, der uns tanzen, Auto fahren, joggen, lieben und vor allem stundenlang schmerzfrei herumsitzen ließ – der wird von einer Sekunde auf die andere zum Terroristen, nimmt uns in Geiselhaft, foltert uns plötzlich mit immer neuen Schmerzvarianten: unser Rücken.*

Mich hat mein guter Freund zum ersten Mal verraten, als ich 40 war. Die klassische Situation: Megastress. Ich hatte meine tägliche ZDF-Nachrichtensendung »heute Nacht« aufgegeben, um ein völlig neues People-Nachrichtenmagazin zu starten: »Leute heute«. Das bedeutete: Umzug von Wiesbaden nach München, parallel unter extremem Zeitdruck die neue Sendung entwickeln – und obendrein ging meine Ehe in dieser Zeit zu Bruch.

Zudem hatte ich es nicht geschafft, meine neue Wohnung termingerecht zu renovieren – sodass ich mit dem Nötigsten in ein Provisorium zog – mitten in einem megakalten Winter. Ich schlief wenig, schleppte viel – körperlich und seelisch – und werde diesen einen Augenblick niemals vergessen: Ich saß im Maskenraum, um für die Sendung geschminkt zu werden – extremer Zeitdruck, die Abläufe waren noch nicht eingefahren, es war in einer der beiden ersten Sendungswochen … Ich drehte mich um, um ein weiteres Mal das ewig scheppernde Telefon abzuheben … und dann kam dieser vermaledeite Blitz, dieser ekelhafte Schmerz, der mir den Atem nahm – und der mich aus dem Paradies vertrieb. Aus der naiven Vorstellung nämlich, dass »mein Rücken und ich« – dass das eine tiefe, ewig während Freundschaft sei.

Dann kam, was geradezu eine kollektive Volkserfahrung ist: die klassische Verlaufsform eines Bandscheibenvorfalls im Lendenwirbelbereich. Zunächst die Schmerztherapie: Spritzen bis zum Umfallen, später Chiropraktik, dann sanfte Krankengymnastik – natürlich keinerlei Ruhe oder gar Entspannung … und irgendwann war der Akutschmerz weg.

Doch das Misstrauen blieb. Würde er, mein Rücken, mich wieder im Stich lassen, malträtieren, schachmatt setzen, zu einem Menschen machen jenseits der heiteren Normalität, die Alltag heißt? Ja, das tat er. Mehrfach und immer genau dann, wenn's nun ganz und gar nicht passte. Nach dem zweiten Bandscheibenvorfall hat mir mein Orthopäde dann auch noch das Yoga verboten – wegen der vielen Übungen, die Drehung im unteren Lendenwirbelbereich erfordern. Klar, das verstand ich. Also nur noch Joggen, Fitness und Schwimmen …

Doch als ich dann zum dritten Mal unter einer Schmerzattacke im wahrsten Sinne des Wortes zusammenbrach, da wurde ich rebellisch. Irgendwas musste ich falsch gemacht haben – nur was?

Täglich joggen, viel Fitness, nichts Schweres heben … ich dachte, ich hätte meinem untreuen Freund, dem Rücken, schon genug Tribut gezollt. Doch er streikte wieder – und das mit einer Bösartigkeit wie nie zuvor. An diesem Punkt beschloss ich: Ich will alles wissen. Ich möchte die Unsicherheit verlieren, das große Fragezeichen eliminieren, das zwischen mir und meinem Rücken hängt.

Die Richtung war mir klar. Schließlich hatte ich den Ratgeber »Das Geheimnis der Selbstheilung« gemeinsam mit dem Immunologen Dr. Lutz Bannasch verfasst und beim Schreiben und Recherchieren, beim Interviewen von prominenten Betroffenen für meine eigene Gesundheit, für das Stärken meines Immunsystems Wegweisendes gelernt.

Wieso sollte ich nicht für meinen Rücken ganz Ähnliches versuchen? Entscheidend war für mich, einen der Top-Profis der Orthopädie für das

Projekt zu gewinnen – und meiner Philosophie treu bleiben zu können:
Nämlich Mut zu machen, die wichtigen drei Schritte in Richtung
Gesundheit zu gehen:
Erstens: Wissen. Wissen, wie die Wirbelsäule aufgebaut ist, wie der
Rücken »funktioniert«.
Zweitens: Wahrnehmen. Wahrnehmen, welche Faktoren das Wohlbe-
finden meines Rückens bestimmen – das heißt: ganzheitlich denken.
Welcher Sport ist »Mord«? Welche ergänzenden oder alternativen
Behandlungsformen stärken meinen Rücken, »beugen« also im wahrsten
Sinne des Wortes »vor«? Gibt es neben der klassischen Physiotherapie
andere Möglichkeiten, meinen Körper ganzheitlich so zu stärken, dass ich
weniger Gefahr laufe, dass mein Rücken wieder streikt? Könnte ich
vielleicht sogar wieder Yoga machen?
Und drittens: Achtsam sein. Mein Wissen, meine Wahrnehmung dafür
zu nutzen, mein Leben zu ändern. Meinen Rücken so zu stärken, daß er
das tragen kann, was er zu tragen imstande ist. Nicht mehr und nicht
weniger. Für dieses Vorhaben habe ich die idealen Mitstreiter gefunden.
Allen voran DEN Top-Profi in der Orthopädie schlechthin: Drs. Horst
Dekkers, Leitender Arzt der Alpha-Klinik München, Sektion Wirbel-
säule – der sein gigantisches Wissen aus der jahrzehntelangen Praxis
eingebracht hat – und für das gesamte medizinische Konzept des Buches
steht.

■ *Als Wirbelsäulenspezialist behandle ich ja täglich Rückenpatienten,*
kenne das Leid, aber auch die Freude der Patienten nach einer erfolg-
reichen Behandlung. Und ich weiß, wie wichtig vorbeugende Maß-
nahmen sind. Deshalb ist unser gemeinsames Anliegen, dass wir in
diesem Buch nicht nur über die Risiken bestimmter Lebensumstände
oder Bewegungen aufklären, sondern Sie vielmehr an die Hand
nehmen und dazu auffordern, gemeinsam mit uns, Ihren Rücken neu
zu entdecken. Lernen Sie Ihre Wirbelsäule kennen und lernen Sie

begreifen, warum Ihr Rücken auf bestimmte Faktoren mit Schmerz reagiert. Dazu möchten wir Sie durch die Informationsflut führen, die täglich in den Medien über uns schwappt, und Ihnen viele Fragen beantworten: Welche Methoden helfen wirklich, was ist der aktuelle Stand der Operationstechnik, welche Alternativen gibt es, und was ist reine Geldmacherei?

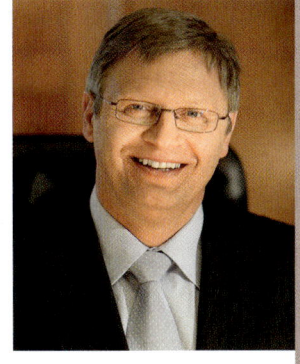

Dieses Buch will Ihnen helfen, eigene Probleme zu erkennen, und den Weg weisen, die richtige Diagnose und vor allem die erfolgreichste Therapie für Ihr individuelles Problem zu finden. Die korrekte Diagnose ist der Schlüssel für die richtige Therapie. Klingt eigentlich ganz einfach, und doch scheitern viele Behandlungen gerade an diesem grundlegenden Punkt.

Der Stellenwert der Diagnose steigt mit dem persönlichen Leidensdruck des Patienten und der Dauer der Beschwerden. Lassen Sie sich nicht mit den resignierten Worten »Das ist halt die

Drs. Horst Dekkers

natürliche Abnutzung, damit müssen Sie wohl leben« abspeisen. Sondern werden Sie selbst aktiv und suchen Sie einen SDT (Spine Diagnostician and Therapist) auf. Ein SDT ist ein schulmedizinisch ausgebildeter Arzt, der sich ausschließlich mit der Wirbelsäule beschäftigt und sowohl die konservativen als auch die operativen Behandlungen des Rückens erfolgreich beherrscht.

Dies sehe ich als meine Aufgabe. In meinen Sprechstunden erlebe ich täglich, egal ob in Deutschland, Holland oder Spanien, das hoffnungs-lose Patienten vor mir sitzen, die als »austherapiert gelten«. Die meisten sind aber gar nicht austherapiert, sondern das Gegenteil ist der Fall. Ihnen ist mit der richtigen Therapie sogar sehr gut zu helfen. Das Problem liegt bei ihnen meist vielmehr darin, dass sie nicht »ausdiagnostiziert« sind. Dies zeigt auch das ganz persönliche Schick-sal von Heinz Sielmann, der mit der richtige Diagnose und der daraus resultierenden Therapie rasch von seinem langen Leiden befreit werden konnte. Dieses Buch will Ihnen sagen: Werden Sie aktiv und suchen Sie die Ursache für Ihr Leiden, denn mit der richtigen Diagnose, gibt es eine erfolgversprechende Therapie und immer Hoffnung.

■ *Weitere Experten konnte ich für das Rückenbuch gewinnen. Mit Richard Hackenberg habe ich einen der wenigen Yoga-Lehrer gefunden, die sich perfekt auf therapeutisches Yoga verstehen. Er hat mich zum Yoga zurückgebracht – trotz meiner Bandscheibenvorfälle – und er hat gemeinsam mit Drs. Dekkers für dieses Buch zwei Yoga-Programme entwickelt: eines zur Prävention – und ein anderes zur Kräftigung bei Rückenproblemen. Zudem haben mir weitere Profis aus verschiedenen Bereichen der Rückentherapie Rede und Antwort gestanden: Dr. Thomas von Mendelssohn, renommierter Chiropraktiker aus München; Dr. Alexander Kosarev, Schmerztherapeut, Gerontologe und Akupunkteur; Sondre Horntvedt, erfahrener Osteopath, und Andrew Lutz, Vollprofi in der Feldenkrais-Methode.*
Zusätzlich haben mir die erstaunlich offenen Gespräche mit prominenten »Rückenpatienten« oder »Rückenprofis in eigener Sache« das praktische Verständnis der Zusammenhänge enorm erleichtert.
Franziska van Almsick ist aufgrund ihres schlimmen Bandscheibenvorfalls, der um ein Haar ihre Karriere beendet hätte, zu einer Verfechterin des ganzheitlichen Körper- und Rückentrainings geworden. Alwin Schockemöhle hat mir auf erschütternde Weise von seinem Leben unter der Folter des Schmerzes berichtet. Mit Heinz Sielmann durfte ich das letzte Interview führen, bevor er starb – über seine erfolgreiche Stenose-Operation in hohem Alter. Ramona Leiß hat mir davon berichtet, wie sie als Osteoporose-Betroffene zur Botschafterin der Osteoporose-Prophylaxe wurde. Cora Schumacher erzählte, weshalb ihr der Rücken den Rennsport vermieste, Ann Kathrin Linsenhoff von der extremen Rückenbelastung durch den Pferdesport und Oliver Kahn berichtete

auf faszinierende Weise, wie er gewissermaßen zu seinem eigenen Rückenspezialisten avancierte und so den stärksten Belastungen stand-halten kann.
Drs. Dekkers und ich wünschen uns deshalb von ganzem Herzen, dass wir mit diesem Buch Sie, liebe Leser, ermutigen und motivieren können, Ihren Rücken besser kennenzulernen, besser zu verstehen – und ihm so alles Gute zu tun, was in Ihrer Macht steht. Und das ist sehr, sehr viel.

Alles wird gut!

Ihre Nina Ruge und   *Ihr Horst Dekkers*

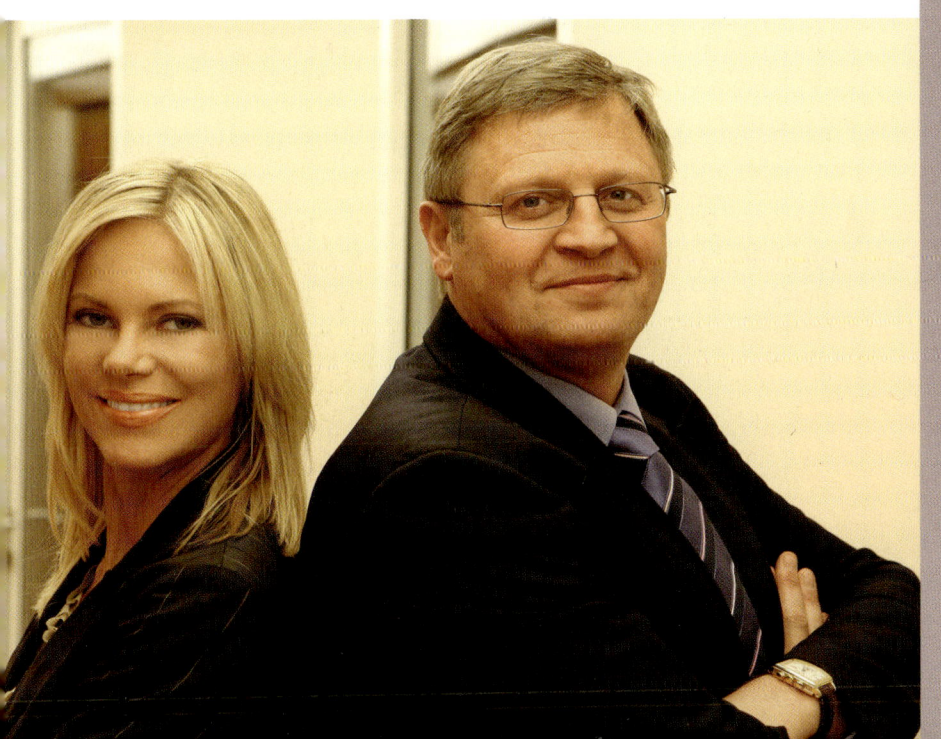

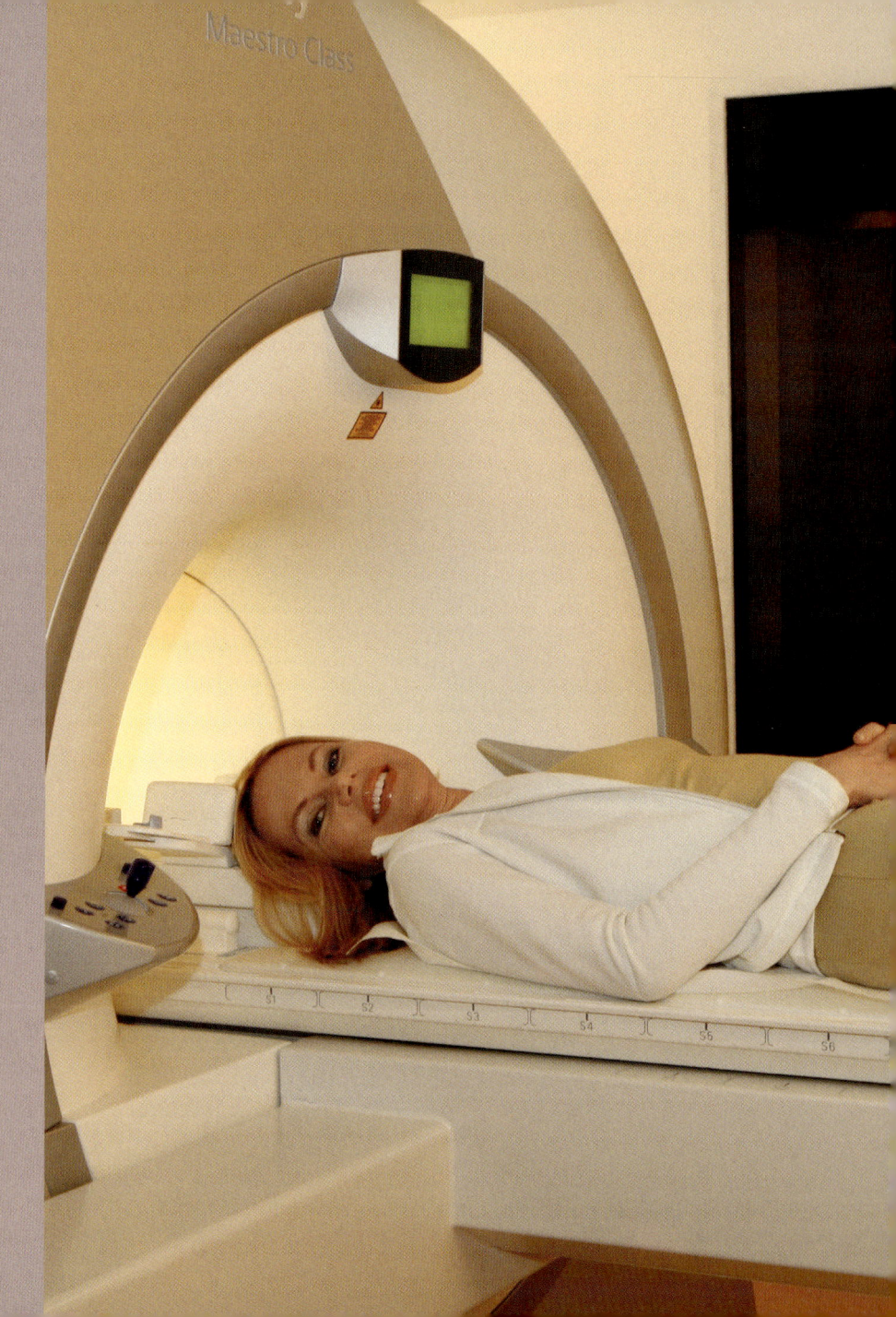

Check-up beim Wirbelsäulenspezialisten

Rückenschmerzen gehören zu den Erkrankungen,
unter denen wohl jeder von uns schon einmal akut
oder chronisch gelitten hat. Wir kennen den Schmerz
im Kreuz, der den Atem nimmt, die Seele zerschneidet.
Doch kaum jemand kennt wirklich die Ursachen.
Erst wenn wir unseren Rücken in seiner Funktionsweise
kennen und verstehen lernen, werden wir wissen,
wie wir ihn aktiv schützen und stärken können.
Nina Ruge hat sich für Sie auf den Weg gemacht, den
Rücken zu erforschen: seine Funktion, die Ursache
für die Schmerzen, die Bedeutung der Psyche und die
Möglichkeiten der Therapie und Prophylaxe.

»Sich NICHT zu bewegen sollten Sie vermeiden«

■ Rückenprobleme kannte ich schon lange – und »Rückenproblem«, das hieß für mich »Bandscheibenvorfall«. Bis ich zu Drs. Dekkers in die Alpha-Klinik kam, um die Zusammenarbeit für dieses Buch zu beginnen, war ich der Meinung, ich hätte nur einen Vorfall, nämlich im unteren Lendenwirbelbereich. Den hatte ich mir 1997 bei meinem Umzug nach München zugezogen, mit allen Gemeinheiten, die dabei so üblich sind: Ich hatte extreme Schmerzen, konnte mich kaum rühren, der Schmerz strahlte aus ins linke Bein, ich konnte kaum schlafen …
Bei meinem dritten Umzug innerhalb Münchens fünf Jahre später hatte ich einen neuen Schub, mit den gleichen Beschwerden. Doch operieren lassen wollte ich mich nicht.
Als ich nun also bei Drs. Dekkers anklopfte, um ein erstes Vorgespräch zu führen, kam ich mit den Kernspinaufnahmen dieser beiden Jahre und mit der Überzeugung: Toll, der Bandscheibenvorfall ist zwar erheblich, aber zum Glück drückt er auf keinen Nerv, und außerdem ist er wunderbar »ausgetrocknet« und damit von der völlig harmlosen Sorte. Mehr »Rückenprobleme« hatte ich nicht – dachte ich …

● *NINA RUGE: Fällt Ihnen irgendwas an mir auf, wenn ich so zur Tür hereinkomme, irgendeine Fehlhaltung, was auch immer?*
DRS. DEKKERS: Sie sind groß, schlank, tragen relativ hohe Absätze – haben keine typische Schmerzhaltung, können sich frei bewegen. Also: keinerlei akute Probleme. Wann hatten Sie denn das letzte Mal Rückenschmerzen?
● *Vor etwa neun Monaten. Da hat sich mein Bandscheibenvorfall das dritte Mal gemeldet, und wie! Ich hatte am Tag zuvor mit einigen Fitnessgeräten gearbeitet und merkte danach beim Joggen, dass irgendetwas nicht stimmt. Abends moderierte ich dann eine große Veranstaltung und stand etwa sechs Stunden auf Schuhen mit sehr hohen*

Absätzen. Am nächsten Morgen hatte ich Wahnsinnsschmerzen, kam einfach nicht aus dem Bett, konnte mich nur am Türrahmen in die Senkrechte hochhangeln, und dann wurde der Schmerz so stark, dass ich extreme Kreislaufprobleme bekam. Weil ich weiterarbeiten musste, habe ich starke entzündungshemmende Mittel genommen, eine Korsage getragen – und nach zirka vier Wochen waren die Beschwerden weg. Na ja, nach sechs Wochen. Ich habe nämlich zu früh angefangen zu joggen, und da hatte ich einen – Rückfall?

Es könnte auch etwas anderes gewesen sein als der Bandscheibenvorfall. Wenn Sie sich fit fühlen – wie lange können Sie stehen, bei einem Empfang zum Beispiel?

Nina Ruges Bandscheibenvorfall in der Lendenwirbelsäule

Bei der lumbalen Kernspintomographie (MRT) bestätigte sich folgende Diagnose: Bandscheibenvorfall L5-S1 mittig.

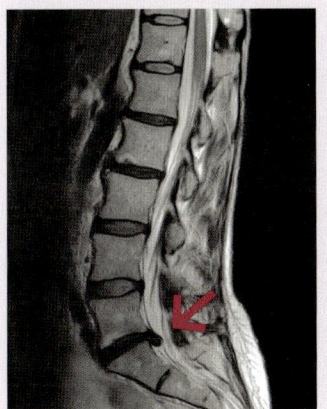

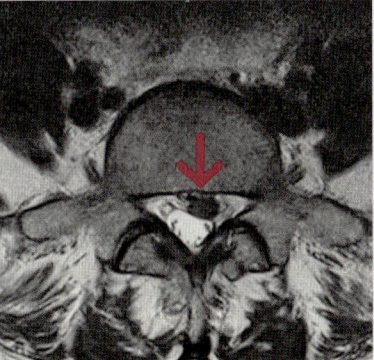

Seitliches Kernspinbild des Bandscheibenvorfalls L5-S1

Kernspinbild im Querschnitt des Bandscheibenvorfalls L5-S1 mittig

● Deutlich weniger lange als andere. Ich muss mich immer irgendwo hinsetzen.

Wie lange können Sie in etwa stehen, bevor Beschwerden kommen?

● 15 Minuten vielleicht.

Bereitet Ihnen schnelles Gehen Probleme?

● Überhaupt nicht. Ich gehe gerne schnell.

Und wie bekommt Ihnen Schlendern, beispielsweise langsam durch ein Museum zu gehen?

Die Wirbelkanalstenose

Bei der Wirbelkanalstenose handelt es sich um eine Verengung des Wirbelkanals, die konstante, starke Rückenschmerzen, ausstrahlende Beinschmerzen und Krämpfe verursacht und unbehandelt zur Querschnittslähmung führen kann. Erfahrungsgemäß kommen Stenosen vermehrt bei aktiven, sportlichen Patienten etwa ab dem fünfzigsten Lebensjahr vor. Bei einer Stenose handelt es sich ursächlich um eine Verdickung der Wirbelgelenke und Bänder. Dadurch verengt sich der Wirbelkanal und verursacht einen stetigen Druck auf die im Spinalkanal liegenden, äußerst empfindlichen Nerven. Eine derartige Verengung tritt lokal an bestimmten stark belasteten Bereichen der Wirbelsäule, vor allem an der Lendenwirbelsäule, konzentriert auf. Geht ein Mensch über einen längeren Zeitraum einer körperlich anstrengenden, oft einseitigen Arbeit oder übermäßiger sportlicher Bewegung nach, »verdicken« sich die stark belasteten Knochen des Wirbelkanals.

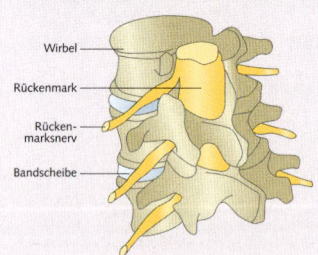

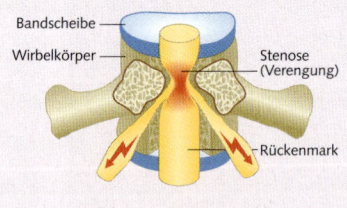

Im gesunden Wirbelkanal haben die Nervenstränge reichlich Platz.

Hier wird das Rückenmark von hinten durch Knochenauswüchse verengt.

• *Nicht gut. Langsames Gehen empfinde ich als unangenehm.*

Wenn Sie morgens aufstehen oder wenn Sie lange gesessen haben – brauchen Sie dann ein Weilchen, bis der Rücken so richtig »in die Gänge kommt«?

• *Ja.*

Als Sie die letzte Schmerzattacke hatten, morgens – welches Fitnessgerät hatten Sie vorher benutzt?

• **Eine Römische Bank, um die Rückenmuskulatur zu trainieren.**

Typisch. Highheels und Römische Bank. Typisch, weil beides zu einem Hohlkreuz führt, und im Bereich des Hohlkreuzes wird der Druck von hinten auf das Rückenmark erhöht. Was vor allem bei Patienten mit einer Stenose zu akuten Beschwerden führen kann. Auch die Tatsache, dass Sie nicht lange stehen können, dass langsames Gehen unangenehm für Sie ist, spricht dafür.

• **Das ist ja was ganz Neues. Was ist eine Stenose?**

Zunächst führt das nur zu den Symptomen, die Sie zeigten: Schwäche in den Beinen beim Stehen und Schlendern, dumpfer Schmerz im unteren Teil des Rückens. Im Endstadium allerdings verliert der Patient die Kontrolle über seine Beine. Er kann gar nicht mehr stehen, ja, es kann sogar zu einer Querschnittslähmung kommen.

• **Erzählen Sie mir nicht, dass mir das droht.**

Nein, so weit muss es nicht kommen ... Wenn Sie sich entsprechend verhalten. Stenose ist eine Volkskrankheit, die allerdings oft gar nicht oder erst sehr spät erkannt wird, denn sie ist nur per Kernspintomographie zu diagnostizieren – und auf den Bildern nicht einfach zu erkennen. Oft haben Patienten typische Stenose-Beschwerden, doch die Ärzte finden nichts.

• **Wie entsteht eine Stenose?**

Durch zu hartes körperliches Arbeiten in der Jugend, wenn die Wirbelsäule noch nicht voll gefestigt ist, durch frühen Leistungssport, besonders Leichtathletik, leider auch Fußball, sehr häufig beim Reiten – und hier besonders beim Pony-Reiten, weil Ponys einen harten, kurzen Schritt haben. Aber jetzt ist es wirklich angebracht, mit der Untersuchung Ihres Rückens zu starten.

DIE VORUNTERSUCHUNG

■ Die meisten Rückenschmerzen sind unspezifisch und lassen sich nur schwer lokalisieren. Der überwiegende Teil der Rückenprobleme verschwindet innerhalb von vier Wochen wie von selbst, da keine krankhafte Veränderung vorliegt. Wenn Rückenschmerzen jedoch länger bestehen oder zu Gefühlsbeeinträchtigungen oder Lähmungen führen, muss eine genaue Diagnose die organische Ursache für das Problem finden.

Dem Spezialisten stehen dabei folgende Untersuchungsmethoden zur Verfügung:

- Orthopädisch-neurologische Untersuchung
- Kernspintomographie – liefert genaueste Abbildungen der Wirbelsäule und ihrer vielfältigen krankhaften Veränderungen (wie u. a. Stenose, Skoliose, Vorfall und Wirbelbruch)
- Spine Motion Analysis, EMG – Beweglichkeitstest, Muskelreaktionstest
- die medizinische Kräftigungstherapie (MedX) – misst die Kraft der lumbalen und zervikalen Extensoren (das heißt die Belastbarkeit beim Strecken der Muskeln im Bereich von Lenden und Halswirbelsäule)
- Röntgenaufnahmen – zeigen krankhafte Veränderungen von Knochen (u. a. Gleitwirbel)
- Blutuntersuchungen (gezielt auf Rheuma, Gicht und weitere entzündliche Prozesse)

Die Diagnostik beginnt mit der Anamnese, das heißt einer sorgfältigen Befragung zu Krankengeschichte, Lebensumständen und zu bereits durchgeführten Rückenschmerz-Therapien. Zunächst ist es für den Wirbelsäulenspezialisten wichtig zu erfahren, wann und bei welcher Gelegenheit die Schmerzen erstmals aufgetreten sind, ob sie sich allmählich gesteigert haben oder plötzlich auftraten und insbesondere, ob sie bewegungsabhängig sind. Dabei benötigt der Facharzt neben medizinischem Wissen eine große Portion Menschenkenntnis und psychologisches Gespür, denn runds 90 Prozent aller chronischen Rückenschmerzen sind vorerst unspezifisch, das heißt: Erst eine genaue, tiefgehende Abklärung der Beschwerden führt zu einer befriedigenden Diagnose. Oft sind es psychische Ursachen, die den Schmerz beeinflussen. Für das erste Gespräch benötigt der Arzt daher eine Reihe von persönlichen Angaben. Nehmen Sie sich bereits vor dem Praxisbesuch schon einmal die Zeit, sich Gedanken zu machen, um so den Arzt möglichst präzise informieren zu können.

- Anlass, Beginn und Dauer der Rückenschmerzen?
- Wo lokalisieren Sie das Schmerzzentrum?
- Verändern die Schmerzen ihre Intensität innerhalb des Tagesverlaufs?
- Nehmen die Schmerzen bei Bewegung zu?
- Strahlen die Schmerzen in andere Körperregionen aus, und sind bestimmte Bewegungsabläufe blockiert?
- Liegen Lähmungen, Taubheitsgefühle, Kribbeln und/oder andere Empfindungsstörungen vor?
- Welche Therapieversuche wurden bereits unternommen und mit welchen Erfolgen?

Im Anschluss an die mündliche Anamnese erfolgt eine gründliche körperliche Untersuchung. Als Erstes wird Ihr Arzt Ihre Bewegungs-fähigkeit beziehungsweise -einschränkungen untersuchen, um so erste Informationen zu gewinnen. Die Beobachtung der Körperhalt-ung und der Form der Wirbelsäule gibt ihm erste Anhaltspunkte über das Vorliegen von körperlichen Asymmetrien wie etwa einer Bein-längendifferenz, einem Beckenschiefstand oder einer Wirbelsäulen-verkrümmung (Skoliose). Danach tastet er den Rücken auf der Suche nach Schmerzpunkten sowie verspannten Muskelgruppen ab und versucht zu klären, von wo die Schmerzen ausgehen und ob Bänder, Knochen oder Muskeln beteiligt sind. Im Anschluss führt er eine neurologische Überprüfung durch, indem er Muskelreflexe an Armen und Beinen auslöst. Manchmal wird der erfahrene Spezialist schon mit Hilfe dieser Untersuchungsmaßnahmen fündig. Um die meisten Ursachen der Beschwerden auszuschließen oder festzustellen, sind bildgebende Techniken wie die Magnetresonanztomographie vonnöten. Unter Umständen sind zudem Röntgenaufnahmen oder Blutuntersuchungen erforderlich.

Im Verlauf des Diagnosegesprächs hatte ich Drs. Dekkers auch davon erzählt, dass ich vor Jahren operiert werden sollte – wegen eines vermeintlichen »Karpaltunnel-Syndroms« (eine Verengung der Sehnen am Handgelenk, die zu starkem, brennendem Schmerz im Arm führen kann). Ich wollte damals aber keine Operation und habe einfach beim Chiropraktiker die Halswirbelsäule einrenken lassen – das Problem war weg. Also empfahl mir Drs. Dekkers, zusätzlich zum Lendenwirbelbereich auch eine Kernspintomographie der Halswirbelsäule vorzunehmen.

DIE KERNSPINTOMOGRAPHIE

■ Die Diagnose der Wirbelsäule wird meist mit Hilfe eines Kernspintomographen erstellt. Die Magnetresonanztomographie (MRT) beziehungsweise Kernspintomographie ist eine bildgebende Untersuchungsmethode, die mit magnetischen Feldern, ohne Verwendung von Röntgenstrahlen oder radioaktiven Substanzen sehr präzise Schnittbilder aus dem Inneren des Körpers erstellt. Die Magnetresonanztomographie leitet sich von den griechischen Wörtern für Schnitt oder abgetrenntes Stück und malen oder schreiben ab. Die Untersuchungsdauer ist abhängig von dem entsprechenden Körperareal, im Allgemeinen benötigt man zum Beispiel für den Lendenwirbelbereich etwa 30 Minuten. Dabei ist es von größter Bedeutung, dass der Körper nicht mehr bewegt wird, sobald die Aufnahmen beginnen, da diese sonst verwackeln und im ungünstigsten Fall wiederholt werden müssen. Der Patient muss sich für die völlig schmerzfreie Untersuchung lediglich auf einen beweglichen Untersuchungstisch legen. Er wird zugedeckt, und die Assistenten verlassen den Raum. In einem Nachbarzimmer können die Fachleute durch eine Glasscheibe den Vorgang überblicken und sind über Mikrofone mit dem Patienten ständig in Kontakt.

Innerhalb von Millisekunden bauen sich starke Magnetfelder auf und ab. Die entstehenden elektromagnetischen Kräfte zerren so stark an den Spulenverankerungen, dass laute klopfende beziehungsweise hämmernde Geräusche auftreten. Den Patienten wird deshalb bei der Untersuchung meistens ein Gehörschutz oder ein Kopfhörer mit entspannender Musik aufgesetzt. Viele von ihnen sind vor der Untersuchung sehr angespannt und ängstlich. Damit Sie besser mit den klaustrophobischen Eindrücken fertig werden, kann es helfen, sich in sich selbst zurückzuziehen. Stellen Sie sich vor, dass Sie am Strand liegen. Beobachten Sie die Wellen, die auf den Strand laufen, und die weißen Möwen, die am strahlend blauen Himmel dem endlos weiten Horizont entgegenfliegen ...

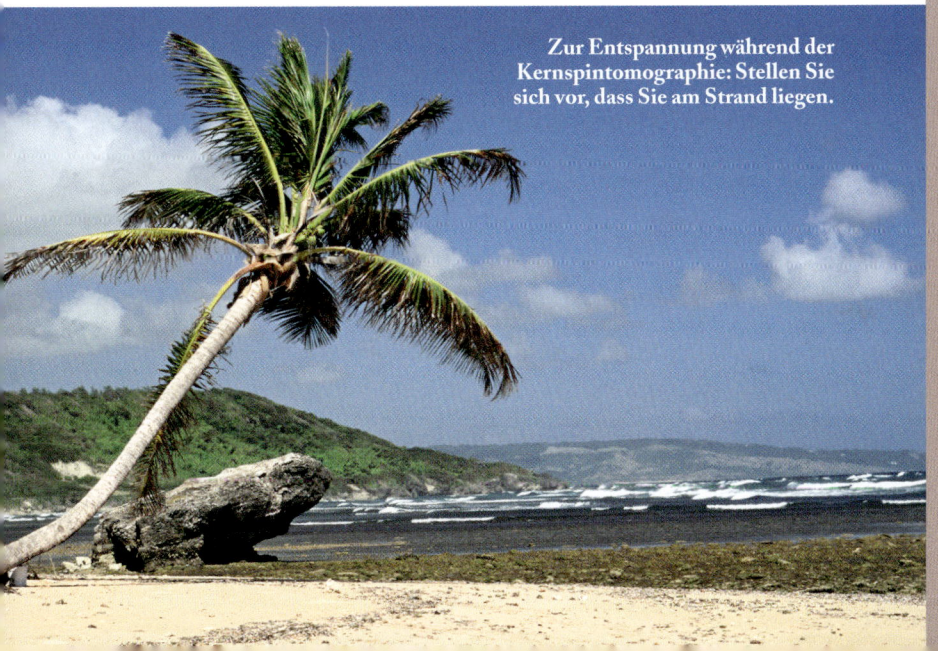

Zur Entspannung während der Kernspintomographie: Stellen Sie sich vor, dass Sie am Strand liegen.

Mein Live-Bericht aus der Kernspin-Röhre

Man braucht ein bisschen Zeit, denn jeder der beiden Aufnahme-Vorgänge (Hals- und Lendenwirbelsäule) dauert je rund 30 Minuten. Für manche ist das vielleicht eine unangenehme Vorstellung, denn man darf sich nicht rühren, nicht die kleinste Bewegung ist erlaubt, und außerdem ist die Röhre üblicherweise ziemlich eng. Doch es gibt die Möglichkeit, Tageslicht in die Röhre hineinzulassen (bei Drs. Dekkers) ist das sogar von zwei Seiten der Fall: Ein Fenster befindet sich am Kopfende, ein weiteres sozusagen in der »Decke«, sodass man ins Helle schaut).

Doch da ich ja vorher aufgeklärt wurde, wie ich mich verhalten sollte, um perfekte Bilder zu erhalten, war mir das Tageslicht nicht wichtig. Ich habe diese Stunde ganz einfach für eine ausgiebige Entspannungsübung genutzt, und die geht so: Zunächst nach einer wärmenden Decke fragen, denn Ihnen wird im Lauf der Zeit leicht etwas kühl. Unbedingt den Kopfhörer nutzen, da man von der Bildtechnik mit permanenten Geräuschen traktiert wird, die heftig sind, an Presslufthammer oder Maschinengewehrsalven erinnern. Doch aus dem Kopfhörer wird zurückgeschossen: mit Musik Ihrer Wahl. Erwarten Sie allerdings keine HiFi-Qualität …

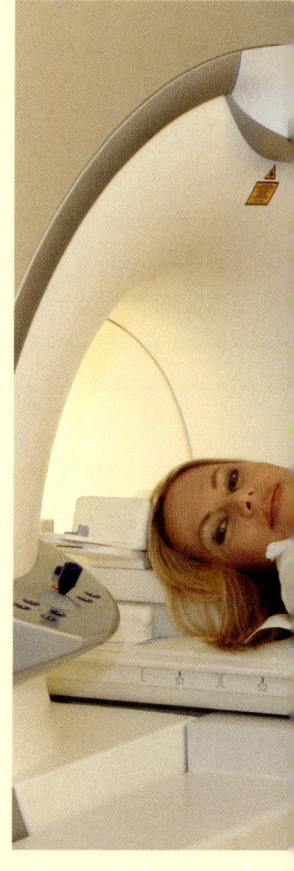

So. Sie freunden sich mit den Geräuschen an, denn ohne diese können die Mediziner nicht in Ihre Wirbelsäule schauen. Sie sind keine Bedrohung, auch wenn sie so klingen. Die Augen schließen und zunächst erst mal wahrnehmen. Spüren Sie Ihren Körper, wie er daliegt, und atmen Sie erst einmal ganz bewusst. Nichts anderes tun als ruhig und entspannt die Luft ein- und ausströmen lassen. Ein wunderbares Gefühl.

Dann beginnen Sie, mit Ihrer Aufmerksamkeit durch Ihren Körper zu wandern, vom Scheitel bis zur Sohle. Langsam, ganz langsam. Sie merken, dass die Foto-Geräusche immer ferner, irgendwie sanfter werden. Sie achten auf all das, was Ihnen sonst nicht eine Sekunde Aufmerksamkeit wert ist, und Sie genießen es,

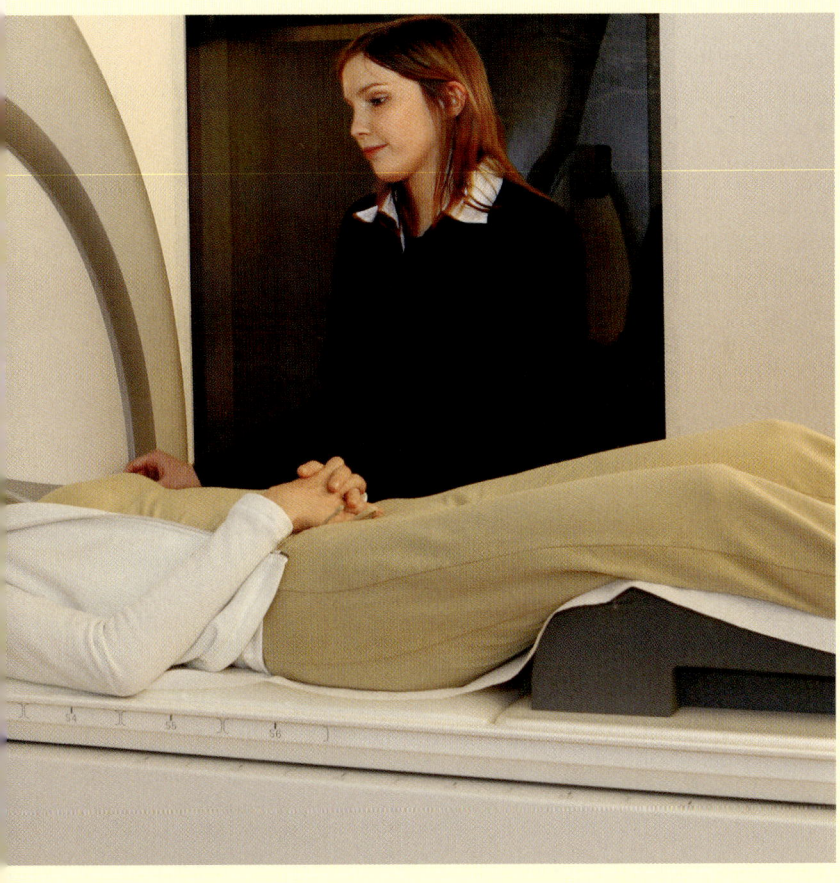

sich die Zeit dafür zu nehmen: Die Kopfhaut zu spüren, wie sie sich entspannt.
Die Stirn, die Nasenwurzel, die Wangen und auch die Augen … entspannen
sich Schritt für Schritt.
Und so wandern Sie über die Ohren, den Nacken, die Schultern, die Brust,
die Wirbelsäule weiter und weiter Ihren Körper entlang. Sie vergessen
nichts. Die Ellbogen entspannen sich. Der Magen wird weich, der Darm und
auch die Fußsohle. Freuen Sie sich dann, wenn die Tomographie noch
nicht vorbei ist. So genießen Sie nämlich, wie schön es ist, so tief entspannt
daliegen zu können, zu atmen – obwohl es merkwürdig hämmert um Sie
herum …

Nina Ruges Stenose in der Lendenwirbelsäule

Links: Beginnende Stenose im Segment L4-L5 wird das Rückenmark dreiecks-
förmig eingeengt. Im Vergleich (rechts) wenige Segmente darüber Th12-L1
ohne Stenose: Hier liegt das Rückenmark schön ausgebreitet rundoval ohne
Einengung im Kanal.

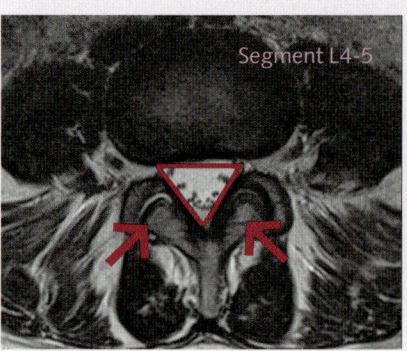 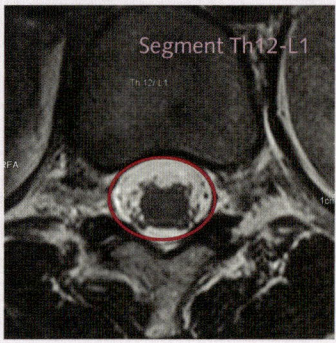

● *Herr Drs. Dekkers, zunächst möchte ich wissen, ob Sie recht hatten.
Habe ich eine Stenose?*

*Der Kernspintomographie entnehmen Sie ganz klar eine recht umfang-
reiche Stenose. Sie sehen hier eine deutliche dreiecksförmige Einengung
des Wirbelkanals.*

*Wenn Sie diesen sowieso schon beengten Rückenmarkskanal noch weiter
einschnüren, wie zum Beispiel durch Training auf einer Römischen
Bank oder durch langes Stehen auf hohen Absätzen, dann provozieren
Sie damit eine Irritation des Rückenmarks, das mit einer Schwellung
reagiert und mit entsprechend starken Schmerzen.*

● *Als Ursache für eine Stenose haben Sie vorhin eine sehr hohe Rückenbelastung im Kindesalter genannt. Ich habe mit drei Jahren mit Ballett
angefangen. Kann das die Ursache gewesen sein?*

Zunächst erst mal: Fünf bis zehn Prozent aller Patienten haben eine

Stenose, nur die meisten wissen nichts davon. Was die Ursachen angeht, spielen Veranlagung und Rückenbelastung eine große Rolle. Es sind besonders Menschen gefährdet, die in ihrer Jugend Leistungssport betrieben haben, z.B. Reitsport. Erwachsene sind aber auch betroffen, wenn sie ihren Rücken sehr stark belasten. Fliesenleger, Heizungsmonteure, Bauarbeiter, Bierkutscher, Fußballprofis … alle, die ihrem Rücken über Jahre sehr viel zumuten, laufen Gefahr, an einer Stenose zu erkranken.

• **Ist dann das, was umgangssprachlich als »Rückenverschleiß« bezeichnet wird, was zum »Krummwerden« alter Menschen führt, in Wirklichkeit eine Stenose?**

Meistens ja. Ein Rücken, dem im Lauf des Lebens viel zugemutet wurde, reagiert meist mit einer Stenose.

• **Jetzt sagen Sie mir aber bitte, wie ich mein Leben so ändern kann, dass ich der Stenose Einhalt gebiete!**

Das ist nicht immer einfach. Für manche Patienten ist gerade das, was die Stenose fördert, das Wichtigste im Leben. Einen Profi-Reiter kann ich mit der Diagnose »Stenose« nicht vom Reiten abhalten. In Ihrem Fall würde ich allerdings empfehlen: Wenn Sie eine Alternative zum täglichen Joggen finden würden, vor allem für das Joggen auf Asphalt, dann könnten

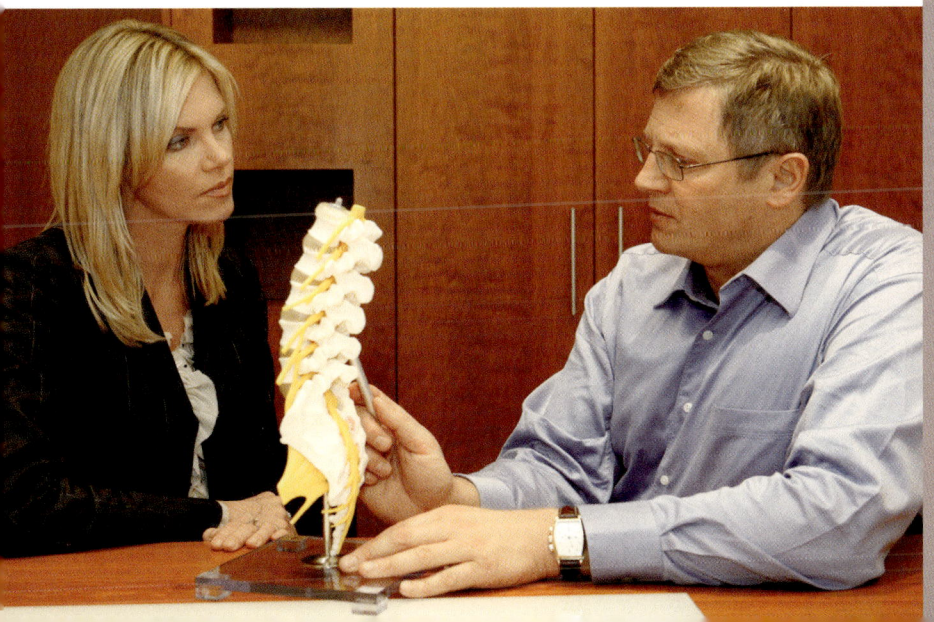

Sie das Fortschreiten der Stenose sicherlich verzögern. Denn der harte Schlag, den das Aufsetzen des Fußes beim Joggen auf Asphalt auslöst, jeder dieser harten Schläge bewirkt einen Stenose-Impuls, ein Körpersignal, das sagt: »Achtung, eine starke Erschütterung pflanzt sich fort in Längsrichtung des Körpers!« Die Reaktion: Der Körper will seine Statik weiter stabilisieren, das Knochenwachstum der Wirbelkörper-Facetten nach innen wird angeregt, der Wirbelkanal in Form einer Stenose verengt. Auch die Ligamente, die Gewebsbänder im Rückenkanal, werden verstärkt, was ebenfalls zu einer Verengung führt.

● ***Wenn ich auf mein heiß geliebtes Joggen verzichte, was wäre dann die – aus Ihrer Sicht – optimale Alternative?***

Täglich 30 Minuten auf einem guten Crosstrainer gehen. Das ist ein ideales Ausdauertraining, stärkt die Rückenmuskulatur, regt die Durchblutung an, ohne den harten, die Stenose verstärkenden Schlag des Joggens.

● ***Aha. Haben Sie noch mehr herbe Botschaften für mich? Wie sieht's denn mit der Halswirbelsäule aus?***

Dort haben Sie zwei Bandscheibenvorfälle. Wussten Sie das?

● ***Sie überraschen mich wieder. Herzlichen Dank. Aber ich habe doch***

DER BANDSCHEIBENVORFALL

Bandscheibenvorfälle im Halswirbelsäulenbereich kommen altersunabhängig vor. Ab der zweiten Lebenshälfte kann sich die Problematik jedoch durch knöcherne Wulstbildung am Hinterrand des Wirbelkörpers oder an den seitlichen Zwischenwirbelaustrittslöchern noch verstärken.

Die Ursache für einen Bandscheibenvorfall ist meist degenerativ (verschleißbedingt). Monotone, oft beruflich bedingte Fehlhaltungen und Überlastungen, oder langfristige Folgen eines Schleudertraumas erhöhen die Gefahr eines Vorfalls im Halswirbelbereich.

Die Schmerzen können sowohl in den Schulter-Nacken-Bereich und über den Arm bis in die Finger als auch in den Schädel ausstrahlen, zu starken Kopfschmerzen, Taubheits- und Kribbelgefühlen führen.

Ninas Ruges Bandscheibenvorfall in der Halswirbelsäule

Die Kernspintomographie der Halswirbelsäule zeigt einen Bandscheibenvorfall C5-6 mittig und C6-7 mittig rechtsbetont.

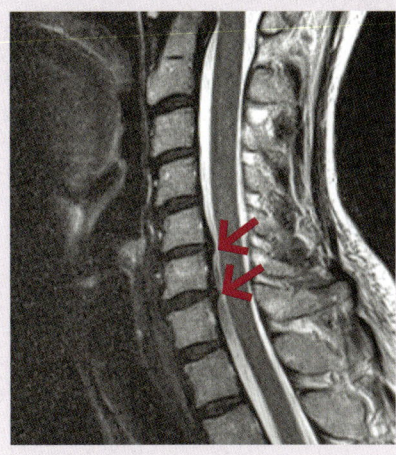

**Sagitales Kernspinbild der Hals-
wirbelsäulen-Bandscheibenvorfälle
der Segmente C5-6 und C6-7**

*gar keine Probleme! Abgesehen von diesem Karpaltunnel-Syndrom,
das gar keins war …*
*40 bis 60 Prozent der Menschen haben überhaupt keine Probleme nach
einem Bandscheibenvorfall. Und von denen, die Beschwerden haben,
müssen die wenigsten operiert werden. Mich interessieren natürlich
sowieso nur die Patienten, die Probleme haben, und nach frischem BV,
das ist die Abkürzung für Bandscheibenvorfall, können die meisten Beschwerden ohne Operation behoben werden.*
● *Dieser alte BV, wie Sie sagen – war der für meine Schmerzen im Arm
verantwortlich?*
*Das kann sehr gut sein. Aber wie Sie sehen, ist der wunderbar einge-
trocknet und bereitet Ihnen keinerlei Probleme. 90 Prozent der BVs*

müssen nicht operiert werden, weil die Betroffenen nach einigen Wochen, manchmal Monaten komplett beschwerdefrei sind.

● **Aber, welche Überraschung, ich habe noch einen zweiten BV an der Halswirbelsäule. Was ist mit dem?**

Der ist offenbar nicht so alt – breitbasig und foraminal, das heißt, es handelt sich um einen Vorfall, der in der Mitte der Wirbelsäule ausgetreten ist und sich dann zu beiden Seiten ausgebreitet hat. Und der könnte Ihnen später einmal Schwierigkeiten bereiten, falls er größer werden sollte. Denn er könnte dann die Abfuhr des Blutes aus dem Hinterkopf zwischen Bandscheibe und Rückenmark behindern, was zu Stauungen des Blutes und damit zu Spannungskopfschmerz, Schwindel oder Ohrensausen führen könnte.

● **Aber ich merke nichts. Zum Glück.**

Das ist das Interessante am BV. Jeder reagiert individuell verschieden, die Sensibilitäten sind sehr unterschiedlich. Es gibt viele, die mit einem BV wie Ihrem im Halswirbelbereich operiert werden mussten, weil sie so starke Kopfschmerzen hatten.

● **Aha. Was kann ich denn tun, damit dieser breitbasige BV nicht noch dicker wird?**

Lassen Sie ihn in Ruhe, tun Sie gar nichts. Nicht einrenken, keine Massage, keine besonderen Übungen, gar nichts. Und hoffen, dass er gut eintrocknet.

● **Sie würden keine Massagen empfehlen?**

Sie helfen nicht. Bei einem akuten BV können sie im Umfeld verspannte Muskulatur lockern – ansonsten bringt das nichts.

● **Da wäre noch dieser schwarze Zapfen, der BV an meiner Lendenwirbelsäule. Der ist ja schon beeindruckend groß. Trotzdem kann ich den heute vergessen?**

Ja.

● **Endlich mal eine frohe Botschaft. Aber summa summarum DREI Bandscheibenvorfälle in meinem zarten Alter – das finde ich doch erheblich. In meiner Familie kommt das sehr häufig vor. Sind Bandscheibenvorfälle ähnlich erblich wie eine Stenose?**

Nein, Erblichkeit spielt keine entscheidende Rolle. Sie sehen hier: Sie haben recht viele dehydrierte Bandscheiben, »black discs« genannt, die haben nicht genügend Flüssigkeit aufgesogen. DAS stellt ein Risiko für einen BV dar, und das ist nicht erblich.

● ***Kann ich etwas tun, um meine Bandscheiben mit Feuchtigkeit zu »füttern«?***

Ein gesunder Schlaf gewährleistet eine gesunde Regeneration der Bandscheiben. Denn sie sind aus gutem Grund das größte NICHT durchblutete Organ im Körper. Wären sie durchblutet, könnten sie viell leichter reißen – angesichts des Drucks, dem die Bandscheiben ausgesetzt sind. Diese mechanischen Belastungen können pro Bandscheibe mehrere hundert Kilogramm ausmachen! Deshalb werden sie auf anderem Wege versorgt: durch osmotische Kräfte fließt das Wasser mit den gelösten Stoffen, vor allem nachts. Flüssigkeit und Nährstoffe treten so passiv in die Bandscheiben über. Raucher haben ein zehnfach höheres Risiko, einen BV zu bekommen, weil bei ihnen die Durchblutung im Bereich der Bandscheiben herabgesetzt ist – und die wiederum stellt die Grundlage für deren nächtliche Flüssigkeits- und Nährstoffaufnahme dar. Bei Rauchern sind ja die Fließeigenschaften des Blutes deutlich verschlechtert. Eine gute Nachricht für Weintrinker habe ich aber: Ein tägliches Glas Wein – ich betone:

DER EINGETROCKNETE BANDSCHEIBENVORFALL

Beim Bandscheibenvorfall dehnt sich die Bandscheibenhülle in den Wirbelkanal hinein oder zerreißt sogar. Die in den Wirbelkanal austretende Bandscheibenflüssigkeit und die in ihr enthaltenen Zellgifte (Neurotoxine) treffen auf den Nerv und lösen unmittelbar Schmerzen und Entzündungen aus. Für diesen Fall hat unser Körper ein Selbstheilungsprogramm vorgesehen, bei dem sich in der Bandscheibe vermehrt Fresszellen bilden, die die ausgetretenen Zellgifte binden und dadurch die Bandscheibe wieder »zurückziehen«. Die Schmerzen lassen nach, Erholung tritt ein. Diesen Regenerationsprozess bezeichnet man als »Austrocknen« des Bandscheibenvorfalls. In der Regel dauert diese Phase etwa vier bis sechs Wochen, danach ist der Patient meist wieder beschwerdefrei.

Die Skoliose

Der griechische Arzt Hippokrates beschrieb und behandelte die Skoliose bereits in der Antike. Als Skoliose (skolios = krumm) bezeichnet man eine angeborene oder erworbene seitliche Verbiegung der Wirbelsäule mit gleichzeitiger Rotation der einzelnen Wirbel, so dass sich die Wirbelsäule nicht mehr gerade aufrichten kann. Die Wirbelsäule verkrümmt sich seitwärts mit in mehreren sich gegenseitig ausgleichenden Bögen. Dieser Ausgleich ermöglicht es, den Oberkörper, trotz Krümmung, aufrecht zu halten. Eine Skoliose kann daher ganz unauffällig aussehen und erst im Vorbeugetest (Bending-Test) oder Röntgenbild deutlich sichtbar werden. Beim Bending-Test neigt sich der Patient mit locker hängenden Armen nach vorne. Eine zweite Person blickt von hinten über die Wirbelsäule

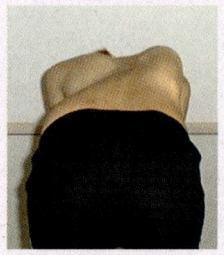 und erkennt eventuelle Asymmetrien wie Beckenschiefstand, einseitig erhöhte Rippen oder Schulterblätter, verkrümmter Verlauf der Wirbelsäule. Diesen Test können Sie zur Kontrolle auch selber ab und zu bei Ihren Kindern durchführen, um bei einem Verdachtsmoment dann den Arzt aufzusuchen.

Skoliose mit ausgeprägter Rippenbuckelbildung.

EINES – verbessert die Fließeigenschaften des Blutes und senkt das Risiko, einen BV zu bekommen.
● **Was ist der Unterschied zwischen einem Bandscheibenvorfall und einem Hexenschuss?**
Ein Hexenschuss hat mit einem BV nichts zu tun. Es handelt sich dabei um eine schmerzhafte Verkrampfung der Rückenmuskulatur, zum Beispiel, wenn ein verschwitzter Rücken von Wind unterkühlt wird. Meist dauert ein solcher durch thermische Einflüsse bewirkter Schmerzzustand drei bis zehn Tage an und verschwindet dann von selbst. Allerdings ist »Hexenschuss« ein sehr ungenau definierter Begriff. Man weiß nie, ob sich dahinter nicht doch der Akutschmerz eines BV versteckt. Meist spürt der Patient allerdings selbst, ob es sich um eine Muskelverkrampfung durch Verkühlung oder um etwas anderes handelt.

● *Und wie grenze ich den typischen »Ischiasnerv-Schmerz« davon ab?*
Das ist der klassische Schmerz, der bei einem BV auftritt, wenn ein Nerv durch die Bandscheibe zur Seite gedrückt und damit stark gereizt wird.
● *Stichwort »Skoliose«. Noch eine Erkrankung, die sehr häufig auftritt. Wie diagnostizieren Sie das?*
Mit dem Vorbeugetest oder auch: Bending-Test.
● *Wie gefährlich ist eine Skoliose?*
Skoliosen sind meistens harmlos, verursachen keine Schmerzen. In seltenen Fällen allerdings ist der Rücken so verkrümmt, dass der Patient nicht richtig atmen kann. Dann muss man operieren, um diese Fehlstellung zu korrigieren. Das ist allerdings keine einfache Operation. Sie führt zu Bewegungseinschränkungen. Deshalb ist es wichtig, Pubertierende genau daraufhin anzuschauen – und hier besonders Mädchen –, ob sie eine Skoliose entwickeln. Denn während des spurtähnlichen Wachstums in diesen Jahren kann sich eine Skoliose entwickeln. In solchen Fällen hilft meist ein Stützkorsett, das die Jugendlichen zwei bis fünf Jahre tragen müssen. Dann ist die Gefahr gebannt. 30- bis 40-Jährige mit Skoliose haben oft Spannungsschmerzen zwischen den Schulterblättern. Ihnen hilft eine spezielle Krankengymnastik, auch Yoga. Allerdings kann eine Skoliose ein recht großes ästhetisches Problem mit sich bringen, welches dann psychische Schwierigkeiten bedingen kann. Neun von zehn Skoliose-Fällen sind weiblich.
● *Jetzt erklären Sie bitte noch, was ein Gleitwirbel ist.*
Ein Gleitwirbel ist einer der wenigen Defekte, die man mit Hilfe eines Röntgenbildes erkennen kann. Ansonsten ist das Röntgen zur Diagnose von Ruckenleiden wenig geeignet.
● *Wie gefährlich ist ein Gleitwirbel?*
Ein Gleitwirbel selbst tut einem gar nichts. Allerdings kann er zu einer Stenose führen – oder zu einem BV. Dann wäre es natürlich nicht der Gleitwirbel, der behandelt werden muss, sondern die Folgen. Nur in den seltensten Fällen muss man einen Gleitwirbel operativ festsetzen.
● *Was kann ich denn nun meinem Rücken Gutes tun, wenn ich all das weiß: Welche Bewegungen zum Beispiel sollte ich grundsätzlich vermeiden?*

Der Gleitwirbel

Von Wirbelgleiten, medizinisch: Spondylolisthese (griechisch: für Wirbel und für Gleiten) spricht man, wenn die Wirbel den Halt untereinander verloren haben und dadurch frei verschiebbar sind. Der Befund des Wirbelgleitens wird relativ häufig diagnostiziert, da er als einziger auf dem Röntgenbild gut sichtbar ist. Erfahrungsgemäß verursacht der Gleitwirbel selbst aber keine Beschwerden.

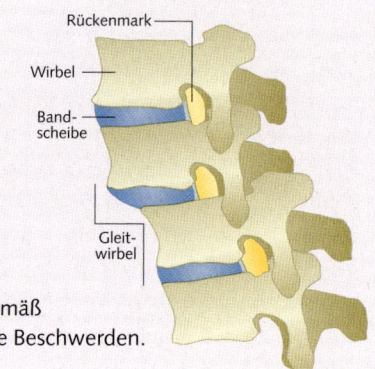

Sich NICHT zu bewegen sollten Sie vermeiden. Das lange Verharren in einer Sitzposition zum Beispiel ist Gift für die Bandscheiben, weil ihre Umgebung schlecht durchblutet wird. Grundsätzlich sollte man nie länger als eine Stunde sitzen – dann aufstehen und umhergehen! Solche Bürostühle sind zu empfehlen, die bewegliche Sitzauflagen haben, weil man sich auf ihnen nicht für längere Zeit bewegungslos »einnisten« kann. Auch Sitzbälle sind für gewisse Zeiträume (etwa 30 Minuten) zu empfehlen.

● ***Wie soll man Lasten heben – und wie nicht?***

Einen Wasserkasten zum Beispiel immer nah am Rumpf heben und OHNE Drehung im Rücken.

● ***… und man soll doch in die Knie gehen beim Heben – den Rücken möglichst gerade lassen!***

Diese alte Lehrmeinung spielt heute keine große Rolle mehr. Entscheidend für das Risiko, einen BV zu erleiden, ist die Gesamtzahl der Kilos, die man im Lauf eines Lebens schleppt. Und natürlich: Weniger ist mehr! Häufiger kleine Lasten tragen ist weniger riskant als weniger häufig große Lasten!

● ***Das nächtliche Liegen im Bett – was kann man da falsch machen?***

Zu weiche Matratzen sind natürlich nicht zu empfehlen. Alles andere ist unwichtig – die Höhe des Kissens. Die Höhe der Beine – jeder sollte sich im Bett so einrichten, wie er es mag.

● **Was ist mit Wasserbetten?**

Es gibt keine Studie, die einen Bettentyp als den besseren als andere ausweist.

● **Welche Übungen, welche Fitnessgeräte sollte man meiden?**

Auf jeden Fall die Römische Bank, weil die meisten damit nicht richtig umgehen können. Auch die Ruderbank ist riskant, weil man die Vorderseite der Bandscheiben in dem Augenblick, in dem man die Ruderbewegung beginnt, einer sehr hohen Belastung aussetzt. Auch Squash ist nicht zu empfehlen. Hier summieren sich mehrere ungünstige Aspekte, wie eine Verdrehung der Wirbelsäule und gebeugte Körperhaltung, auf die massive Kräfte wirken. Außerdem nicht zu empfehlen: Bowling und freies Gewichttraining. Beim Bowling ist die Verbindung des schweren Kugelgewichts mit der Rückendrehung Gift – und beim freien Gewichttraining ist das Gewicht einfach zu hoch: Stenose- und Bandscheibenvorfall-Gefahr! Bizepstraining im Liegen ist okay. Aber auch hier lauert Gefahr: beim Ablegen des Gewichts. Niemals nach hinten ablegen!

● **Welche Sportarten empfehlen Sie?**

Ein Patient mit abgeklungenem Bandscheibenvorfall darf alles machen, was er vorher gemacht hat - mit Ausnahme der eben genannten Geräte und Sportarten. Außerdem natürlich auf keinen Fall Bungee-Jumping! Das ist die Sportart mit dem höchsten Risiko für Bandscheibenvorfälle. Eines allerdings dürfen Sie nicht unterschätzen – und Sie sind ja ein wandelndes Beispiel dafür, Frau Ruge: Die individuelle Empfindlichkeit ist von Patient zu Patient sehr verschieden. Mancher hat nur einen kleinen BV oder nur eine geringe Stenose – und hat immense Beschwerden. Sie haben einen ordentlichen BV in der Halswirbelsäule und in der Lendenwirbelsäule sowie eine Stenose – zwar nicht allzu ausgeprägt, aber immerhin. Und Sie kommen damit zurecht.

● **Ich tue ja auch einiges dafür, dass das so bleibt!**

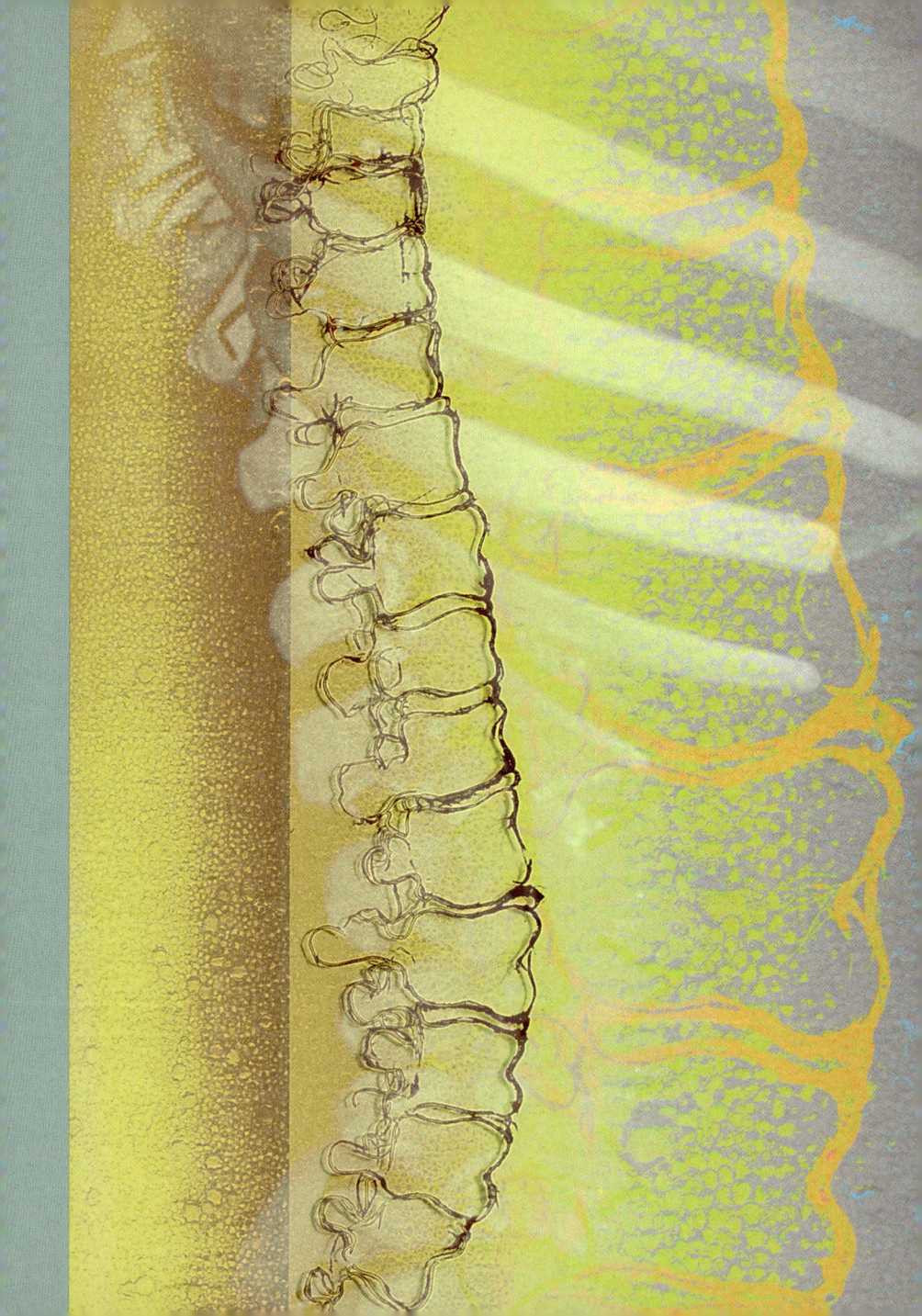

Ein anatomisches Meisterwerk

Unser Rücken ist vom Kopf bis zum Steiß ein anatomisches Meisterwerk. Die Wirbelsäule ist der zentrale Bestandteil unseres Skeletts. Sie muss verschiedene Funktionen übernehmen. Einerseits die Stabilisierung des aufrechten Ganges, andererseits die Flexibilität, die uns Bücken, Strecken, Beugen und Drehen erlaubt. Der Rücken ist der Mittelpunkt unseres Körpers. Ein gesunder Rücken in ausgeglichener Balance ermöglicht uns eine vitale und aktive Teilnahme am Leben. In anmutiger Symmetrie reihen sich die einzelnen Wirbel in einer doppelten S-Kurve aneinander. Unsere Beweglichkeit ist das Ergebnis des komplizierten Zusammenspiels von Wirbeln, Bändern, Bandscheiben und Muskulatur.
Unsere Wirbelsäule befähigt uns zum aufrechten Gang – Segen und Fluch zugleich.

Die zentrale Stütze – unsere Wirbelsäule

■ Ohne die Möglichkeit, die Arme und Hände frei verwenden zu können, wäre unsere Entwicklung vom Höhlenbewohner zum modernen Menschen undenkbar. Und dennoch ist der aufrechte Gang, der uns in der Evolution weitergebracht hat, gleichzeitig der Schwachpunkt des modernen Menschen. So leiden mehrere hundert Millionen Menschen weltweit an einer Erkrankung des Bewegungsapparates.

Rund 80 Prozent der Deutschen, also fast jeder von uns, haben schon einmal mit ihrem Rücken schmerzhafte Bekanntschaft gemacht. Sie kennen den Schmerz, der jede kleine, alltägliche Bewegung, selbst das Atmen zur Tortur macht und uns das Gefühl gibt, nur noch aus Schmerzen zu bestehen. Die meisten Rückenschmerzen sind Hilferufe aus der Tiefe unseres Körpers. »Halt! Die Belastung ist zu hoch für mich.« Einseitige körperliche Belastungen wie die Arbeit am Computer, bestimmte Bewegungen, Überlastungen oder chronische Fehlhaltungen können durch psychische Einflüsse, Trauer, Stress und Anspannung verstärkt werden und diesen Hilferuf auslösen.

Verspannungen, Blockaden, Bandscheibenvorfälle, Stenosen und viele weitere Erkrankungen machen uns den Alltag schwer und ziehen uns ganz schnell in einen Teufelskreis aus Schmerzen, Schonhaltung und daraus resultierender Verstärkung der Verspannung und Schmerzen.

Sie können diesen Teufelskreis durchbrechen. Aktiv werden und den Rücken stärken, lautet die Devise. Damit Sie jeden Tag Ihren Rücken wie selbstverständlich als Wunder der Natur empfinden können, soll Ihnen dieses Buch motivierend und aufklärend zur Seite stehen.

Denn es liegt zum großen Teil in unserer eigenen Hand, den Abnutzungsprozess zu verlangsamen, abzubremsen und teilweise sogar umzukehren. Helfen Sie Ihrem Rücken ganzheitlich mit der richtigen

Mischung aus optimaler Ernährung, moderater Bewegung und rücken-freundlicher Haltung sowie der Vermeidung von negativen Einflüssen. Dann werden Sie Tag für Tag spüren, wie sich die Kraft und Balance aus Ihrer Mitte heraus positiv auf Ihre Ausstrahlung, Bewegungs- und Lebensfreude auswirken. Gönnen Sie sich die Zeit für die Übungen, die Sie für den Alltag stark machen. Zeit, die Sie in Ihre Gesundheit investieren, ist bestens angelegt und zahlt sich in Lebensfreude aus.

Damit Sie die komplexen Vorgänge, die sich durch die Dynamik der einzelnen Komponenten Ihrer Wirbelsäule ergeben, besser verstehen, möchten wir Sie auf einen kleinen Exkurs in die faszinierende Anatomie des Rückens mitnehmen.

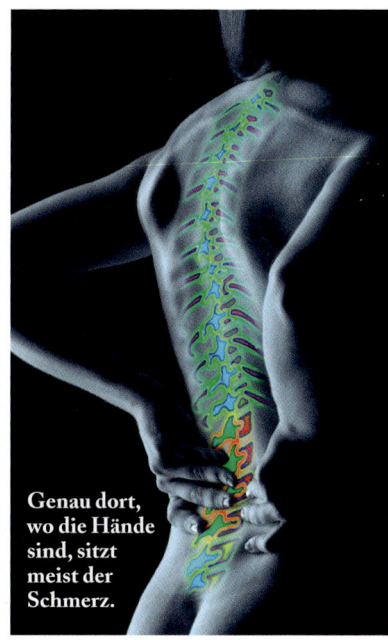

Genau dort, wo die Hände sind, sitzt meist der Schmerz.

BAUSTEINE UNSERES RÜCKENS – DIE WIRBEL

■ Obwohl sich die einzelnen Hals-, Brust- und Lendenwirbel optisch deutlich voneinander unterscheiden, folgen sie doch alle einem ganz bestimmten Grundbauplan. Die einzelnen Wirbel setzen sich im Wesentlichen aus dem zur Brust gerichteten Wirbelkörper und dem rückwärts liegenden Wirbelbogen mit seinen Dorn- und Querfortsätzen sowie den beiden kleinen Wirbelgelenken bzw. Facettengelenken zusammen. Diese Facettengelenke führen die Wirbelsäule bei Ihren Bewegungen und verhindern ein Schieben und teilweise Drehen der Wirbelkörper zueinander. Man bedenke: Die Wirbelkörper sind wie kleine aufeinandergestapelte Bauklötzchen, die ohne die hintere flexible Stabilisierung durch Wirbelbögen,

Paradox – eine flexible Säule

Auch wenn die Wirbelsäule einen sehr starren und festen Eindruck vermittelt,
handelt es sich hierbei um einen durchaus lebendigen, sich ständig regenerierenden Komplex. Die Wirbelsäule ist die zentrale Achse unseres Bewegungsapparates. Sie ermöglicht uns den aufrechten Gang, schützt unsere lebenswichtigen inneren Organe und stabilisiert unseren Rücken. Der bewegliche Teil,
auch freie Wirbelsäule genannt, gliedert sich in die drei Abschnitte: Hals-, Brust-
und Lendenwirbelsäule. Auf der Abbildung ist dies sehr gut zu erkennen. Im
Bereich der Hals- und Lendenwirbelsäule bildet sie eine bauchseitige Ausbuchtung (Lordose). Im Bereich der Brustwirbelsäule ist die rückseitige Ausbuchtung
(Kyphose) der Wirbelsäule zu erkennen. Dies führt zu einer

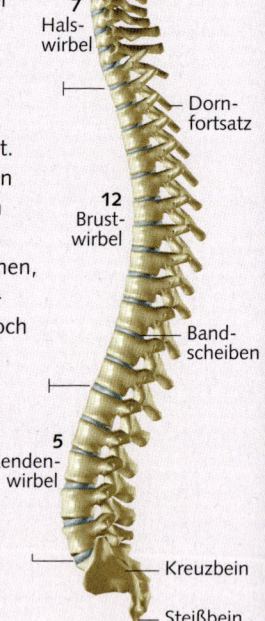

Art doppeltem S und lässt sie einer Spiralfeder ähneln. Durch
diese spezielle Doppel-S-Form kann die Wirbelsäule flexibel
Stöße abfedern, Erschütterungen, die beim Laufen und
Springen auftreten, abpuffern und somit unser empfind-
liches Gehirn vor gefährlichen Erschütterungen schützen.
Diese S-Form ist nur von der Seite zu sehen. Von hinten ist
beim gesunden Rücken die Wirbelsäule gerade aufgerichtet.
Bei krankhaften Veränderungen kann sich die Wirbelsäule in
sich »verdrehen« und so langfristig zu Beschwerden führen
(Skoliose).

Die Wirbelsäule selbst besteht aus vielen einzelnen Bausteinen,
die sich wie eine komplizierte Brückenkonstruktion aus verschiedenen Materialien zusammensetzen und insgesamt doch
ein äußerst stabiles Gesamtkonstrukt formen. Zwischen 32
und 33 Wirbel bilden gemeinsam das Grundgerüst der
Wirbelsäule. Fünf Wirbel sind im Kreuzbein und drei
bzw. vier im Steißbein fest miteinander verwachsen.
Die übrigen 24 sogenannten freien Wirbel unterteilen
sich in sieben Hals- (C1 bis C7), zwölf Brust- (Th1 bis
Th12) und fünf Lendenwirbel (L1 bis L5). Die Wirbelsäule
ist über die beiden Kopfgelenke am oberen Ende (kranial)
mit dem Schädel und über die beiden Iliosakralgelenke am
unteren Ende (kaudal) mit den Beckenknochen verbunden.

Atlas

7
Hals-
wirbel

Dorn-
fortsatz

12
Brust-
wirbel

Band-
scheiben

5
Lenden-
wirbel

Kreuzbein

Steißbein

Facettengelenke, Bänder und Muskeln kreuz und quer durcheinanderfallen würden.

Die nach hinten reichenden Dornfortsätze können wir auch von außen sehen. Denn sie liegen, besonders bei Kindern und schlanken Menschen, gut sichtbar direkt unter der Haut. Die knöchernen Dornfortsätze sehen wie Relikte aus der Zeit der Dinosaurier aus. Sie überlagern sich wie Dachziegel und ermöglichen so einerseits flexibles Vorbeugen, andererseits bilden sie eine Art Schutzpanzer für den empfindlichen Nervenkanal. Die links und rechts vom Wirbel liegenden Querfortsätze sind die Ansatzstellen für die Bänder und Sehnen bzw. für die Muskeln.

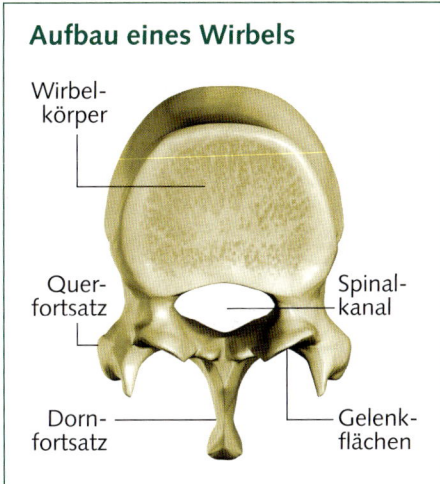

Aufbau eines Wirbels

Wirbel-körper

Quer-fortsatz

Spinal-kanal

Dorn-fortsatz

Gelenk-flächen

Die in mehreren Schichten über den Rücken verlaufende Rückenmuskulatur bildet gemeinsam mit den Bändern und Sehnen eine Art stabilisierendes Korsett und sorgt für die enorme Flexibilität unseres Rückens. Zwischen zwei Wirbelkörpern liegen jeweils die Bandscheiben. Sie haben die Aufgabe, die Bewegung zwischen den einzelnen Wirbelkörpern zu ermöglichen und gleichzeitig die Wirbel vor Erschütterungen zu schützen. Über die kleinen Wirbelgelenke ist jeder Wirbel mit dem darüber- und darunterliegenden Wirbel verbunden. Der von Wirbelkörper und Wirbelbogen umschlossene Hohlraum gleicht dabei einem Kabelkanal, in dem das empfindliche Rückenmark sicher geschützt verlaufen kann. In diesem Hohlraum erstrecken sich, vom Gehirn aus kommend, das Rückenmark und seine Verlängerung. Durch kleine Hohlräume zwischen den Wirbelbögen zweier Wirbel können seitwärts die Rückenmarksnerven (Spinalnerven) austreten und in Arme, Brust und Beine ziehen.

Blutzellen aus dem Knochenmark der Wirbel

Beim Säugling ist das rote Knochenmark, das fast alle Blutzellarten bildet, noch in allen Knochen vorhanden. Beim Erwachsenen sind die blutbildenden Zellen hauptsächlich in den platten und kurzen Knochen, wie etwa in den Wirbelkörpern, Rippen, Schädelknochen und Beckenknochen, zu finden. Die im Knochenmark vorkommenden Blutstammzellen sind der Ausgangspunkt für die gesamte Zellneubildung des Blutes und des Abwehrsystems. Bei einer Transplantation zur Behandlung von Leukämie und anderen Krankheiten werden die Blutstammzellen aus dem Knochenmark gewonnen und übertragen. Bei der Stammzelltransplantation wird das rote Knochenmark aus den platten Knochen, in der Regel des Beckenkamms, durch eine große Nadel entnommen. Häufig werden die beiden Begriffe Knochenmark und Rückenmark vermischt, was zu Ängsten in der Bevölkerung führt. Aber das Rückenmark ist kein Knochenmark. Eine Knochenmarktransplantation ist daher kein Eingriff an der Wirbelsäule; man braucht hier keine Verletzung der Wirbelsäule oder gar Querschnittslähmung zu befürchten.

ATLAS DER TITAN – UNSERE HALSWIRBELSÄULE

■ Unsere Halswirbel sind recht klein und zierlich und ermöglichen uns dadurch eine große Rotationsmöglichkeit von Kopf und Hals. Tag für Tag müssen diese zarten Halswirbel jedoch das Gewicht des schweren Schädelknochens tragen. Haltungsfehler, Bewegungsmangel, Abnutzung oder Stress belasten gerade diesen Bereich zusätzlich und können zu schmerzhaften Verspannungen, Nacken- und Kopfschmerzen führen.

Die Besucher von Schloss Linderhof in Bayern können noch heute die imposante Statue des Atlas auf dem Giebel der strahlend weißen Schlossfassade bewundern. Der Riese Atlas ist einer der Titanen der griechischen Mythologie. Zur Strafe für seine Beteiligung am Kampf der Titanen muss er die Last des Himmelgewölbes auf seinen Schultern tragen. Da der erste Halswirbel als schädelnächster Teil der

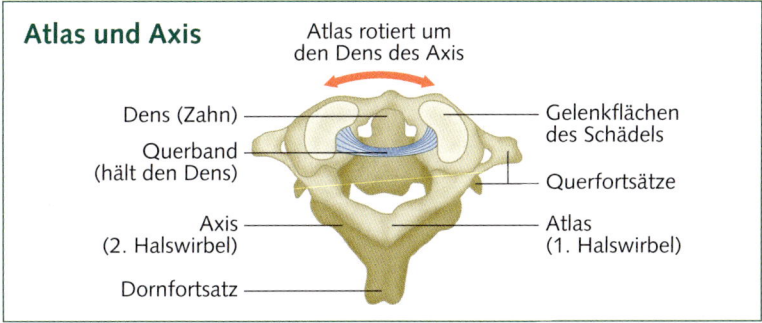

Atlas und Axis

Atlas rotiert um
den Dens des Axis

Dens (Zahn)

Querband
(hält den Dens)

Axis
(2. Halswirbel)

Dornfortsatz

Gelenkflächen
des Schädels

Querfortsätze

Atlas
(1. Halswirbel)

Wirbelsäule ebenso das Gewicht des gesamten Schädels tragen muss, wurde sein Name vom Titanen Atlas abgeleitet. Dieser Halswirbel ermöglicht ferner erst das Nicken und wird daher auch gerne als »Nicker« bezeichnet. In der klinischen Praxis wird er jedoch nüchtern mit C1 abgekürzt (von Cervicale = Hals). Der Atlas besitzt weder Dornfortsatz, Wirbelkörper noch Bandscheibe und bildet gemeinsam mit dem zweiten Halswirbel das Kopfgelenk. Der zweite Halswirbel, Axis genannt, unterscheidet sich durch seine Form von allen anderen Wirbeln. Er besitzt auf seinem Wirbelkörper einen zahnartigen Fortsatz (Dens = Axiszahn). Dieser ragt ins Innere des Atlasringes und bildet zusammen mit dem Atlas ein sehr bewegliches Drehgelenk.

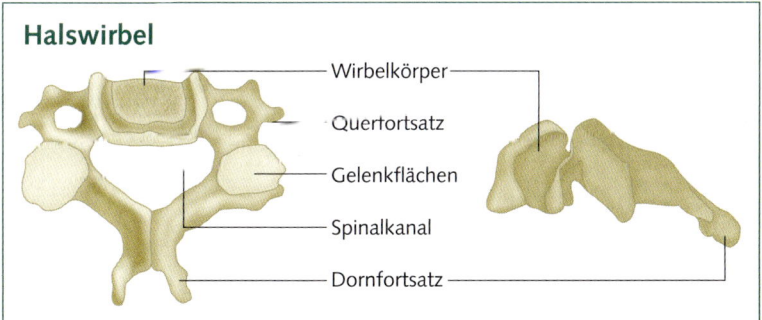

Halswirbel

Wirbelkörper

Querfortsatz

Gelenkflächen

Spinalkanal

Dornfortsatz

Das Wort »Axis« kommt aus dem Griechischen und bedeutet Achse. Wenn der Kopf seitlich gewendet wird, dreht sich der Atlasring um den Axiszahn herum. Damit sich diese nicht gegeneinander verschieben, wird der »Zahn« durch ein quer verlaufendes, kräftiges Band an der Innenseite des »Atlas« gehalten.

Bei einem Genickbruch ist die Todesursache meist eine Schädigung des umliegenden Gewebes (Rückenmark, Blutgefäße usw.) durch den spitzen Axiszahn.

ORT DER ATMUNG – BRUSTWIRBEL UND BRUSTKORB

■ Unsere Brustwirbel sind etwas größer und stabiler als die filigranen Halswirbel. Jeder Brustwirbel ist oben und unten mit einem Rippenpaar verbunden und bildet mit den Rippen den relativ stabilen knöchernen Brustkorb (Thorax). Die Brustwirbel sind deutlich weniger beweglich als Lenden- oder Halswirbel. Die gelenkige Lagerung der Rippenknochen ermöglicht uns die Ausdehnung der Lungenflügel.

Dieser Kompromiss zwischen Mobilität und Stabilität ermöglicht einerseits die Atmung (durch Anheben und Senken der »eingehängten« Rippen) und bietet andererseits einen stabilen Schutzraum für die lebenswichtigen Organe wie Herz und Lunge.

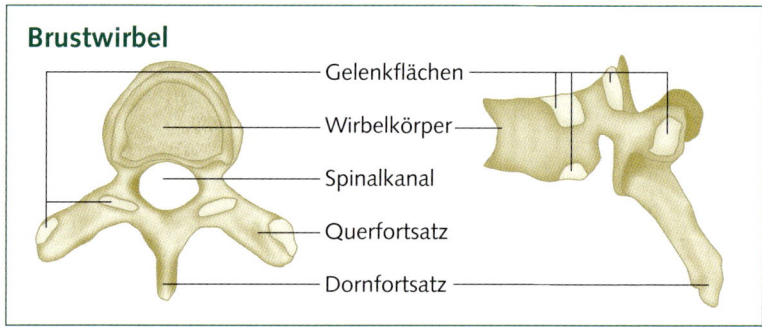

Brustwirbel

Gelenkflächen

Wirbelkörper

Spinalkanal

Querfortsatz

Dornfortsatz

Als Brustwirbelsäule bezeichnet man den Abschnitt zwischen Hals- und Lendenwirbelsäule. Sie besteht beim Menschen aus zwölf Wirbeln mit der medizinischen Nomenklatur Th1 bis Th12 (von thorakal = Brust).

HIER SITZT MEIST DER SCHMERZ – UNSERE LENDENWIRBEL

■ Die Lendenwirbel sind die stabilsten und kräftigsten Wirbelkörper der freien Wirbelsäule, da auf ihnen das größte Gewicht unseres Körpers lastet. Sie ermöglichen uns, den Oberkörper in verschiedene Richtungen zu beugen, zu biegen oder zu drehen. Die meisten Rückenschmerzen spüren wir in diesem besonders stark belasteten Areal zwischen dem vierten und fünften Lendenwirbel, da es durch die erhöhte Belastung in diesem Bereich besonders häufig zu Abnutzungen, Stenosen oder Bandscheibenvorfällen kommt.

Im Verlauf der Entwicklungsgeschichte des Menschen sind die fünf Wirbel des Kreuzbeines miteinander verschmolzen, sodass sie nun eine Einheit bilden. Das Steißbein des Menschen hat sich aus dem Schwanzskelett der Wirbeltiere entwickelt, das beim Menschen im Lauf seiner Entwicklung verkümmerte. Es dient den Bändern und Muskeln des Beckens als Ansatzpunkt.

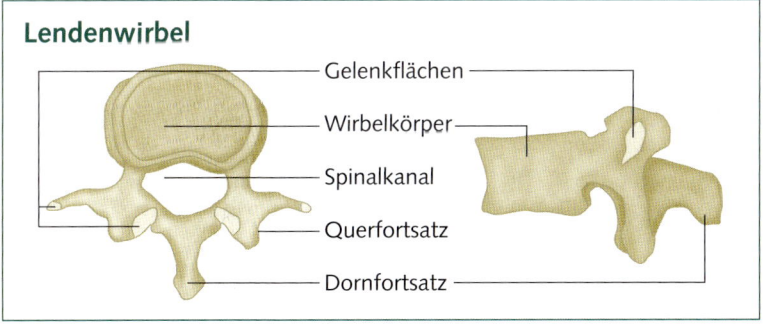

Lendenwirbel

Gelenkflächen

Wirbelkörper

Spinalkanal

Querfortsatz

Dornfortsatz

DURSTIGER SCHWAMM – UNSERE BANDSCHEIBE

■ Die Bandscheibe ist das größte nicht durchblutete Organ des menschlichen Körpers.

Die einzelnen Wirbelkörper sind durch die Bandscheiben, auch Zwischenwirbelscheiben genannt, sowie durch die kleinen Wirbelgelenke (Facettengelenke) miteinander verbunden. Während die kleinen Wirbelgelenke ein fester Teil des Wirbelbogens sind, befinden sich die Bandscheiben zwischen den Wirbelkörpern. Zwei Wirbelkörper mit der dazugehörigen Bandscheibe formen somit ein Gelenk! Diese Einheit nennt man ein Segment. Die Bandscheiben werden nach den dazugehörigen Wirbelkörpern oberhalb und unterhalb der Bandscheiben benannt, also liegt zum Beispiel die Bandscheibe L3-L4 zwischen dem dritten und vierten Lendenwirbelkörper. Die letzte Bandscheibe unseres Rückens ist somit L5-S1 (die Bandscheibe zwischen dem Lendenwirbelkörper fünf und dem Kreuzbein = Sacrum).

Um den teilweise extremen Belastungen im Lauf eines Tages ohne Schaden standzuhalten, muss die Bandscheibe sehr speziell aufgebaut sein. So befinden sich zum Beispiel in der Bandscheibe keinerlei Blutgefäße, denn diese würden bei Belastung nur zum leichteren

Bandscheibe

Die Bandscheibe besteht aus zwei Teilen:
- äußerer Faserring (Anulus fibrosus) = vergleichbar in der Konsistenz wie eine »Goretex«-Membran
- innerer Gallertkern (Nucleus pulposus) = vergleichbar mit Krabbenfleisch.

Faserring   Gallertkern

Reißen der Bandscheibe führen. Die Ernährung der Bandscheibe und die Abfuhr von Stoffwechselprodukten geschehen über ein sehr feines kapillares Netzwerk von kleinen Gefäßen, das direkt bis an den Außenring der Bandscheibe herangeht (siehe auch Seite 54 und Bandscheibenvorfall Seite 118).

GORETEX MIT KRABBENFLEISCH

■ Das Äußere der Bandscheibe besteht aus elastischen, kollagenen Bindegewebsfasern, sie bilden den sogenannten Faserring, der den im Inneren liegenden gallertartigen Kern umschließt. Dieser enthält Verbindungen, die Flüssigkeit aufnehmen und abgeben können. Die Bandscheibenhülle ist mit Fasern an die benachbarten Wirbelkörper gebunden. Der wasserhaltige, gallertartige Kern dient zum Druckausgleich. Wird Druck auf die Bandscheiben ausgeübt, kann Flüssigkeit austreten.

Haben Sie sich auch schon gefragt, warum wir abends kleiner sind als morgens?

Die Antwort auf diese Frage ist in den kleinen »Wasserkissen« in unserem Rücken zu suchen. Die Bandscheiben »flachen« über den Tag hinweg physiologisch ab, worin sich der Körperunterschied um bis zu einen Zentimeter zum Abend hin erklärt. In der erholsamen Nachtphase saugt sich der Kern wie ein Schwamm wieder mit Flüssigkeit voll und wächst auf seine ursprüngliche Größe an. Der Gesamtgehalt des Wassers in der Bandscheibe nimmt jedoch im Lauf des Lebens ab, von 90 Prozent Flüssigkeitsanteil bei unserer Geburt zu 70 Prozent im Alter, und lässt uns dadurch im Alter kontinuierlich kleiner werden.

Wird mit der Zeit auch noch der Außenring der Bandscheibe brüchig und zeigt Risse, kann sich der Wassergehalt noch schneller reduzieren. Diese Verringerung des Flüssigkeitsgehalts der Bandscheibe lässt sich deutlich im Kernspinbild erkennen: Die Bandscheiben werden im Kernspinbild dunkel (= weniger Flüssigkeit = black disc).

BELASTUNGEN DER BANDSCHEIBEN

■ Entgegen der weitverbreiteten Meinung, dass die Bandscheiben hauptsächlich durch hohen Druck geschädigt werden, muss die Bandscheibe vielmehr massiver Zugbelastung standhalten. Die Kräfte, die beim Vornüberbeugen und Heben oder beim Schultern-Hängen-Lassen auf der Rückseite der Bandscheiben entstehen, sind enorm. Die gekrümmte Körperhaltung belastet daher die Bandscheibe zusätzlich, und erklärt, warum wir nach langen Sitzen einen »steifen«, schmerzenden Rücken bekommen. Die Bandscheiben müssen in dieser Zeit den gesamten Oberkörper und Kopf zusätzlich tragen. Normales, entspanntes Sitzen belastet unsere Bandscheiben bereits mit 50 kg, gerades, aufrechtes Sitzen belastet etwa mit 90 kg, und wenn wir den Kopf vorbeugen, wie beispielsweise am Schreibtisch, steigen die auf die Bandscheiben wirkenden Belastungen auf fast 180 kg an. Diese Zugkräfte können Sie selbst bei einem kleinen Experiment spüren. Nehmen Sie ein Gewicht, zum Beispiel eine 2-Liter-Wasserflasche, und heben Sie diese senkrecht über Ihren Kopf, dann senken Sie den Arm und halten das Gewicht in Augenhöhe. Sie werden merken, dass das empfundene Gewicht der Flasche zunimmt, obwohl es objektiv gleich ist.

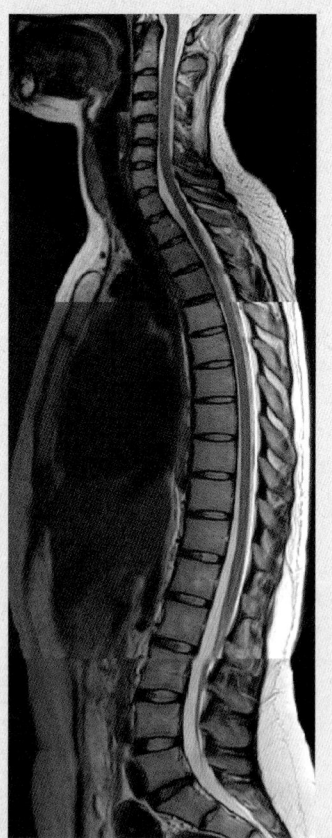

Total Spine Aufnahme
Kernspintomographie einer gesunden Wirbelsäule.

Belastung der LWS bei unterschiedlichen Tätigkeiten

Je nach Körperhaltung und Tätigkeit lastet auf einer Bandscheibe
unterschiedlich starker Druck:

• Liegen	25 kg
• Stehen	100 kg
• Vorgebeugtes Stehen	200 kg
• Relaxtes »Lümmeln« auf einem Stuhl	50 kg
• Gerades aufrechtes Sitzen	90 kg
• Vornübergebeugtes Sitzen	175 kg
• Gewichtheben mit gebeugten Knien	330 kg
• Heben mit geradem Rücken und durchgestreckten Beinen	500 kg

Die Folge der massiven Belastungen der Bandscheiben können
schmerzhafte Nacken- und Lendenwirbelverspannungen sein. Die
Bandscheiben müssen rund um die Uhr enormen Kräften standhalten. Selbst im Liegen tragen sie noch einen Teil des Körpergewichts.
Besonders hoch ist die Belastung, wenn während der Belastung zusätzlich eine Drehbewegung durchgeführt wird. Die stabilisierenden
Muskeln ziehen sich bei der Drehung auseinander und werden geschwächt. Deshalb stellen Sie sich beim Transportieren von schweren
Gegenständen, wie zum Beispiel beim Heben von Koffern vom Gepäckband, immer direkt vor das Gewicht, heben dieses nah am Körper und drehen dann mit dem gesamten Körper.

VIELSEITIGE BEWEGUNG ERNÄHRT DIE BANDSCHEIBE

■ Die Bandscheibe wird nicht durchblutet. Sie muss ihre Nährstoffe
mit Hilfe der Osmose aufsaugen. Wie ein Badeschwamm drückt die
Belastung die »verbrauchte«, vitalstoffarme Flüssigkeit aus der Band-

scheibe, und die Entlastung »saugt« das nährstoffreiche Wasser wieder in das Innere der Bandscheibe. Der ständige Wechsel von Be- und Entlastung versorgt dabei die Bandscheiben optimal mit allen nötigen Vitalstoffen. Wird der Rücken dagegen »geschont« und die »Pumpbewegung« der Wirbel unterbleibt, ist eine Mangelernährung und Verkümmerung der Bandscheibe die Folge, sie wird spröde und rissig. Dieser Prozess kann langsam vor sich gehen, aber auch ganz schnell. Wenn jemand beispielsweise lange in derselben Haltung sitzt, wird der Außenring der Bandscheibe anfälliger für Risse und einen möglichen Bandscheibenvorfall. Durch einen Riss im Außenring dringt Gewebe aus dem Inneren der Bandscheibe heraus und kann auf Nerven und Rückenmark drücken (siehe Seite 118/119). Eine gefährliche Situation kann schnell entstehen, wenn zum Beispiel ein Autofahrer, der nach einer langen, monotonen Fahrt ohne Bewegungspausen aussteigt und direkt schweres Gepäck auslädt, sich dadurch »verhebt« und, wie vom Blitz getroffen, Schmerzen in der Lendenwirbelsäule empfindet. Deshalb sind wir nach langem Sitzen auch so steif und anfällig für einen Hexenschuss. Oder stellen Sie sich einen Flugpassagier nach einem langen, bewegungsarmen Flug vor, der dann am Gepäckband seinen schweren Koffer in gebückter Haltung und mit gleichzeitiger Drehung des Rückens locker mit einem Arm vom Band hebt. »Aua« – zu der ohnehin belastenden Situation des Fluges kommen noch verstärkende Faktoren, wie eben das falsche Heben, dazu. Ein plötzlicher Bandscheibenvorfall kann hier die direkte Folge dieser Kombination sein. Für den Betroffenen kommt der Schmerz allerdings aus heiterem Himmel, da er sich der fatalen Kombination aus Bewegungsmangel und Belastung meist gar nicht bewusst ist und daher keinen Zusammenhang zwischen der Bewegung und dem Schmerz erkennen kann. Vermeiden Sie daher möglichst alle eintönigen, starren Sitzpositionen. Wenn Sie durch Ihren Beruf gezwungen sind, stundenlang auf einem Stuhl zu sitzen, sollten Sie sich unbedingt trotzdem bewegen. Im Sitzen einfach die Hüfte rotieren, drehen, wippen. Stellen Sie sich vor, Sie reiten als einsamer Cowboy dem Son-

nenuntergang auf Ihrem Bürostuhl oder Autositz entgegen. Die Wipp-
bewegung der Hüfte reicht schon aus, die Bandscheiben zu entlasten.
Mit zunehmendem Alter lassen zudem Elastizität und Quellvermögen
der elastischen Bandscheiben nach. Es wird vermehrt Kalzium, Phosphat, Magnesium und Fluor eingebaut, die Folge ist eine Abnahme
der Elastizität der Bandscheiben, das Bandscheibengewebe wird zäher
und verliert an Volumen. Die Wirbelkörper kommen näher zueinander
und verformen sich im Lauf der Jahre. Es entstehen knöcherne Span-
gen, Verdickungen der Wirbelbögen mit Verschleißknochen und Verdickungen der kleinen Wirbelgelenke/Facettengelenke, die zu schmerz-
haftem, Druck auf Rückenmark und Nerven führen können.
Diese »Verknöcherung« der Bandscheibe im Laufe der Jahre bezeichnet man allgemein als Verschleiß. Mit zunehmendem Alter behindern zusätzlich langsam fortschreitende Gefäßverkalkungen den
Blutfluss in die Wirbelkörper, wodurch auch die benachbarte Bandscheiben mit weniger Flüssigkeit und Vitalstoffen versorgt werden.
Die Bandscheiben werden spröde und können im schlimmsten Fall
zerreißen. In diesem Fall spricht man von einem Bandscheibenvorfall, dabei wölbt sich der gallertartige Kern durch den Riss in den
Wirbelkanal vor. Dort kann er auf den Rückenmarksnerv drücken
und diesen reizen, was Entzündungen, starke Schmerzen sowie Ausfallerscheinungen verursachen kann.

PFERDESCHWANZ IM RÜCKEN – DAS RÜCKENMARK

■ Die Wirbelkörper mit den dazugehörigen Wirbelbögen formen
eine Art Tunnel – den Wirbelkanal. Dieser Tunnel schützt das in ihm
verlaufende Rückenmark (Myelum) wie ein Kabelschacht.
Das Rückenmark endet beim Ungeborenen im Kreuzbein, beim
Säugling im unteren Lendenwirbel und bei Erwachsenen auf Höhe
des ersten oder zweiten Lendenwirbelkörpers. Die Nerven für die
Beine und das Becken laufen jedoch vom unteren Ende des Rückenmarks weiter durch den Wirbelkanal der Lendenwirbelsäule.

Die im gesamten Lendenwirbel und Kreuzbeinkanal verlaufenden wichtigen Nerven für die Beine und den Unterleib stecken ebenfalls in einer rückenmarksähnlichen Hülle (Dura). Wenn dieser empfindliche Kanal im unteren Lendenwirbelbereich durch Verschleißknochen (Stenose) eingeengt wird und im schlimmsten Fall ganz zuwächst, sind Nervenschmerzen und Muskelschwäche die primäre, Querschnittslähmung die schlussendliche Konsequenz.

Die Nervenwurzeln

In Höhe jeder Bandscheibe verlässt beidseitig ein dicker Rückennerv (= Nervenwurzel) den Wirbelkanal. Dies geschieht durch einen kleinen Austrittskanal aus dem Wirbelkanal, dem Foramen.
Diese Nervenwurzeln werden je nach Höhe ihres Austritts als z.B. L4- oder S1-Wurzel bezeichnet. Jede Nervenwurzel hat eine genau definierte Funktion. Mit anderen Worten, wenn jemand einen bestimmten Funktionsverlust hat (z.B. Schwäche des »Fußhebers« durch einen Bandscheibenvorfall), kann der Wirbelsäulenspezialist daraus direkt die Position der beschädigten Nervenwurzel identifizieren sowie die Stelle, an der die Bandscheibe genau auf den Nerv drückt. Bei einer Beeinträchtigung des »Fußhebers« ist das zum Beispiel die Nervenwurzel L5. Da die Spinalnerven den Wirbelkanal zwischen jedem Wirbel verlassen, vermitteln die gebündelt verlaufenden Nervenfasern den Eindruck

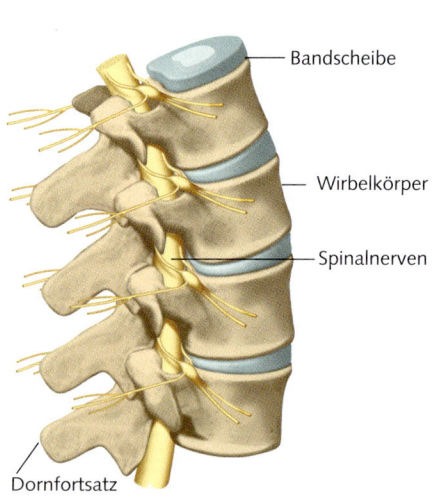

Bandscheibe

Wirbelkörper

Spinalnerven

Dornfortsatz

Die Nerven verlassen in Höhe jeder Bandscheibe den Wirbelkanal.

eines sich auffächernden Pferdeschwanzes. Als Teil des Zentralen Nervensystems (ZNS) ist das Rückenmark von denselben Häuten umgeben wie das Gehirn, und zwar in drei Schichten. Die äußere, die »Dura Mater«, ist sehr druckempfindlich. Engt sich der Wirbelkanal durch einen Bandscheibenvorfall oder eine Stenose ein, berührt die Dura Mater die Wirbelkörper bei jedem Bücken und Strecken, was höllisch schmerzen kann. Zwischen den beiden inneren Schichten des Rückenmarks fließt das als Liquor bezeichnete Nervenwasser. Diese klare Flüssigkeit umfasst ein Volumen von etwa 120 bis 200 Millilitern und umspült ständig sowohl das Gehirn wie auch das Rückenmark. Sie enthält nur sehr wenige Zellen. Die meisten davon sind Leukozyten. Das in den Seitenkammern des Gehirns produzierte Nervenwasser schützt das empfindliche Gewebe des Gehirns und des Rückenmarks vor Erschütterungen.

Zu Diagnosezwecken (z. B. bei Verdacht auf Gehirnhautentzündung) können bei der Lumbalpunktion auf Höhe des 3./4. Lendenwirbelkörpers durch einen kleinen Einstich diese Flüssigkeit entnommen und/oder Medikamente injiziert werden, ohne das Rückenmark zu verletzen. Die Dura Mater ist nicht mit dem Wirbelkanal verwachsen, so dass zwischen Knochen und äußerster Rückenmarkschicht ein mit Binde- und Fettgewebe ausgefüllter Raum ausgebildet ist. In diesen sogenannten Periduralraum lassen sich bei der Periduralanästhesie (PDA), wie z.B. bei der Geburt, Lokalanästhetika applizieren und damit die austretenden Nerven ausschalten, ohne den gesamten Körper zu narkotisieren.

DAS KORSETT – BÄNDER, SEHNEN UND MUSKELN FÜR DIE WIRBELSÄULE

Bänder und Sehnen

Die Wirbelsäule wird von einem komplexen System von kräftigen Bändern, Sehnen und Muskeln gehalten. Jeder Wirbel sowie die Quer- und Dornfortsätze stehen über elastische Bänder miteinander in Verbindung. Die Wirbelkörper sind vom ersten bis zum letzten Wirbel mit langen stabilen Bändern verbunden – den vorderen und hinteren Längsbändern. Zusätzlich spannen sich noch kürzere Bänder zwischen den einzelnen Wirbelbögen. Diese schließen den Wirbelkanal, bis auf kleine Austrittspunkte für die Nerven, dicht ab. Auch die einzelnen Dornfortsätze sind untereinander durch Bänder verbunden. All diese Bänder bilden zusammen mit den Muskeln eine Art flexibles Korsett, das die Wirbelsäule einerseits stabilisiert und andererseits beweglich hält.

Muskulatur

Die große Rückenmuskulatur ermöglicht uns erst den aufrechten Gang, ohne sie würden wir durch das Gewicht des Brustkastens inklusive der Organe ständig vornüberkippen. Daher leisten diese Muskeln unablässig Schwerstarbeit. Der Rücken und die Seiten sind von mehreren Muskelschichten überzogen. An der Oberfläche, direkt unter der Haut, liegen die großen, langen Muskelstränge. Sie sind die Mobilisatoren unseres Rückens und steuern die Beweglichkeit, wie z.B. der Kapuzenmuskel oder auch Trapezmuskel (Musculus trapezius) genannte große Rückenmuskel. Seinen Namen hat er von der an eine herabhängenden Kapuze erinnernden dreieckigen Form. Er unterstützt die Dreh- und Hebebewegungen

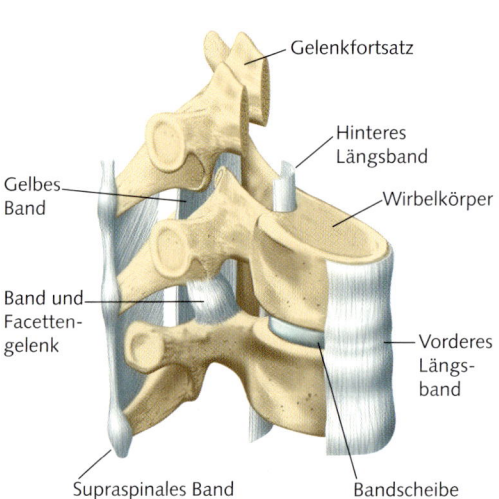

Gelenkfortsatz

Hinteres Längsband

Gelbes Band

Wirbelkörper

Band und Facettengelenk

Vorderes Längsband

Supraspinales Band

Bandscheibe

Stabile Bänder halten die Wirbelsäule zusammen.

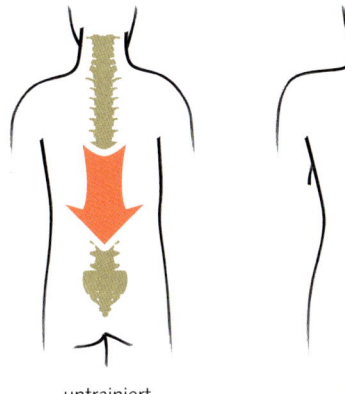
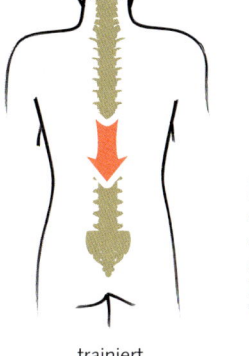

untrainiert   trainiert

Bei untrainierter, schlaffer Rückenmuskulatur erhöht sich der Druck auf die Bandscheiben um ein Vielfaches.

von Kopf, Schultern und Oberarmen. Tief im Gewebe liegen die kurzen Muskelstränge, die die Querfortsätze der Wirbel mit den darüberliegenden Dornfortsätzen verbinden und so den Rücken erst richtig spannen und die Haltung des Körpers korrigieren. Die einzelnen Muskelgruppen sind über Sehnen an den Wirbelbögen befestigt und bilden zur Entlastung der Bandscheiben ein kräftigendes Korsett für die Wirbelsäule. Zudem fördert eine starke, gesunde Rückenmuskulatur die gesunde Durchblutung aller Strukturen der Wirbelsäule. Sie führt dadurch zur besseren Versorgung des kapillaren Netzwerkes um die nicht durchblutete Bandscheibe und trägt somit entscheidend zur Widerstandsfähigkeit der Bandscheiben bei. Wenn die Rückenmuskulatur jedoch durch Schonhaltungen erschlafft oder verspannt, erhöht sich die Belastung auf die Bandscheiben noch zusätzlich. Mindestens ebenso wichtig für die Entlastung der Wirbelsäule ist die quergestreifte Bauchmuskulatur. Als Gegenspieler zur Rückenmuskulatur vermindert sie effektiv, vor allem beim Heben, den unangenehmen Druck auf die Bandscheiben. Wer tief einatmet und die Bauchmuskulatur fest anspannt, bevor er eine schwere Last hebt, reduziert den Druck, der auf die Bandscheiben wirkt, um bis zu 50 Prozent.

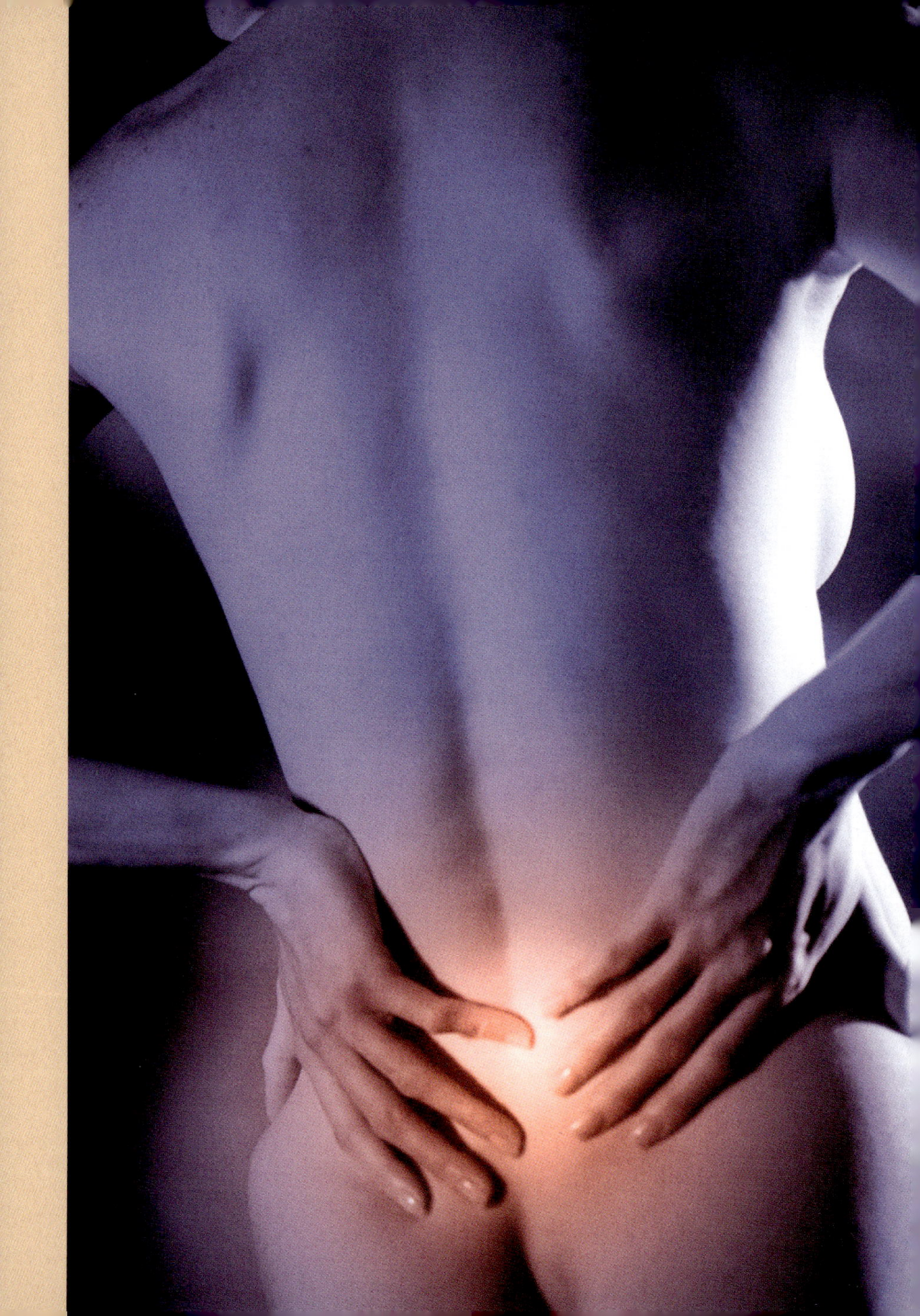

Schmerzen – Signale aus der Körpermitte

Kaum ein anderer Bereich unseres Körpers ist so tolerant wie unsere Wirbelsäule. Jahrelang schluckt sie Überbelastungen, Fehlstellungen und Erschütterungen. Die Wirbelsäule puffert diese Belastung ab und funktioniert weiter störungsfrei: Doch plötzlich, wie aus heiterem Himmel, sind dann die Schmerzen da. Sie kommen meist mit einer so unvermittelten Heftigkeit, dass man das Gefühl hat, in der Mitte durchzubrechen. Wenn der Rücken streikt, sind wir nur noch halbe Menschen. Wir sind im sprichwörtlichen Sinn Menschen ohne Rückgrat: verletzlich, hilflos, apathisch und ganz von unserem Körper abhängig.

Spätestens dann wird uns klar: Unser Rücken ist doch nicht so tolerant, wie wir gedacht haben, sondern hat sogar eher ein penibles Belastungsgedächtnis.

Das Kreuz mit dem Alter

■ Die Grundlage für viele Wirbelsäulenerkrankungen wird meist schon in unserer Kindheit gelegt. Knochen im Wachstum reagieren besonders empfindlich auf einseitige Überlastungen, der Rücken ist noch nicht stabil genug, um Fehlbelastungen wegzustecken. Kinder dürften aus diesem Grund eigentlich erst frühestens mit 16 oder 17 Jahren mit dem Hochleistungssport, vor allem mit Reitsport, Fußball und Kunstturnen, anfangen, damit sie nicht im Alter unter gravierenden Abnutzungsfolgen zu leiden haben. Eine Forderung, die allerdings angesichts der vielen jungen Spitzenathleten in der internationalen Kunstturnszene wie Hohn klingen mag.

Während wir in der Jugend unseren Rücken kaum wahrnehmen, werden wir mit zunehmendem Alter in dieser Hinsicht sensibler. Die ersten schmerzhaften Erfahrungen machen bereits junge Erwachsene. Gerade in diesem Alter treten oft die ersten Bandscheibenvorfälle auf. Normalerweise klingen die Beschwerden nach einiger Zeit wieder ab, da sich die Bandscheibe selber regeneriert und die Vorwölbung wieder abschwillt – die Bandscheibe »trocknet aus« und heilt sich selbst.

Wir haben es schon aus dem Gespräch von Frau Ruge mit Drs. Dekkers erfahren: Wenn die Bandscheibe reißt, tritt Gewebsflüssigkeit aus. Diese enthält Entzündungsstoffe, welche die Spinalnerven reizen. Unser Rücken signalisiert Schmerzen. Die in der Gewebsflüssigkeit enthaltenen Stoffe (Neurotoxine) konnten von Wissenschaftlern als die hauptsächliche Ursache der Schmerzen identifiziert werden. Im Tierversuch reichte die isolierte Flüssigkeit aus, um heftigste Schmerzen hervorzurufen, nachdem sie auf die Spinalnerven aufgeträufelt wurde – und zwar ohne jede Beeinträchtigung durch einen Bandscheibenvorfall. In erster Linie ist daher der Inhalt der Bandscheibenflüssigkeit, die beim Vorfall austritt, für die heftigen akuten Rückenschmerzen verantwortlich. Erst in zweiter

Linie folgt zusätzlich der Schmerz durch die Vorwölbung und den dadurch ausgelösten Druck auf die Nerven.

Je häufiger unser Körper mit diesem schmerzhaften »Gift« in Kontakt gekommen ist, desto weniger reagiert er auf dieses »Nervengift«. Wir desensibilisieren und werden schmerztoleranter. Aus diesem Grund lösen beispielsweise bei älteren Menschen selbst im Kernspinbild deutlich erkennbare Bandscheibenvorfälle kaum noch Schmerzen oder Beschwerden aus. Die Beeinträchtigungen, die sie spüren, können vielmehr von einer unentdeckten Stenose herrühren. Schmerz ist stets das Ergebnis eines komplizierten Zusammenspiels verschiedener Komponenten und wird immer ganz individuell empfunden. Die bildgebenden Diagnosemöglichkeiten geben nicht unbedingt einen direkten Rückschluss auf die Schmerzlage. So kann ein Patient, der trotz eines geringen Bildbefunds unter heftigen Schmerzen leidet, nicht ernst genommen und im schlimmsten Fall sogar als Hypochonder (Scheinkranker) abgetan werden und ein Patient, der mehrere Bandscheibenvorfälle oder eine leichte Stenose hat, nahezu beschwerdefrei sein.

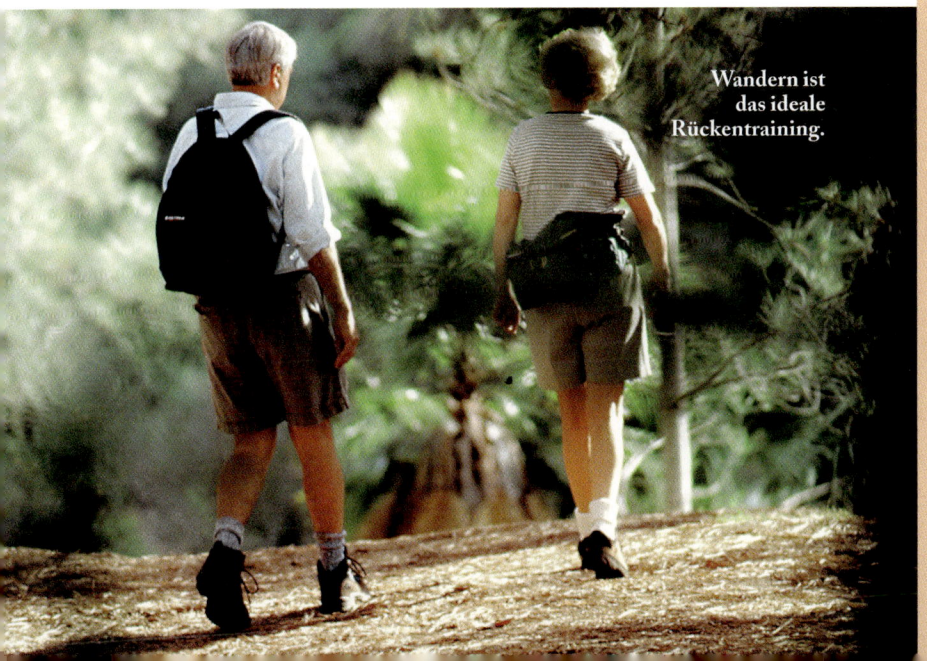

Wandern ist das ideale Rückentraining.

WENN UNS DER SCHMERZ DIE LUFT NIMMT

■ Bei rund 90 Prozent aller Rückenschmerzen lassen sich keine krankhaften Veränderungen finden. Sie sind meist die Folge unbewusster Fehlhaltungen, treten plötzlich auf und »verschwinden« nach etwa zwei Wochen wieder.

Die auffällige Diskrepanz zwischen zunehmenden Rückenschmerzen und kaum nachweisbaren körperlichen Ursachen bewirkt ein vermehrtes Umdenken in der Betrachtung von Rückenschmerzen: Weg von der oberflächlichen Diagnose, die sich mit einem ominösen Sichtbefund auf einem Röntgenbild der Wirbelsäule zufriedengibt, hin zu einer intelligenten Diagnose, die vor allem in einer ausführlichen Befragung und Beobachtung des Patienten, seines sozialen Umfeldes und seiner Lebensbedingungen sowie seiner ganzen Persönlichkeit besteht. Bringt diese Analyse kein befriedigendes Ergebnis, kann eine Vertiefung mit Hilfe der Kernspindiagnostik, Blutuntersuchung oder anderer Verfahren erfolgen.

Nach dem Motto »So viel wie nötig, so wenig wie möglich« sollte eine schonende, moderne Operation nur in einem eng begrenzten Diagnosespektrum in Erwägung gezogen werden. In allen anderen Fällen heißt es, den Patienten zu motivieren, wieder aktiv zu werden, ihm die Angst vor der Bewegung zu nehmen und ihn zu einem schmerzfreien, vitalen Leben zurückzuführen. Denn Fachleute sind zunehmend der Ansicht, dass Bettruhe, Schonhaltung und »Übertherapie« der Rückenschmerzen diese eher verlängern.

Im Gegensatz zu den akuten, meist harmlosen Schmerzen, die sich wieder geben, bedeuten chronische Schmerzen eine ernst zu nehmende Bedrohung der Gesundheit des Patienten. Denn wenn der Orthopäde bei einer oberflächlichen Diagnose keine befriedigende Ursache für die chronischen Schmerzen findet, wird diese »Nichtdiagnose«, oft auch aus Zeitgründen, auf die labile Psyche des Patienten geschoben. Ein unfairer Vorgang, denn selbst wenn der Patient die Schmerzen aufgrund seiner psychischen Verspannung

Was passiert eigentlich, wenn wir uns verletzen?

Wenn wir uns verletzen, werden von dem betroffenen Gewebe blitzschnell Nervenbotenstoffe ausgeschüttet, unter anderem Prostaglandin und Histamin, die die Blutgefäße lokal weiten. Leukozyten (Blutpolizei) können so leichter ins verletzte Gewebe eindringen, das geschädigte Gewebe bildet ein Ödem und schwillt an (Quaddelbildung). Die erregten Schmerzmediatoren leiten den Schmerz umgehend an die unzähligen Nervenfasern weiter. Im Rückenmark angekommen, lösen die Reize eine Reflexschaltung aus, noch bevor der Schmerz von uns wahrgenommen wird. Eventuell schließt sich nun eine blitzschnelle Reaktion an, wie zum Beispiel die Hand von der Herdplatte zu nehmen, obwohl unser Gehirn die Hitze noch gar nicht wahrgenommen hat. Gleichzeitig läuft das Signal weiter in die Großhirnrinde (Kortex). Im Limbischen System wird der Schmerz emotional bewertet und gefiltert, und erst dann wird er uns bewusst. Jetzt spüren wir den Schmerz und können darauf aktiv reagieren. Die bewusste Schmerzwahrnehmung und die Lokalisation des Ursprungs ist ein Lernprozess unseres Körpers. Wird der Schmerzreiz ununterbrochen über dieselben Nervenbahnen gesendet, wird diese Schmerzleitung ausgebaut und verbessert. Es kommt zu einer Herabsenkung der Schmerzschwelle und zur Intensivierung des Schmerzempfindens. Weitere Nervenspitzen wachsen in das betroffene Gebiet und machen das gesamte Areal noch schmerzempfindlicher. Die Reizleitung beschleunigt sich. **Das können Sie sich wie beim Ausbau einer Autobahn vorstellen.** Das erhöhte Verkehrsaufkommen führt zu einer Erweiterung auf mehrere Spuren. Nun kann der Verkehr schneller fließen, die Autos kommen schneller zum Ziel (Gehirn). Selbst wenn nun die Anzahl der Wagen (Schmerzimpulse) abnimmt, wird die Autobahn nicht gleich wieder abgebaut, sondern besteht weiterhin mehrspurig. Einzelne Autos kommen so schneller ans Ziel. Die Schmerzschwelle sinkt. Die ständige Reizung der Schmerzmediatoren hat denselben Effekt. Neue Nerven wachsen, verdicken sich und verstärken so den Impuls. Es reicht dann schon ein kleiner Schmerzimpuls aus, um den Schmerzreiz auszulösen und verstärkt im Gehirn einzutreffen. Dieser Vorgang ist nahezu irreversibel. Der chronische Schmerz »brennt« sich in die Nervenbahnen ein und verselbständigt sich zum eigenständigen Krankheitsbild.

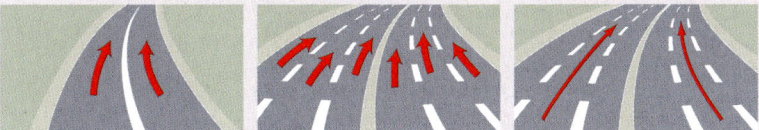

**Entstehung von chronischem Schmerz:
Schmerzimpulse kommen schneller ins Gehirn.**

oder Muskelschwäche hat, so hat er dennoch ein Recht auf Ursachenforschung und auf ein schmerzfreies Leben. »Wir gehen bei jedem Patienten erst einmal davon aus, dass eine organische Ursache für seine Schmerzen vorliegt, die es zu finden gilt«, so Drs. Dekkers. Die Angst vor dem Schmerz kann den Patienten so fest im Griff haben, dass er wörtlich erstarrt. Dies ist meist der Beginn eines Teufelskreises, der direkt in den chronischen Schmerz führen kann.

Die International Association for the Study of Pain definiert Schmerz folgendermaßen: »**Schmerz ist ein unangenehmes Sinnes- oder Gefühlserlebnis, das mit tatsächlicher oder drohender Gewebeschädigung einhergeht oder von betroffenen Personen so beschrieben wird, als wäre eine solche Gewebeschädigung die Ursache.**« Bei der Definition von Schmerzen werden inzwischen auch die komplexen Wechselwirkungen zwischen biologischen, psychischen und sozialen Faktoren mit einbezogen (biopsychosoziales Schmerzkonzept). Denn die Schmerzen laufen nicht nur wie auf einer »Einbahnstraße« Richtung Gehirn, sondern treten in Wechselwirkung mit dem Zentralnervensystem. Unser Gehirn kann Schmerzsignale blockieren, wenn es für das Überleben wichtig ist. So können beispielsweise Menschen nach einem Unfall völlig schmerzfrei mit gebrochenen Gliedmaßen laufen, bis Hilfe kommt, oder Schmerzen empfinden, obwohl die verletzten Gliedmaßen amputiert sind, wie beim sogenannten Phantomschmerz. Ein bösartiger Tumor kann jahrelang völlig beschwerdefrei wachsen, und eine harmlose Schnittwunde kann wie Feuer brennen. Unser Schmerzempfinden lässt nicht immer auf den Schweregrad der Erkrankung schließen, zumal psychische Probleme das Schmerzempfinden verstärken. Immer wichtiger wird die Erforschung des Limbischen Systems im Gehirn. Wissenschaftler untersuchen, in welcher Weise unser emotionales Empfinden die Schmerzen reguliert. Der emotionale Einfluss wurde lange unterbewertet und wird erst langsam in der ganzen Bandbreite seiner Filterfunktion erkannt. Schmerz ist demnach das, was der Patient empfindet, und nicht nur das, was der Arzt findet.

UNTERTEILUNG DER ZEITPHASEN BEI RÜCKENSCHMERZEN

■ Von akuten Rückenschmerzen spricht man bei erstmalig oder nach mehrmonatiger Beschwerdefreiheit plötzlich auftretenden Schmerzen, die höchstens bis zu drei Monate anhalten.

Als wiederkehrende Rückenschmerzen bezeichnet man immer wieder auftretende Schmerzschübe, die insgesamt aber weniger als sechs Monate anhalten.

Chronische Rückenschmerzen sind immer wieder unterbrochene Schmerzphasen, die insgesamt länger als sechs Monate vorhanden sind. Sprich: Es gibt für die Betroffenen nur wenige wirklich schmerzfreie Tage oder Stunden.

Bei akuten Schmerzen sollte man zuerst die Schmerzen lindern und eine ausführliche Ursachenforschung betreiben, danach den Rücken mit stärkenden Übungen harmonisieren, aufbauen und kräftigen. Bei schmerzhaften Rückenattacken wie dem Hexenschuss oder der Verspannung liegen meist keine organischen Schädigungen vor. Diese Schmerzen werden »nur« von lokalen Überlastungen, Stress und Verspannungen ausgelöst. Bei diesen akuten Schmerzen liegt erfahrungsgemäß, genau wie auch bei den meisten Kopfschmerzen, keine krankhafte Veränderung vor, sondern nur ein ungünstiges Zusammenspiel von mehreren Faktoren, die den Schmerz auslösen. Normalerweise genügen hier die Gabe eines leichten Schmerzmittels sowie eine kleine Ruhepause und die Vermeidung von Überlastungen, um schnell wieder aktiv zu werden.

Bei chronischen Schmerzen dagegen müssen Schmerztherapie und Ursachenforschung bei einem Wirbelsäulenspezialisten oberste Priorität eingeräumt werden. Denn erst wenn die primäre Erkrankung diagnostiziert ist, kann eine Therapie greifen und der Schmerz langfristig gelindert werden. Wer einmal Rückenbeschwerden hatte, weiß um den Schmerz, der einem die Seele zerschneidet. Das Atmen fällt schwer, kalter Schweiß bricht aus, der Kreislauf versagt, der aufrechte

Gang ist nahezu unmöglich, jede Bewegung wird zur Tortur, keine Stellung oder Lage bringt Entlastung. Die ganze Welt zieht sich zusammen und fokussiert sich nur noch auf das eine, übermächtige Gefühl – Schmerz. Chronische Schmerzpatienten erleben diese Hölle fast täglich. Daher kann sich erst dann eine sinnvolle Therapie anschließen, wenn der Spezialist seinen Patienten aus diesem Tal des Leidens herausgeführt hat.

Denn Schmerz ist nicht einfach nur ein Symptom, er kann auch selbst zur Krankheit werden. Da sich etwa bei 80 bis 90 Prozent der Rückenschmerzen zuerst keine klare organische Ursache erkennen lässt, finden sich einige Ärzte schnell mit dieser »Nichtdiagnose« ab, schieben die chronischen Schmerzen auf die Psyche des Patienten oder verweisen auf natürliche Abnutzungserscheinungen. Nicht selten steht der Patient dann nach dem Arztbesuch genauso ratlos da wie vorher. Der Patient befindet sich im Sog der Schmerzspirale, die ihn immer tiefer in einen Teufelskreis zieht, aus dem er sich ohne Hilfe kaum noch befreien kann.

TEUFELSKREIS SCHMERZ

■ Rückenschmerzen führen automatisch zu Vermeidungs- und Schonhaltungen. Aus dieser Schonhaltung heraus kann es zu einem »ängstlichen« Verhalten kommen, da Bewegungslosigkeit mit Schmerzfreiheit lockt. Die einseitige Schonhaltung verkrampft zusätzlich die Rückenmuskulatur und bewirkt eine Mangelernährung der Bandscheiben mit Nährstoffen. Unbeweglichkeit verleitet zu Ängstlichkeit und zu sozialem Rückzug. Vereinsamung, Trauer und Schmerzen können in einer Depression münden, die wiederum das Schmerzempfinden und die Schonhaltung verstärkt.

Die Entstehung und die Disposition für die Ausbildung eines Schmerzkreislaufs sind individuell verschieden. Aber: Jeder zehnte Rückenpatient rutscht in den chronischen Schmerz. Gleich ist jedoch allen Schmerzpatienten, dass sie ein schweres Leiden haben und diesen Kreislauf nicht ohne kompetente Hilfe durchbrechen können. Wichtig ist vor allem, zeitnah zu reagieren und den Schmerz zu lindern, sonst werden Schmerzzustände vom Körper »gelernt«. Wiederholt auftretende Schmerzen führen dann zu einem Schmerzgedächtnis mit herabgesenkter Schmerzschwelle und zu intensiverem und längerem Schmerzempfinden. Der Patient gelangt körperlich und psychisch in eine direkte Abhängigkeit von seinem

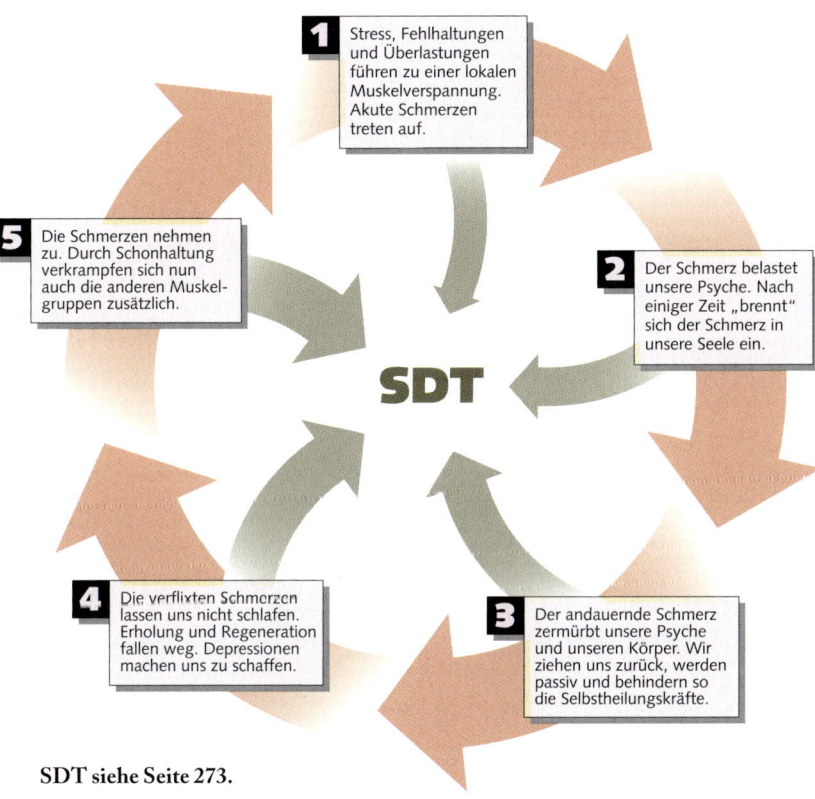

1 Stress, Fehlhaltungen und Überlastungen führen zu einer lokalen Muskelverspannung. Akute Schmerzen treten auf.

2 Der Schmerz belastet unsere Psyche. Nach einiger Zeit „brennt" sich der Schmerz in unsere Seele ein.

3 Der andauernde Schmerz zermürbt unsere Psyche und unseren Körper. Wir ziehen uns zurück, werden passiv und behindern so die Selbstheilungskräfte.

4 Die verflixten Schmerzen lassen uns nicht schlafen. Erholung und Regeneration fallen weg. Depressionen machen uns zu schaffen.

5 Die Schmerzen nehmen zu. Durch Schonhaltung verkrampfen sich nun auch die anderen Muskelgruppen zusätzlich.

SDT

SDT siehe Seite 273.

Körper. Starr vor Angst, die Schmerzen zu verstärken, verfällt er zunehmend in eine passive Vermeidungshaltung. Schmerzpatienten isolieren sich zudem meist sozial. Der psychische Druck wächst und führt zu Charakterveränderungen. Ein Schmerzpatient ist nicht mehr »er selbst«. Er ist ein Sklave seines schmerzenden Körpers, der zu seinem größten Feind wird. Chronische Schmerzen können so weit gehen, dass der Patient kaum noch therapierbar ist. Selbst wenn die Ursache gefunden ist und behoben wird, kann es mehrere Monate dauern, den Teufelskreis zu durchbrechen, da die Patienten oft mit Morphium geradezu lahmgelegt sind.

Fachleute sind inzwischen davon überzeugt, dass bei einem Großteil der chronischen Schmerzpatienten die Psyche eine entscheidende Rolle spielt. Dies bedeutet jedoch keineswegs, dass Schmerzpatienten per se psychisch krank sind, sich Schmerzen einbilden oder simulieren. Es ist stets von einem Wechselspiel zwischen Körper und Psyche auszugehen. Das Schmerzverständnis von heute sollte dies immer mit bedenken und eine Therapie im wahrsten Sinne ganzheitlich orientiert sein.

DIE LAST AUF DER SCHULTER ODER WIE DIE PSYCHE AUF DEN SCHMERZ WIRKT

■ Akut auftretende Rückenschmerzen sind häufig direkte Reaktionen auf belastende physische und psychische Situationen. Sowohl körperlicher als auch emotionaler Stress führen zu einer Verkrampfung der Rückenmuskulatur. Oft ist diese erzwungene Ruhepause ein Signal aus dem Unterbewusstsein, sich von Ballast zu trennen und dem Körper oder dem Geist Ruhe zu gönnen. Unser Körper schreit: »Halt, ich kann nicht mehr, mir ist alles zu viel, ich will nicht mehr!« Die Ursachen dafür können vielfältig sein. Wir sind nicht nur körperlich überanstrengt. Unbewusst schleppen wir auch viele Probleme auf unseren Schultern herum, die in uns das Gefühl hinterlassen, wie der Titan Atlas die Last der ganzen Welt tragen zu müssen. Nehmen

Sie Ihren Körper und seine Signale ernst. Nutzen Sie die erzwungene Auszeit, um sich mit diesen Problemen auseinanderzusetzen. Manchmal hilft es schon, sich darüber klar zu werden, was uns eigentlich so zu schaffen macht, um eine kleine positive Veränderung hervorzurufen.

80 bis 90 Prozent der chronischen Schmerzpatienten leiden unter Depressionen. Hier stellt sich zu Recht die Frage: »Henne oder Ei – was war zuerst da?« Depressionen wirken sich auf unser Gesamtgefühl aus, machen antriebsschwach, apathisch und müde. Schmerzen und die Angst vor den Schmerzen machen aus dem stärksten Mann eine ängstliche Maus. Denn der Schmerz zermürbt die Psyche – diese Wechselwirkung ist besonders bei Rückenschmerzen bemerkbar. Stress, Trauer, Existenzängste sowie Probleme im psychosozialen Umfeld lösen Verspannungen aus. Unsere Psyche ist jedoch nicht der ursächliche Auslöser für die Schmerzen, sondern die Ausnahmesituation, in der wir uns befinden. Wenn wir mit einer schlechten Nachricht konfrontiert werden, sind wir geschockt und traumatisiert und wie gelähmt.

Die Folge dieses Zustands ist eine apathische Bewegungslosigkeit, wir müssen uns zu den kleinsten Bewegungen zwingen und können vor Sorgen nicht schlafen. So verlieren wir die zwei wichtigsten Verbündeten für einen starken Rücken: Bewegung und regenerative Erholungsphasen.

Chronische Schmerzen drücken auf die Psyche. Der Patient verliert die Lust, am Leben teilzunehmen, verkriecht sich am liebsten im Bett und zieht die Decke über den Kopf, um allen Sorgen und Schmerzen zu entkommen. Der Rücken ist dann der schwächste Punkt im Körper und Ausdruck der psychischen Schmerzen. Und die sind keine Lappalie. Im einfühlsamen Gespräch muss der Wirbelsäulenspezialist (siehe Seite 273) sie individuell aufspüren und in seine Diagnose einfließen lassen. Wie sehr chronische Schmerzen die Lebensqualität beeinträchtigen, zeigt die Leidensgeschichte des bekannten Reiters Alwin Schockemöhle.

»Ein Indianer kennt keinen Schmerz. Aber auch Indianer sind Menschen.«

Alwin Schockemöhle war eigentlich von klein auf eher an Hühnern und Schweinen interessiert, denn sein Vater betrieb einen auf diese Nutztiere spezialisierten Hof. 1966 übernahm er den elterlichen Hof. Damals war er bereits zweifacher Deutscher Meister im Springreiten. Später kamen zwei weitere deutsche Meistertitel dazu – außerdem gewann er die Europameister-schaft (Einzel und Mannschaft). Bereits 1960 war Alwin Schockemöhle Olympiasieger mit der Mannschaft – 1976 wurde er Einzelsieger bei den Olympischen Spielen. Insgesamt holte er sich 58 große Preise. Sein Name steht bis heute für eine einzigartige Karriere als Springreiter, Ausbilder, Züchter – und Unternehmer.

Alwin Schockemöhle hatte bereits als Zehnjähriger auf einem Halbblüter an kleinen Pferderennen teilgenommen. Mit 17 Jahren wurde er »entdeckt«. Es heißt, er habe jedes Pferd geritten, das er bekommen konnte. 1957 wechselte

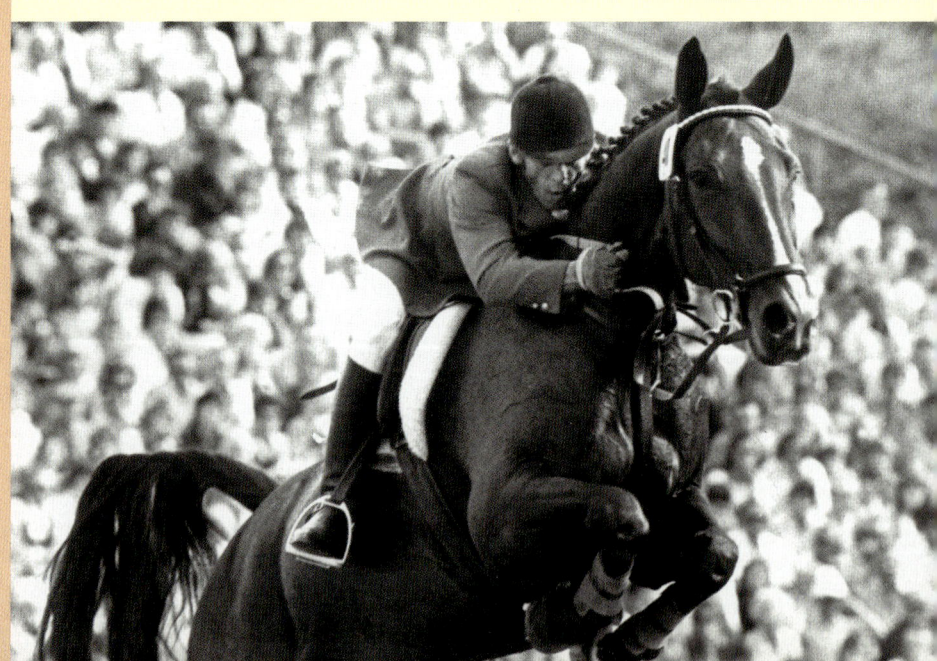

er vom Military zum Springreiten und ersprang sich bald den Ruf eines der besten Springreiter der Welt. 1977 erklärte er seinen Rücktritt vom aktiven Springsport. Acht Jahre lang hatte er damals schon an einer Wirbelverletzung laboriert, die er sich bei einem Sturz zugezogen hatte. Seit 40 Jahren leidet Alwin Schockemöhle an enormen Rückenproblemen, die seine Lebensqualität in den letzten Jahren stark eingeschränkt haben. Sein Kommentar dazu: »Man gewöhnt sich an alles im Leben.«

● **NINA RUGE: Herr Schockemöhle, Sie sind ein harter Hund, oder?**
ALWIN SCHOCKEMÖHLE: Im Wegstecken bin ich wirklich gut. Denn meine Rückenprobleme begannen ja, als ich mitten in der Blüte meiner Karriere stand, vor 40 Jahren. Es fing mit der Lendenwirbelsäule an. Vier Operationen hatte ich insgesamt – und drei davon waren erfolglos gewesen, denn man hatte immer einen Bandscheibenvorfall vermutet. Der war aber gar nicht vorhanden, sondern der 5. Lendenwirbel war angebrochen gewesen. Das war bei einem Sturz passiert. Daraus hatte sich ein Gleitwirbel entwickelt, der dann durch eine zwölfstündige Operation blockiert wurde. Das heißt, man entnahm mir Knochenspäne aus der Hüfte, um diesen Gleitwirbel stillzulegen. Was leider nicht wirklich gelang. Ich lag zwar über drei Monate im Krankenhaus, aber die Späne sind nicht komplett angewachsen, und so habe ich bis heute mit dem Lendenwirbelbereich Probleme. Aber ich war durchaus glücklich mit dieser Operation. Denn vorher hatte ich nicht mehr laufen können – das konnte ich hinterher zum Glück wieder. Und reiten natürlich auch. Allerdings wurde das immer problematischer. Ich musste dann ein Korsett tragen.
● **Mit zehn haben Sie die ersten Rennen geritten. Wann haben Sie mit dem Pferdesport angefangen?**
Mit sieben Jahren, da bin ich Pony geritten.
● **Drs. Dekkers sieht einen klaren Zusammenhang zwischen frühem Beginn des Reitsports als Kind, besonders auf Ponys, und einer Stenose. Haben Sie sich auf eine Stenose untersuchen lassen?**
Heute weiß ich, dass ich im Halswirbelbereich eine schwere Stenose habe. Doch in früheren Jahren hatte ich mich immer wieder untersuchen lassen: Da wurde nichts festgestellt.
● **Wann kam man denn auf die Diagnose »Stenose« im Halswirbelbereich?**
Ewig nicht. Ich hatte Schmerzen in den Armen, in den Händen. Also wurde ich wegen eines Karpaltunnel-Syndroms am Handgelenk operiert, dann noch einmal direkt an der Hand nach einem Unfall. Doch die latenten Schmerzen im

Arm und in der Hand blieben unverändert. Erst ein Tierarzt, ja, ein guter Freund und Tierarzt (!) hat mir geraten: Lass deine Halswirbelsäule untersuchen! Dann kamen also Kernspin- und Computertomographie – und der behandelnde Arzt hatte dann die freudlose Mitteilung für mich: ein massiver Befund. An sieben Stellen ist im Halswirbelsäulen-Bereich der Spinalkanal stark verknöchert. Ich habe also eine fortgeschrittene Stenose. Ich weiß das erst seit zwei Jahren. Seit fünf Jahren aber leide ich unter extremen Schmerzzuständen.

● **Welche Therapie wurde Ihnen empfohlen?**

Gar keine. Denn die Stenose weist offenbar drei sehr gefährliche Stellen auf – die Gefahr, dass ich im Zuge einer Operation querschnittsgelähmt werde, ist erheblich. So sagen es mir zumindest die Spezialisten. An einer Stelle ist der Verschluss des Spinalkanals schon sehr weit fortgeschritten, nämlich auf zirka 50 Prozent vor-gerückt. Das ist ein »hochgradiger« Verschluss. So steht's zumindest im Bericht.

● **Die Schmerzen müssen höllisch sein.**

Das kann man wohl sagen. Ich neige nicht zum Jammern, wirklich nicht. Doch ich habe 24 Stunden am Tag furchtbare Schmerzen. Und der Schmerz wechselt von Minute zu Minute: Mal von den Zehen in die Füße, mal sitzt er in den Waden, in den Armen, im Nacken, in den Fingern, Händen, überall.

● **Dagegen helfen nur Schmerzmittel, und zwar die starken Kaliber?**

Was glauben Sie, was ich alles nehme? Mindestens 20 Tabletten am Tag. Als Vioxx vom Markt genommen wurde, habe ich mich mit einem großen Vorrat eingedeckt – und nehme das bis heute. Klar habe ich oft Magen- und Darm-probleme. Aber die sind nichts gegen die Nervenschmerzen.

● **Wann sind die Schmerzen am schlimmsten?**

Nachts, wenn ich mich wenig bewege. Schlafen kann ich ja nicht. Höchstens ein, zwei Stunden, und die nicht am Stück. Oft sterben mir die Gliedmaßen komplett ab. Dann brauche ich den Arm oder das Bein, das ich noch bewegen kann, um das abgestorbene Körperteil zu bewegen. Im rechten Arm habe ich jetzt die ersten Lähmungserscheinungen. Und bitte: Ich bin wirklich nicht empfindlich. Den Großen Preis von Ludwigshafen habe ich mit einem ge-brochenen Arm in Gips geholt. Ein Indianer kennt keinen Schmerz. Aber auch In-dianer sind Menschen.

● **Was verschafft Ihnen Linderung?**

Ich spritze mir zurzeit ein Schmerzmittel aus Spanien alle acht Stunden. Das gibt es gar nicht auf dem deutschen Markt. Das hilft ein bisschen, geht aber auf den Magen. Manuelle Therapien, Chiropraxis, Akupunktur, sogar Mor-phium – was glauben Sie, was ich alles probiert habe. Das hilft alles nichts.

● **Und niemand wagt, Sie an der Halswirbelsäule zu operieren?**

Nein. Die Spezialisten sagen mir, dass kein einziger Abstand zwischen den Wirbeln noch irgendwie in Ordnung ist. Sämtliche Bandscheiben sind so gut wie weg. Dazu kommt die massive Stenose. Die Lähmungsgefahr durch eine Operation wäre zu groß, sagt der Professor.

● **Sie lachen!**

Klar, das ist Galgenhumor.

● **Sie sind dennoch sehr aktiv, um vielleicht doch noch einen Weg aus den Schmerzen zu finden.**

Na, es gibt auch Nächte, da sind die Schmerzen so stark, dass ich heule. Und wissen Sie, was dann das Einzige ist, das hilft? Schnaps, ein ordentlicher Korn. Und nicht nur einer ...

Im Rahmen der Recherche für dieses Buch führte Nina Ruge dieses Interview. Sie legte es während der Vorarbeit Drs. Dekkers vor, der sofort die Initiative ergriff, die gestellte Diagnose nicht auf sich beruhen zu lassen und Alwin Schockemöhle zu helfen, wieder ein schmerz- und beschwerdefreies Leben zu führen. Eine ausführliche Analyse der an Drs. Deckers eingeschickten Kernspinbilder führte zu dem Ergebnis, dass sich das Problem durchaus noch therapieren und lindern lässt, indem man die mehrfach verengte Halswirbelsäule mit Hilfe von Bandscheibenprothesen stabilisiert und den Spinalkanal mit Hilfe von Mikrofräsen rekonstruiert.

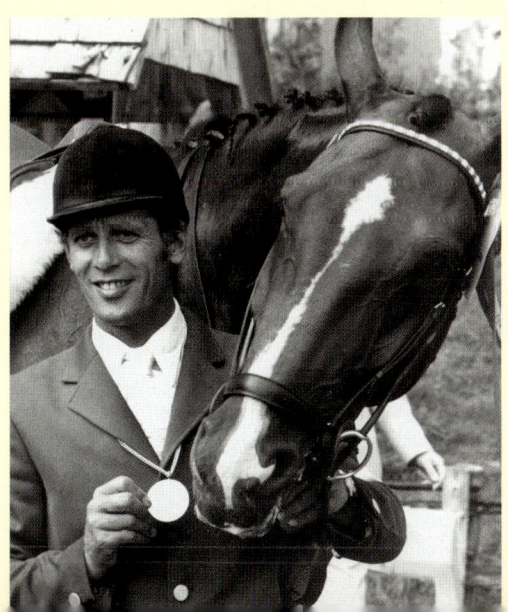

MEIN SCHMERZ – DEIN SCHMERZ

■ Statistisch gesehen leiden genau in diesem Moment zwischen 30 und 40 Prozent der Erwachsenen unter Rückenschmerzen. Mehr als 70 Prozent aller Deutschen haben mindestens einmal im Jahr Rückenschmerzen. Im individuellen Schmerzempfinden unterscheiden wir uns genauso stark voneinander wie etwa in unserem Fingerabdruck. Zudem spielen externe Faktoren wie unsere momentane Stimmung, Charaktereigenschaften sowie die soziale Umgebung eine nicht zu unterschätzende Rolle. Durch »Ein Indianer kennt keinen Schmerz«-Erziehung und das Ignorieren von harmlosen Verletzungen bei Kindern scheint sich beispielsweise die Schmerzunempfindlichkeit besser auszubilden als durch deren Überbewertung.

Die Therapiestufen der Schmerztherapie

1. Stufe: Begreifen

Ihr Arzt sollte versuchen, Ursache und Wirkungsweise Ihrer Schmerzen zu erklären. Brechen Sie Fehlbelastungen und eingefahrene Verhaltensmuster auf, und korrigieren Sie diese. Werden Sie sich Ihrer Rolle als aktiver Mensch bewusst, der sein Schicksal nicht schwer auf dem Rücken tragen muss, sondern dem alle Möglichkeiten offen stehen, selber etwas für seine Genesung zu tun.

2. Stufe: Progressive Muskelentspannung

Die Übungen der progressiven Muskelentspannung helfen durch wechselseitiges An- und Entspannen der gesamten Muskulatur, rasch eine körperliche Entspannung zu erreichen. Die Übungen sollten Sie so oft wie möglich machen. Sie können ohne Hilfsmittel an jedem Ort durchgeführt werden. Da die Übungen ohne Dynamik, das heißt rein durch inneren Spannungsaufbau funktionieren, brauchen Sie keine Angst vor falschen oder schmerzenden Bewegungen haben. Diese Technik ist insofern für die Mobilisation des Körpers ideal, da sie nicht mit einer großen Bewegungsdynamik und damit Schmerzen einhergeht.

3. Stufe: Protokoll führen

Führen Sie ein Schmerzprotokoll. Notieren Sie Ereignisse, Situationen und Gedanken, die unmittelbar mit dem Schmerz zu tun haben, ihn verstärken oder lindern. Ziel hierbei ist zum einen, typische schmerzauslösende oder schmerzverstärkende Situationen aufzudecken, und zum anderen, den Schmerz mit seinen Schwankungen sichtbarer und damit auch objektiver zu machen.

Wer als Kind bei jeder kleinen Schramme die allergrößte Aufmerksamkeit der gesamten Familie abbekommen hat, entwickelt im Alter eher eine größere Schmerzempfindlichkeit. Wie wir Schmerz erleben, hängt viel von unserer inneren Einstellung ab und lässt sich schwer objektivieren. Trauer, aussichtslose Lebenssituationen und Probleme lassen uns Schmerzen stärker spüren. Der Körper »lernt« unsere Einstellung zum Schmerz. So zum Beispiel beim Muskelkater und den damit verbundenen Schmerzen: Man »spürt« seine Muskeln und ist stolz auf die geleistete sportliche Aktivität, obwohl sie zur Überdehnung und zu mikroskopischen Verletzungen der filigranen Muskelfasern geführt hat. Aber wir erleben diesen Schmerz nur schwach und durchaus positiv. Rückenschmerzen dagegen haben für uns immer etwas Beängstigendes, Bedrohliches.

4. Stufe: Erkennen und Bearbeiten typischer Gedanken

Hier werden die typischen Gedanken, die mit dem Schmerz assoziiert sind, bearbeitet. Es werden zum Beispiel Gedanken, die die eigene Hilflosigkeit ausdrücken und dabei möglicherweise über das normale Maß hinaus negativ sind (»Ich kann keines meiner Hobbys mehr ausüben und schuld ist nur der Schmerz!«), betrachtet und bearbeitet. Die Technik, die hier zum Einsatz kommt, nennt sich »kognitive Umstrukturierung«.

5. Stufe: Ablenken und Genießen

Trainieren Sie Ihr Genusserleben. Lenken Sie sich von Ihren Schmerzen ab, und lernen Sie, dass Sie trotz der Schmerzen Positives erleben und empfinden und dieses selber aktiv herbeiführen können.

6. Stufe: Erkennen von Ursachen, die den Schmerz verstärken oder aufrechterhalten

Primär geht es hier um das Erkennen von Konflikten im persönlichen Leben. Voraussetzung ist eine gute Beziehung zwischen Therapeut und Patient. Ziel ist nicht, einen Sündenbock zu finden, der an allem schuld ist. Vielmehr geht das heutige Schmerzverständnis davon aus, dass Konflikte ein Teil des Problems sind und somit ihre Bearbeitung Teil der Heilung sein kann.

7. Stufe: Suche nach Wegen aus dem Schmerz

In dieser Stufe geht es um konkrete Möglichkeiten, sich mit Erkenntnissen aus den einzelnen Therapieschritten auseinanderzusetzen. Mit Hilfe des Schmerzprotokolls »sichtbar« gemachte Konflikte können jetzt konkret bearbeitet und gelöst werden.

THERAPIE VON CHRONISCHEN RÜCKENSCHMERZEN

■ Langfristig unbehandelt, können sich Rückenschmerzen zu einem eigenständigen Krankheitsbild »Schmerz« entwickeln (siehe Seite 68). Ein Teufelskreis, aus dem man ohne Hilfe kaum noch ausbrechen kann. Selbst wenn die Ursache behoben ist, lässt das Schmerzgedächtnis der Nerven den Patienten keine Ruhe mehr. Wie Phantomschmerzen sind diese Impulse fest in die Nervenbahnen »eingebrannt«. Chronische Schmerzpatienten brauchen eine gezielte Langzeittherapie, um hauptsächlich durch Schmerzmanagement, also ein spezielles Training, zu lernen, mit den Schmerzen umzugehen.

Die Behandlung von chronischen Schmerzpatienten teilt sich in kausale und symptomatische Therapie:

Kausal therapiert werden die Patienten, bei denen man mit Hilfe der ausführlichen Diagnose eine organische Ursache finden und beheben kann. Zum Teil kann es jedoch noch bis zu einem Jahr dauern, bis sich das Schmerzgedächtnis vom »Phantomschmerz« befreit, obwohl die schmerzende Ursache längst behoben ist.

Symptomatische Therapie bedeutet dagegen eine medikamentöse Schmerzlinderung bis zur Operation und darüber hinaus bis zur Wiederherstellung eines möglichst schmerzfreien Lebens. Dazu müssen mehrere Stufen einer Therapie erklommen werden. Doch auch bei »ausdiagnostizierten« Patienten sollten noch versteckte körperliche Erkrankungen abgeklärt werden.

NO SEX BEI RÜCKENSCHMERZEN?

■ Wenn einem der Schmerz in die Lendenwirbelsäule schießt, verliert sich meist der letzte Rest sinnlicher Lust. Sexualität und Rückenschmerzen schließen sich für die meisten Patienten aus. Das Gewicht des Partners, »fremdbestimmte« Bewegungen und unangenehme Stellungen können die Schmerzen noch verstärken. Daher ist bei Rückenproblemen die »Löffelchenstellung« uneingeschränkt zu empfehlen. Selbst unmittelbar nach einer Rückenoperation können Sie so mit Ihrem Partner schlafen, ohne Komplikationen oder Schmerzen zu befürchten. Der Vorteil dieser Stellung, bei der sich die Frau mit ihrem Rücken an den Mann schmiegt und er in sie eindringen kann, ist, dass sich die Partner relativ ungehindert bewegen können und ihr eigenes Körpergewicht dabei nicht abstützen brauchen.

MIT SPITZEN NADELN GEGEN DEN SCHMERZ

■ Bei akut auftretenden Rückenschmerzen ist jede Methode erlaubt, die das quälende Unbehagen nimmt und das Wohlbefinden steigert. Meditation, Yoga und Akupunktur können nachweislich Schmerzen reduzieren und die Beweglichkeit innerhalb kurzer Zeit wieder verbessern. Wissenschaftler vermuten, dass bei den meditativen Übungen vermehrt Endorphine ausgeschüttet werden, die die Schmerzempfindlichkeit senken. Durch gezielte Atmung und Dehnung bestimmter Regionen werden die verletzten Areale zudem besser durchblutet und mit Nährstoffen versorgt. Verspannungen lösen sich, der Rücken kann entspannen.

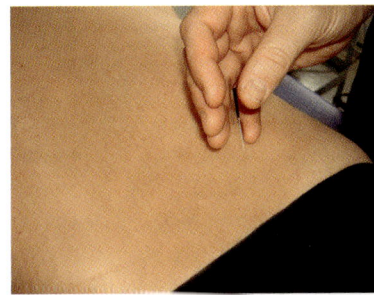

Tests haben ergeben, dass sich selbst mit kurzen Yoga-Einheiten chronische Schmerzen nachhaltig lindern lassen. Ein weiteres probates Mittel, gerade bei chronischen Schmerzen, ist die Akupunktur. Bei Rücken-, Knie- oder Migränepatienten können die Nadeln innerhalb weniger Sitzungen Schmerzlinderung bringen.

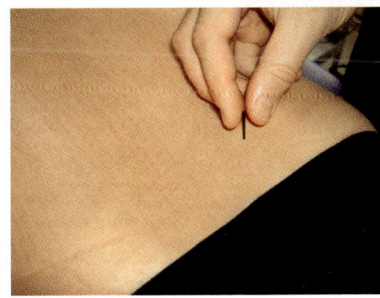

Mit großer Sorfalt werden die langen Nadeln gesetzt (siehe auch Seite 81).

»Ich bin ein Anhänger der Kombination von Schulmedizin und ergänzender Medizin.«

Dr. Alexander Kosarev, Arzt für Gerontologie und Akupunktur, begann seine Ausbildung in der Kunst der Akupunktur bereits ab dem siebten Lebensjahr. Sein Nachbar in St. Petersburg war ein chinesischer Arzt, der in der Sowjetunion illegal

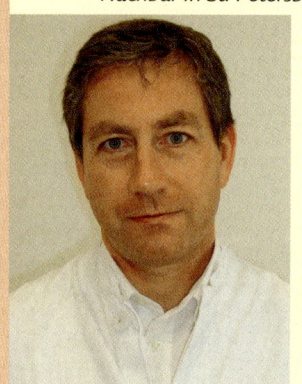

arbeiten musste und der ihm neben der Akupunktur sowohl Chinesisch als auch die Lehre des »Gan« beibrachte. Dies ist die Lehre von der »Lebenskraft«, von deren Stärke in Körper und Seele des Patienten die Heilungschancen abhängig gemacht werden. »Gan« steht für den Willen zu leben und gesund zu werden. Dr. Kosarev lernte neun Jahre bei ihm. Später studierte er Psychologie, chinesische Sprache sowie Medizin.
1990 kam Dr. Kosarev nach München. Er arbeitete zunächst als wissenschaftlicher Mitarbeiter am Institut für Geschichte der Medizin der Ludwig-Maximilians-Universität. Seit 1997 ist er in seiner Privatpraxis für Präventive Gerontologie und Akupunktur in München tätig.

● **NINA RUGE: Was muss ein hervorragender Akupunkturarzt an Kenntnissen haben, um rund um die Wirbelsäule wirklich gut behandeln zu können?**
DR. ALEXANDER KOSAREV: Er muss den Rücken des Menschen anatomisch extrem gut kennen. Viele Akupunktur-Fortbildungskurse lassen den Rücken aus, weil er so komplex ist.
Gerade im Rückenbereich ist die Behandlung diffizil, weil die Nadeln sehr nah an die Schmerzpunkte gesetzt werden müssen.
● **Wie behandeln Sie einen akuten Bandscheibenvorfall?**
Die Nadel muss schräg zwischen zwei Querfortsätzen der Wirbelkörper gesetzt werden, möglichst nah an dem Bandscheibenvorfall – und das mehrere Zentimeter tief. Die exakte Tiefe hängt natürlich individuell von der Statur des Patienten ab, unter anderem von der Dicke der Fettschicht und Muskulatur. Jedenfalls muss die Nadel in der Nähe einer Nervenwurzel enden. Zum Üben habe ich anfangs unter einem Bildwandler, also unter einem mobilen Röntgengerät, die Nadeln gesetzt.
● **Wie viele Nadeln setzen Sie?**
Auf der Höhe des Bandscheibenvorfalls setze ich zwei tiefe Nadeln – zu beiden

Seiten. Anhand der Pulsdiagnose setze ich Nadeln auch an weiteren Punkten. Die Chinesen rechnen diese Punkte zu den »Fünf Wandlungsphasen«. Doch eine eindeutige wissenschaftliche Bestätigung für die Wirksamkeit dieser Nadeln fehlt bis heute. Ich habe allerdings gute Erfahrungen damit gemacht. Die chinesische Theorie fordert, auch regionale Punkte zu nutzen, das heißt: Kürzere Nadeln werden in die Muskeln der Schmerzgebiete gesetzt, um die Durchblutung zu fördern und zu entspannen.

- **Wie wirken die langen Nadeln?**

Das nennt man »Gate-Control-Theorie«. Der Reiz, der von der Nadel ausgeht, wird von den Nerven über das Rückenmark zum Gehirn geleitet. Das ist aber kein Schmerzreiz. Wenn der Nerv nun aber vorher einen Schmerzreiz vom Bandscheibenvorfall geleitet hatte, wird dieser Reiz durch den sanfteren der Akupunkturnadel ersetzt. Und der Schmerz klingt ab.

- **Und wenn Sie die Nadel rausnehmen, ist der Schmerz wieder da.**

Wenn Sie die Nadeln mindestens 30 Minuten lang setzen, und das in mehreren Sitzungen hintereinander, dann lernt der Nerv gewissermaßen, den Schmerzreiz zu ersetzen. Außerdem wirkt die Durchblutungsförderung und Entspannung der kurzen Nadeln nachhaltig auf die Muskulatur.

- **Gibt es noch weitere Erkenntnisse über die Wirkung der langen Nadeln?**

Es zeichnet sich immer stärker ab, dass der Nadelreiz Stammzellen aus dem Rückenmark anlockt. Das dauert einige Minuten, bis sie auf den Reiz reagieren, doch dann wandern sie offenbar in die Reizregion ein – also in den Krankheitsbereich – und helfen elementar bei der Heilung. An Tieren konnte dieser Effekt bereits nachgewiesen werden. Die wissenschaftliche Untersuchung und Wirkung beim Menschen ist bislang nicht durchführbar. Neue Methoden der Stammzellenmarkierung werden da Aufschluss bringen. Es gibt jedoch verschiedene andere nachgewiesene Wirkungen der Akupunktur wie Verbesserung der Durchblutung und Entspannung der Muskeln. Die Voraussetzung für anhaltenden Erfolg, sei es wegen der Anlockung von Stammzellen oder aus anderen, noch nicht bekannten Gründen, scheint jedenfalls zu sein, dass mindestens 15 Behandlungen à 30 Minuten durchgeführt werden, im akuten Zustand sogar täglich. Später kann man auf zweimal wöchentlich reduzieren.

- **Kann Akupunktur ALLEIN die Schmerzsituation beim akuten Bandscheibenvorfall in den Griff kriegen?**

Meine Empfehlung: In der akuten Phase immer zunächst ein entzündungshemmendes und nervenlähmendes Mittel spritzen – und dann, zwei Tage später, mit der Akupunktur beginnen. Manche Patienten lehnen aus ideologischen Gründen die »chemischen Medikamente« ab. Bei diesen Patienten hatte ich auch gute Erfolge, aber die Behandlung dauerte durchschnittlich länger.

● **Welche wissenschaftlichen Erkenntnisse über die Wirksamkeit von Akupunktur gibt es überhaupt?**

Ich habe für meine Doktorarbeit in Großhadern/München über 800 Arbeiten zu dem Thema analysiert. Es gibt gute Studien über die Wirksamkeit der Akupunktur bei Schmerzen, allergischen und degenerativen Erkrankungen. Was übereinstimmend nachgewiesen werden konnte: Bei Knochenschmerzen muss man in die Nähe des Knochens stechen, bei Hautschmerzen in die Haut, bei Muskelschmerzen in den Muskel. Das bestätigen durchaus die Schriften des »Nan Jing« aus dem 8. Jahrhundert nach Christi.

● **Sie haben 30 Jahre Erfahrung mit Akupunktur. Bei welchen Beschwerden des Rückens hilft Akupunktur besonders gut?**

Bei allen degenerativen Erkrankungen, das heißt bei Osteoporose, Osteochondrose und Osteoarthrose. Diese Erkrankungen haben auf Zellebene dieselbe Ursache. Nämlich: Durch Angriffe von Sauerstoffradikalen werden Mutationen im Zellkern hervorgerufen, was die Ausführung der Zellfunktionen beeinträchtigt. Dadurch werden Stoffwechselendprodukte in der Zelle angehäuft, die den degenerativen Alterungsprozess bewirken beziehungsweise beschleunigen. Natürlich wirken hier auch genetische Prägungen. Akupunktur kann solche Alterungsprozesse verlangsamen – durch Hemmung der membrangebundenen Adenylcyclase aktiviert sie die Selbstheilungsprozesse der Zelle.

● **Kann Akupunktur einem Stenosepatienten helfen?**

Nur bezüglich der Schmerzlinderung. Allerdings funktioniert Akupunktur nicht als alleinige Behandlungsmethode bei chronischen Schmerzen. Als chronischen Schmerz definieren wir Schmerzen, die früher lediglich unter Belastung aufgetreten sind, nun aber permanent da sind. Zudem wird ein chronischer Schmerz als »brennend« beschrieben – und die psychische Beeinträchtigung für den Patienten ist wegen Schlafmangels und Dauerschmerzes groß.

Der Hintergrund: Auf der Ebene des zweiten oder dritten Neurons (dort werden die Nervensignale auf ihrem Weg zum Gehirn umgeschaltet und weitergeleitet), also im Rückenmark beziehungsweise Thalamus oder im Limbischen System des Gehirns, findet ein »Pain-Memory« statt, eine dauerhafte Programmierung auf die Empfindung »Schmerz«. Im schlimmsten Fall bleibt die Schmerzempfindung auch dann noch bestehen, wenn das Körperteil, in dem der Schmerz lokalisiert war, durch Amputation oder Ähnliches gar nicht mehr existiert. Das wäre dann ein klassischer Fall von Phantomschmerz.

● **Wann wird ein Schmerz chronisch?**

Das ist individuell sehr verschieden. Es hängt von der Dauer und der Stärke der Schmerzbeschwerden ab. Auch individuelle Veranlagung und Erziehung haben einen starken Einfluss. Zum Beispiel wissen wir, dass Kinder, die über Weinen oder Schmerzgebrüll viel Aufmerksamkeit und Zuwendung bei den Eltern provozieren können, später als Erwachsene leichter chronischen Schmerz entwickeln. Und: Personen, deren Eltern in ihrer Kindheit unter chronischen Schmerzen litten, scheinen dafür auch stärker prädestiniert zu sein. Auch Patienten mit Serotoninmangel im Zentralnervensystem sind häufiger betroffen.

● **Und Akupunktur kann hier nicht helfen?**

Das ist tatsächlich ein längerer Weg zur Heilung – wenn es denn einen gibt. Zunächst muss man Psychopharmaka wie Antidepressiva oder Neuroleptika einsetzen, die auf Zellebene einen Prozess des Schmerzvergessens stimulieren. Akupunktur kann nur unterstützend helfen. Vor allem gilt hier eins: Schmerzende Stellen dürfen keinesfalls direkt per Akupunktur gereizt werden! Nur Distanz-Punkte sind für Akupunktur erlaubt – alles andere verstärkt den Schmerz.

● **Manche Akupunkturärzte behandeln äußerst schmerzhaft ...**

Dann ist da etwas nicht in Ordnung. Entweder die Nadel ist schlecht – oder die Technik stimmt nicht. Manche erhöhen den Akupunkturreiz durch das Drehen der Nadel. Es gibt allerdings bis heute keinerlei Beweise dafür, dass das die Wirkung der Behandlung steigert.

● **Was kann der Patient dazu beitragen, dass die Akupunktur optimal wirkt?**

Sich entspannen, am besten einschlafen. Manche verkrampfen sich in Angsterwartung von Schmerz. Dann spüren sie vielleicht die Nadel ein bisschen. Normalerweise ist aber eine Akupunktur völlig schmerzfrei.

● **Wieso blutet es eigentlich nicht, wenn der Akupunkteur die Nadel setzt?**

Der Akupunkteur muss natürlich wissen, wo Adern verlaufen, und darf dort nicht stechen. In den anderen Bereichen sind die Kapillaren so klein, dass die ebenfalls feine Akupunkturnadel nicht zu nennenswerten Blutungen führen kann.

● **Welche Technik des Nadelsetzens verwendet der Akupunkteur?**

Schnell durch die obere Hautschicht stechen – und dann langsam durch das tiefere Gewebe, damit keinerlei Verletzungen auftreten. Es gibt zusätzlich noch verschiedene Techniken, die in den alten Texten beschrieben sind. Ihre Vorteile ließen sich in den experimentellen Versuchen bis jetzt nicht bestätigen.

● **Konnten Sie mit Akupunktur herausragende Heilerfolge erzielen?**

Ja, häufig – vor allem kann ich eine schnelle Verminderung von Schmerz bewirken. Für sehr wichtig halte ich es, den Patienten von vornherein darüber aufzuklären, wie viele Sitzungen von welcher zeitlichen Dauer für ihn vonnöten sein werden, um einen deutlichen Heilerfolg zu erzielen. Denn wenn wir davon ausgehen, dass das Anlocken der Stammzellen aus dem Knochenmark stattfindet, verlangt es nach mehreren Behandlungen (bis circa zwei Drittel des Schmerzes verschwunden sind). Im Übrigen bin ich ein Anhänger der Kombination von Schulmedizin und ergänzender Medizin wie Akupunktur. Die Heilerfolge sind bei einer gemeinsamen Anwendung dieser beiden Schulen am größten.

Erste Hilfe gegen den Schmerz

Wie aus heiterem Himmel schießt der Blitz in unsere Körpermitte. Ein Schmerz, der uns erst den Atem und dann den Verstand raubt. Jede Bewegung, selbst das Atmen, tut weh. Erst spüren wir den Schmerz und dann die Panik. Die Angst hat uns fest im Griff und lähmt uns zusätzlich. Doch obwohl wir das Gefühl haben, dass ein Messer in unserem Rücken steckt oder unsere Wirbelsäule durchgebrochen ist, steht hinter den heftigen Schmerzen meist keine krankhafte Veränderung. Deshalb – nicht in Panik geraten. Das anschließende Erste-Hilfe-Programm bringt Sie bestimmt ganz schnell wieder auf die Beine.

SOFORTMASSNAHMEN BEI AKUTEN SCHMERZEN

Bewegung
Auch wenn's schwerfällt – unbedingt in Bewegung bleiben. Eine gute Durchblutung des verletzten Areals ist von höchster Bedeutung, damit unser Immunsystem mit seinen aktiven Helfern lokal und effektiv die körpereigene Heilung beschleunigen kann. Bewegen Sie sich moderat. Möglichst mit gleichmäßigen, symmetrischen Übungen. Versuchen Sie ein paar Schritte zu gehen und sich gegen den Schmerz aufzurichten. Eine einseitige, gekrümmte Schonhaltung verstärkt im Endeffekt den Schmerz. Versuchen Sie daher möglichst aufrecht und »normal« zu gehen. Ein kleiner Spaziergang oder entlastendes Schwimmen können Wunder bewirken.

Durchblutung fördern
Kälte und Wärme wirken auf die gleiche Weise – sie verstärken die lokale Durchblutung. Bei akuten Schmerzen ist eher Kälte zu empfehlen, um die Entzündung abzumildern. Die schmerzende Stelle sollte dabei etwa alle zwei Stunden ungefähr zehn Minuten lang mit Eisbeuteln, Kühlkissen, Franzbranntwein oder gekühlten Quarkauflagen behandelt werden. Wärme kann dagegen die Entzündung noch verstärken. Sie sollten daher mindestens zwei Tage warten, bevor Sie mit intensiver Wärme an die schmerzende Stelle gehen, wie mit Thermosalben oder sogenannten ABC-Pflastern. Einigen Patienten ist die Kälte in der Schmerzzone unangenehm. Sie haben eher das Bedürfnis, Rückenschmerzen mit Wärme zu lindern. Hören Sie auf Ihr Bauchgefühl, und spüren Sie in sich hinein, welche Behandlung Ihnen angenehmer ist. Sie sollten sich zu nichts zwingen, sondern während der Behandlung entspannen und genießen. Bei chronischen Schmerzen lindert Wärme in jeglicher Form die Beschwerden. Wickeln Sie sich zu Hause in eine wärmende Stola, kuschelige Angorawäsche

schmeichelt sich wärmend an Ihren Rücken. Entspannen Sie sich mit einer Kanne heißem Tee gemütlich bei einem guten Buch, oder trinken Sie ein Glas Rotwein dazu, das aktiviert zusätzlich die Durchblutung der feinsten Äderchen im Rücken. Nehmen Sie sich die Zeit für sich und die aktive Entspannung Ihres Rückens. Für eine Wärmetherapie eignen sich Wärmflaschen, erhitzte Kirschkernkissen oder eine Rotlichtlampe. Auch heißes punktuelles Duschen, ein wohl temperiertes Wannenbad (etwa zehn Minuten bei zirka 38 °C, sonst belastet es den Kreislauf) sowie Saunieren können Linderung bringen.

Entspannen

Versuchen Sie ein paar Yoga-Übungen aus dem Übungsteil durchzuführen, soweit es die Schmerzen zulassen. Achten Sie auch auf Ihre Atmung. Versuchen Sie ruhig und gleichmäßig in den Bauch einzuatmen und dann bewusst möglichst lange auszuatmen. Probieren Sie dann, sich in den Vierfüßlerstand zu begeben und Ihren Rücken ganz langsam aufzurollen, einen Katzenbuckel zu machen und wieder in die Ausgangsposition zu kommen. Das Aufrollen der Wirbel zieht diese zusammen und auseinander und versorgt so die Bandscheiben mit Nährstoffen. Wiederholen Sie die Übung – wenn möglich – mehrmals. Bemühen Sie sich, die Hüfte in Bewegung zu bringen und leicht zu rotieren. Da Ihr Rücken nicht Ihr Körpergewicht trägt, kann man sich so ganz gut wieder mobilisieren. Wenn Sie sich jedoch vor Schmerzen gar nicht rühren können, versuchen Sie die Übungen der progressiven Muskelentspannung durchzuführen. Hierbei wird ganz ohne dynamische Bewegung Ihr Körper durch das An- und Entspannen der großen Muskelgruppen aufgelockert.

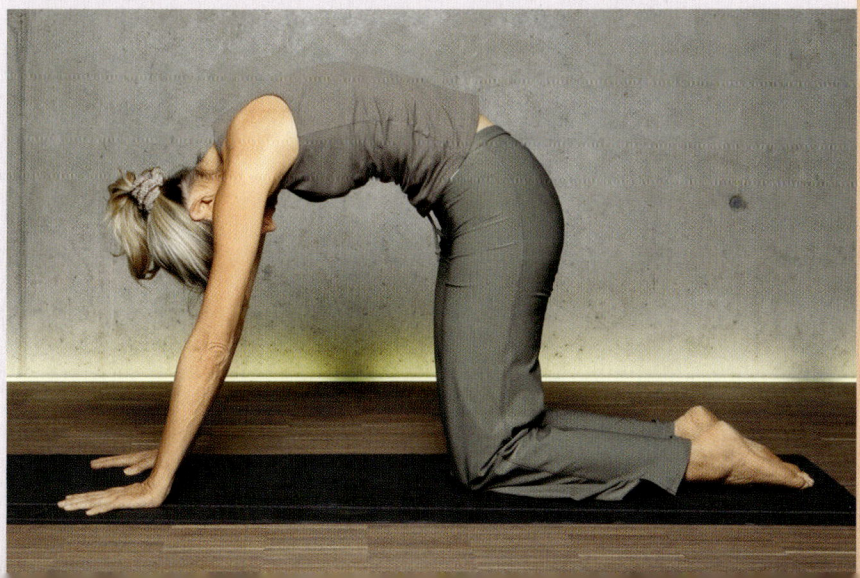

Schmerzmittel

Sie sind gerade bei Schmerzbeginn ein probates Mittel, um nicht durch einseitige Schonhaltung und zusätzliche Verkrampfung das Problem zu verstärken. Ibuprofen, Paracetamol und Acetylsalicylsäure sind verschreibungsfrei und wirken gut gegen die Schmerzen sowie gegen die lokale Entzündung. Stärkere Mittel sind verschreibungspflichtig und dürfen nur nach Rücksprache mit dem Arzt genommen werden. Die kurzzeitige Gabe von Schmerzmitteln ist in diesem Fall durchaus sinnvoll zur Linderung und Mobilisierung, was wiederum die Selbstheilungskräfte aktiviert. Eine längere Schmerzmitteleinnahme muss jedoch mit dem behandelnden Arzt abgesprochen werden.

Liegen und Entlasten

Legen Sie sich ruhig im Lauf des Tages immer mal wieder für einige Zeit ins Bett oder aufs Sofa. Wechseln Sie aber auch hier möglichst häufig die Position und Lage. Eine Kiste, die Sie für etwa 15 Minuten unter Ihre Beine schieben, sodass diese im 90-Grad-Winkel aufliegen, bietet zusätzliche Entlastung. Bei dieser Stufenbettlagerung können sich die Zwischenwirbellöcher, aus denen die Rückenmarksnerven austreten, erweitern. Das lindert die Schmerzen und entlastet den Rücken. Entspannen Sie in dieser Zeit bei harmonischer Musik. Atmen Sie ruhig und gleichmäßig, und versuchen Sie in Gedanken in die schmerzenden Stellen zu atmen. Sie können Ihrem Rücken ein bis zwei Tage absolute Ruhe gönnen, doch dann sollten Sie spätestens wieder auf die Beine kommen. Unsere Muskulatur bildet sich sehr schnell zurück, und Sie müssen verlorene Anteile mühsam wieder aufbauen. Zudem wird die Wirbelsäule durch die Schonhaltung unterversorgt und schlecht durchblutet. Fehlt die aktive Pumpbewegung, so »verhungert« die Wirbelsäule. Aktivieren Sie deshalb Ihre Selbstheilungskräfte, indem Sie schnell wieder Ihren üblichen Tagesablauf absolvieren und sich trotz Schmerzen bewegen. Versuchen Sie möglichst entspannt, notfalls mit Hilfe eines leichten Schmerzmittels, einzuschlafen. Die nächtliche Regeneration wirkt Wunder.

Massage

Leichte Massage mit den Fingerkuppen streichelt die Seele und aktiviert die unter der Haut liegenden Schmerzrezeptoren. Lassen Sie sich von Ihrem Partner oder von Freunden die schmerzende Stelle mit entspannenden, durchblutungsfördernden Körperölen wie Lavendel, Rosmarin oder Arnika mit leichten kreisenden Bewegungen einmassieren. Der Massierende erhöht dann an der Schmerzstelle punktuell den Druck und presst den Daumen bis an die Schmerzgrenze in den verhärteten Muskel, zählt bis sechs und zieht ihn dann abrupt zurück. Mehrmals wiederholen. Danach die betroffene Stelle leicht ausstreichen. Diese punktuelle Akupressur bewirkt eine Stimulation der größeren Nervenfasern, die den Druckschmerz ans Gehirn weiterleiten. Der aktuell »größere«

Schmerz überlagert den »kleineren« und veranlasst durch diese Überlagerung, dass die Schmerzübertragung des kleineren »gekappt« wird, der Muskel kann entspannen, Verkrampfungen lösen sich.

Psyche – Probleme lösen

Die Psyche spielt auch bei akuten Schmerzen eine große Rolle. Furcht verstärkt das subjektive Schmerzempfinden, verspannt unsere Muskulatur und stört den so wichtigen entspannenden, regenerativen Tiefschlaf. Manche Patienten werden im wahrsten Wortsinn »starr vor Angst« und entwickeln Furcht vor der kleinsten Bewegung, aus Sorge, die Schmerzen zu verstärken. Unser natürlicher Schutzmechanismus, der bei großen Schmerzen Lebensgefahr signalisiert, funktioniert bei unserer Wirbelsäule nicht richtig. Selbst minimale körperliche Veränderungen können heftige Schmerzen auslösen, die in keinem Zusammenhang mit der Schwere der Verletzung stehen. Sie haben »nur« Schmerzen, wenn diese auch noch so heftig sind. Die meisten kennen sicherlich einen Wadenkrampf, der einem wie ein Blitz ins Bein fährt. Furchtbare Schmerzen, die dann schlagartig wieder verschwinden, sobald man den Muskel in die Gegenrichtung überdehnt, zum Beispiel an der Wand oder am Bettkasten. So ähnlich müssen Sie sich auch die Muskelverhärtung am Rücken vorstellen. Sehr schmerzhaft, aber im Grunde für den Körper harmlos. Geraten Sie daher nicht in Panik, wenn der Schmerz Sie trifft. Versuchen Sie zu entspannen, und gönnen Sie Ihrem Rücken und sich selbst eine kleine Verschnaufpause von Ihrem stressigen Alltag. Nutzen Sie die aufgezwungene Ruhe, um Ihr Leben zu überdenken, Störfaktoren auszumachen und belastende Ursachen zu beseitigen. Werfen Sie die Last von Ihren Schultern ab, und befreien Sie sich von allen kraftraubenden Dingen, gehen Sie Ihre Probleme an, und schieben Sie unangenehme Aufgaben nicht vor sich her. Entrümpeln Sie Ihr Leben und Ihre Umgebung, und trennen Sie sich von seelischem und materiellem Ballast. Jedes Problem, das Sie aktiv angehen und lösen, befreit auch Ihren Rücken, gibt Ihrem Brustraum neuen Platz und Weite und aktiviert Reserven für neue Aufgaben.

Arztbesuch

Bei akuten Schmerzen können Sie einen Osteopathen, Chiropraktiker, Physiotherapeuten oder Akupunkteur aufsuchen, um die schmerzhaften Symptome zu lindern. Denken Sie daran, dass die meisten Rückenprobleme mit oder ohne Therapie innerhalb von zwei bis sechs Wochen von selbst zurückgehen. Die verschiedenen Therapien können jedoch die Heilung beschleunigen und die Selbstheilung verstärken. Sollten die Schmerzen in Arme oder Beine ausstrahlen, zu Taubheitsgefühlen oder Kribbeln führen, und sollten sich diese Beschwerden nach einer Woche nicht bessern, sondern noch verstärken, dann ist es an der Zeit, einen Wirbelsäulenspezialisten aufsuchen.

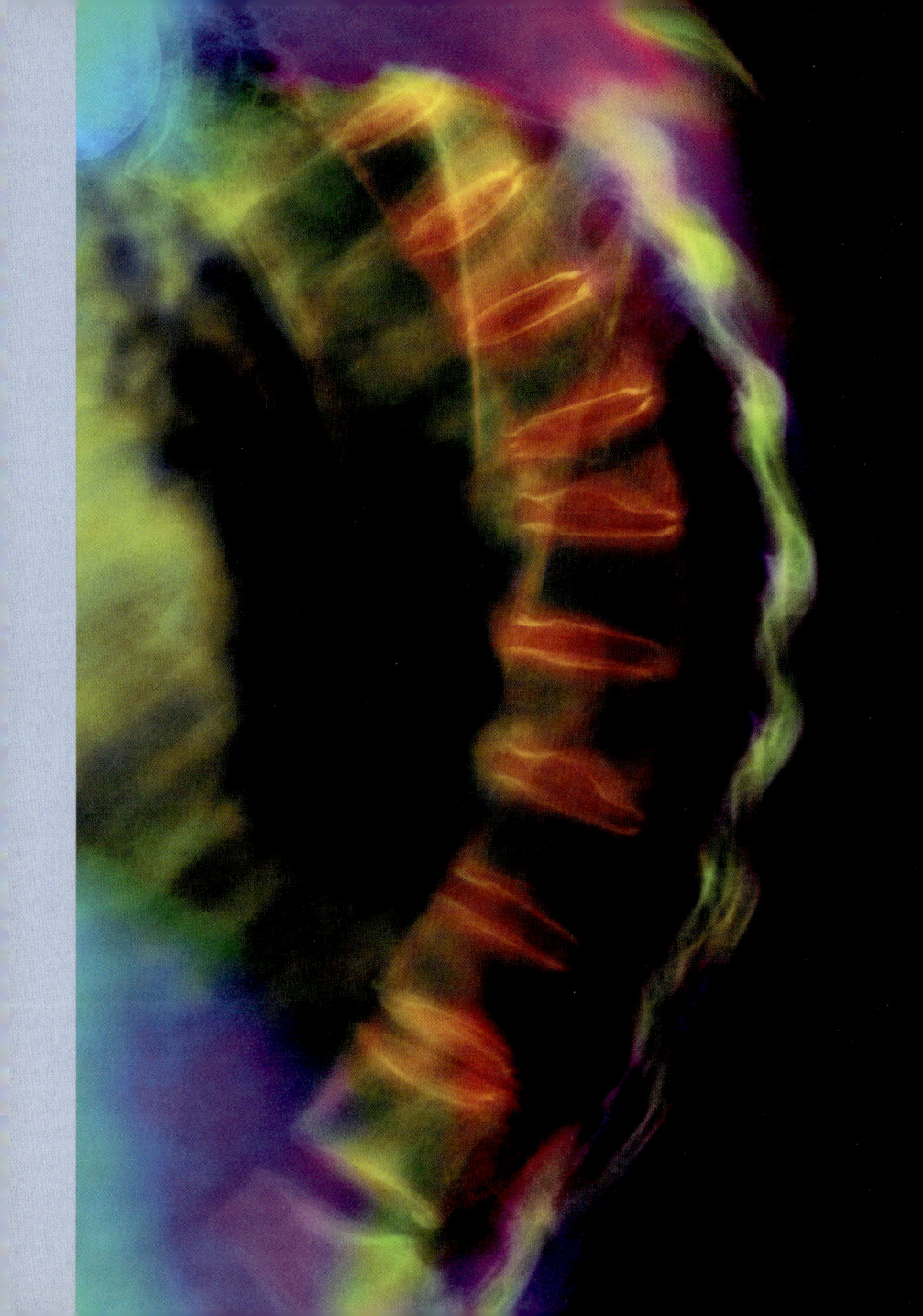

Spurensuche – Ursachen der Rückenschmerzen

Beim Thema Rücken wird zu Recht von einem »Volksleiden« gesprochen. Fast jeder leidet einmal im Leben unter akuten oder chronischen Schmerzen. Nach Analysen der Betriebskrankenkassen sind Wirbelsäulenleiden für nahezu jede dritte Krankschreibung verantwortlich. Zudem geht jeder zweite Antrag auf Frühverrentung auf das Konto unserer Wirbelsäule. Umso mehr rückt daher die Ursachenforschung in den Fokus der Experten. Rückenschmerzen lassen sich nicht so leicht auf eine einfache Kausalität zurückführen wie andere Erkrankungen, sondern sie sind immer ein Konglomerat aus verschieden gewichteten Ursachen. Meist erzeugen mehrere Einflüsse gemeinsam den Schmerz. Die gründliche Erforschung der ursächlichen Faktoren für die Erkrankung der Wirbelsäule ist der Schlüssel für eine Therapie mit nachhaltigem Erfolg.

Verhext?

■ Noch heute gebräuchliche Bezeichnungen wie Hexenschuss oder altertümliche Begriffe wie Hexenstich, Alpschoss, Beinschuss oder Lendenübel deuten auf vorwissenschaftliche Erklärungsmuster aus dem tiefen Mittelalter hin. Die Bezeichnungen spiegeln die Fassungslosigkeit wider, die die Leute empfanden, wenn sie aus heiterem Himmel, plötzlich, ohne Vorwarnung »angeschossen« wurden. Übernatürliche Kräfte, Dämonen oder Hexen wurden als Auslöser der Höllenqualen vermutet, da kein Zusammenhang mit anderen natürlichen Faktoren hergestellt werden konnte, zumal die Schmerzen ohne erkennbaren Grund auch genauso schnell wieder verschwinden konnten, wie sie gekommen waren, und unabhängig von Alter, Stand oder Geschlecht zuschlugen. Auch heute ist die Bezeichnung Hexenschuss als volkstümliche Bezeichnung noch immer das gängige Synonym für einen plötzlichen, stechenden Schmerz im Rücken. Für den Laien sind die vielfältigen Ursachen, die dem Schmerz vorausgehen, meist nicht erkennbar, da in den meisten Fällen keine direkte Kausalität zwischen der Fehlbelastung und den Schmerzen gezogen werden kann.

Die ganz alltägliche Situation kann dann folgendermaßen aussehen: Ein Mann ist mit seiner Arbeit bereits in Zeitverzug, der Chef legt ihm noch einen Stapel Akten/Papiere auf den Schreibtisch. Nun sitzt er ohne Pause und relativ bewegungslos auf seinem Schreibtischstuhl. Erst spät in der Nacht schaltet er den Computer aus, packt die letzten Ordner noch schnell in die Aktentasche und geht zu seinem Auto. Mit einer Hand hebt er den Kofferraumdeckel an, mit der anderen wuchtet er schräg über die Seite die schwere Aktentasche hinein. Im Dunkeln verborgen lauert die Hexe und feuert ihren gefürchteten Fluch. Gleichzeitig schießt ihm ein plötzlicher Schmerz in die Lendenwirbelsäule. Er krümmt sich vor Schmerzen und wundert sich, warum so eine harmlose Bewegung diesen furchtbaren Schmerz ausgelöst hat. Doch für den Rücken war die Situation eben nicht harmlos, sondern stressig. Statt mit etwa 50 kg beim normalen, entspannten Sitzen, wirkt durch das stundenlange Arbeiten am PC eine Druckbelastung von fast 180 kg auf unsere Wirbelsäule. Die äußere Bandscheibenhülle wird durch den Bewegungsmangel zudem unterversorgt und spröde. Die Bandscheibe ist massiv »gestresst«. Kommt noch eine Drehbewegung hinzu, bei der ein Gewicht falsch gehoben wird, kann sich die Rückenmuskulatur lokal verkrampfen oder die Bandscheibenhülle reißen. Wir müssen uns daher immer im Klaren sein, dass unser Rücken nur gesund sein kann, wenn man mit ihm pfleglich umgeht. Denn die meisten Rückenprobleme haben ein breit gefächertes Spektrum von Ursachen, die sich in ihrer gesundheitsschädlichen Auswirkung summieren. Hauptursachen sind zum einen die genetische Veranlagung und zum anderen Unfälle, Fehlhaltungen, Überlastungen oder Stauchungen. Diese Faktoren stehen miteinander in einem direkten Wechselspiel.

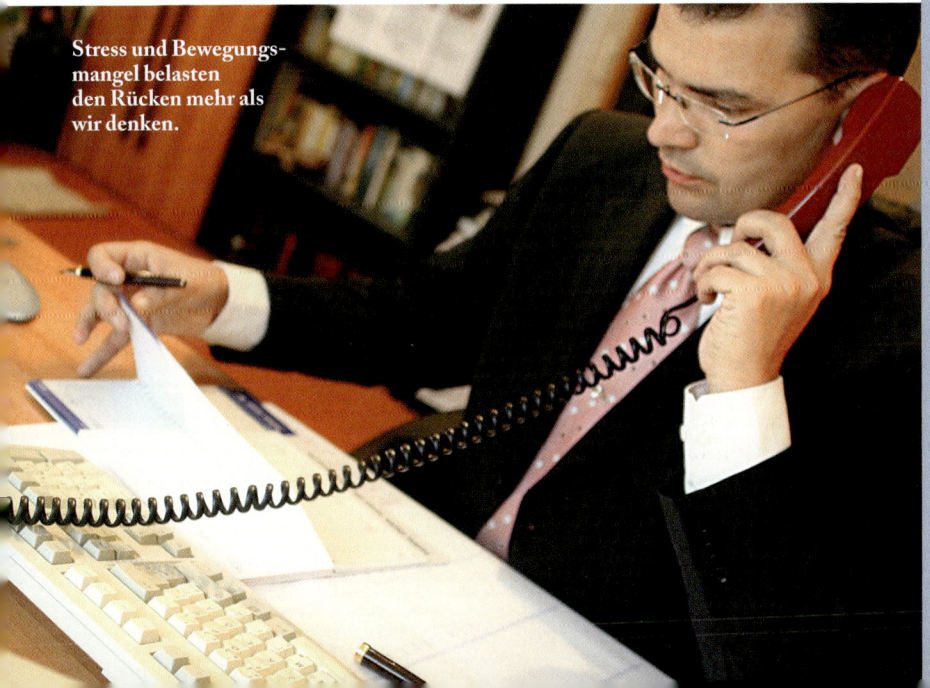

Stress und Bewegungsmangel belasten den Rücken mehr als wir denken.

Mögliche Ursachen für die Entstehung von Rückenschmerzen

VERANLAGUNG (PRÄDISPOSITION)

■ Prädisposition ist der medizinische Fachausdruck für die ererbte, genetisch bedingte Anlage oder Empfänglichkeit für bestimmte Krankheiten oder Symptome.

In manchen Familien kommen überdurchschnittlich viele Bandscheibenvorfälle oder Stenosen vor, ohne dass andere Faktoren (Überbelastung, mangelnde Bewegung usw.) dieses gehäufte Auftreten erklären können. Manche Leute haben einfach »schlechtes« Bandscheibengewebe und bekommen leicht, oft sogar an mehreren Stellen der Wirbelsäule Bandscheibenvorfälle. Zudem häuft sich in dieser Patientengruppe die Neigung zu schmerzhaften Rückfällen nach erfolgreicher Behandlung. In seltenen Fällen kommt es sogar vor, dass neben der Veranlagung kein zusätzlicher Faktor gefunden wird, der erklären könnte, warum gerade dieser Mensch einen Bandscheibenvorfall be-

Mögliche Ursachen auf einen Blick:

- Veranlagung (Prädisposition)
- Verschleiß / Arthrose / Abnutzung / Degeneration
- Mechanische Ursachen Verletzungen / Unfall, Traumen, Stauchungen, Brüche
- Nervenreizungen
- Entzündungen
- Blockaden
- Falsche Haltung
- Bewegungsmangel
- Ausstrahlende Krankheiten
- Stress
- Rauchen

kommt oder eine Stenose entwickelt. Besonders auffällig ist der Faktor Veranlagung bei eineiigen Zwillingen: Die Kernspinbilder und die empfundenen Beschwerden gleichen einander in der Tat zum Verwechseln. In Einzelfällen sind sogar selten auftretene Extrabefunde, wie z.B. Facettenzysten, bei beiden Zwillingen vorhanden und unterscheiden sich nur in der räumlichen Position der Zysten.

VERSCHLEISS, ARTHROSE, ABNUTZUNG, DEGENERATION

■ Häufige Ursache für die Entstehung von Rückenschmerzen sind degenerative, verschleißbedingte Veränderungen im Bereich der Wirbelsäule und Bandscheibe. Sie können im Zusammenspiel mit vorliegenden Veranlagungen die Erkrankung beschleunigen.

Was passiert, wenn der Rücken älter wird, verschleißt und degenerative Veränderungen zeigt? Das Hauptproblem im hinteren Bereich der Wirbelsäule, also dort, wo das Rückenmark und die Nerven verlaufen, ist eine Verdickung des Knochens und der kleinen Facettengelenke sowie des Ligaments, das nach hinten den Wirbelkanal begrenzt (das gelbe Ligament). All diese Veränderungen bewirken einen starken Druck von hinten auf das Rückenmark und auf die Nervenwurzeln. Diese Verdickung führt zur krankhaften Verengung (Stenose) des Wirbelkanals. Dabei unterscheidet man, je nachdem, ob der Druck stärker auf das Rückenmark drückt oder auf die austretende Nervenwurzel wirkt, zwischen Wirbelkanalstenose oder Foramen stenose (Foramen ist der kleine Kanal, durch den der Nerv aus dem Wirbelkanal austritt). Bei der Wirbelkanalstenose stehen die Beschwerden im Rückenbereich, bei der Foramenstenose die Schmerzen oder die Schwäche in den Beinen im Vordergrund. Zur (operativen) Behandlung ist diese Unterscheidung weniger wichtig, da der zu behandelnde Verschleißknochen sowohl den Kanal wie das Foramen einengt. Meist ist der Verschleiß leider nicht nur auf den hinteren Bereich der Wirbelsäule beschränkt. Die Degeneration im vorderen Teil der Wirbelsäule kann zum Bandscheibenvorfall, zur Osteochondrose

Arthrose (Verschleiß)

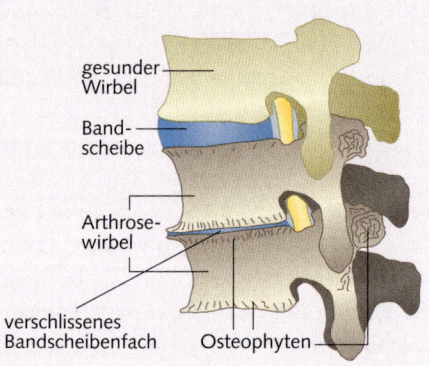

gesunder Wirbel

Bandscheibe

Arthrosewirbel

verschlissenes Bandscheibenfach

Osteophyten

Durch Alterung und Abnutzung bilden sich Verschleißknochen (Osteophyten), und das Bandscheibenfach verliert an Höhe.

(Knochenveränderung) im Wirbelkörper und zu abgenutzten, höhengeminderten Wirbelzwischenräumen führen.

VERLETZUNGEN, UNFALL, TRAUMEN, STAUCHUNGEN, BRÜCHE

■ Verletzungen im Wirbelsäulenbereich sind zumeist auf Verkehrs-, Freizeit- oder Sportunfälle zurückzuführen. Diese, durch plötzliche Beugung und Überstreckung entstehenden Verletzungen, werden als Schleudertrauma bezeichnet. Durch die äußere akute Krafteinwirkung kann es zu Schäden des Bewegungsapparates kommen. Je nach Schweregrad reagiert der Körper mit schmerzhafter Verspannung, die zu Kopf- und Nackenschmerzen führen und chronisch werden können.

Im schlimmsten Fall kann das Schleudertrauma auch zu einem Gelenkkapselabriss und Instabilität der Wirbel führen. Häufig sind akute Traumen und Verletzungen in Verbindung mit der natürlichen Abnutzung die Ursache für später auftretende Rückenschmerzen. Bandscheibenvorfälle ereignen sich vermehrt an den Stellen, die Jahre zuvor durch eine Verletzung geschädigt wurden. Bei einem Sturz oder Aufprall kann es zu Stauchungen, Prellungen oder Zerrungen des Rückens kommen. Unsere Halswirbelsäule ist dabei besonders anfällig für Verletzungen, da die relativ zarten Wirbelkörper im sehr beweglichen Hals nahezu ungeschützt sind. Die Mehrzahl der Probleme im Halswirbelbereich lassen sich auf ein längst vergangenes, oft schon in Vergessenheit geratenes Schleudertrauma zurückführen. Die Kräfte, die auf unseren Halswirbel auftreffen, müssen gar nicht so groß sein, um ihn zu schädigen. Ausschlaggebend ist der Impuls, der Grad der Beschleunigung. So kann schon eine Reihe von kleinen »Schleudertraumen« ausreichen, wie sie zum Beispiel beim Autoskooterfahren auftreten, um Jahre später noch Beschwerden zu verursachen.

NERVENREIZUNGEN, ISCHIALGIEN

■ Hierher gehört der klassische Ischiasschmerz, der meist nicht direkt auf einen Verschleiß, sondern auf ganz akute Fehl- und Überbelastungen zurückzuführen ist. Dadurch entstehen Risse im Außenring der Bandscheibe, durch welche Bandscheibengewebe sowie Neurotoxine austreten können. Sowohl durch den entstehenden mechanischen Druck als auch durch die Neurotoxine (Nervengifte) kommt es zur Reizung des Nervs. Der Nerv schwillt an, wird stärker durchblutet und sendet Schmerzsignale aus. Die Neurotoxine können auch ohne großen mechanischen Druck auf den Nerv starke Schmerzen auslösen. Der Nerv ist besonders empfindlich gegenüber den Stoffen aus dem Inneren der Bandscheibe, wenn zum ersten Mal im Leben ein Bandscheibenaußenring reißt und diese Neurotoxine in Kontakt mit dem Nerv kommen. Mit anderen Worten: Gerade junge Leute können einen starken Ischiasschmerz verspüren, ohne dass ein Bandscheibenvorfall (mechanischer Druck) vorliegt. Je mehr Risse der Körper im Lauf seines Lebens ausgeheilt hat, desto weniger schmerzempfindlich reagieren die Nerven gegenüber neuen Neurotoxinen, die Nerven sind desensibilisiert.

ENTZÜNDUNGEN

■ Entzündungen in den jeweiligen Bereichen des Rückens können starke Rückenschmerzen hervorrufen. Meist sind bakterielle Eiterherde (Abszesse) im Bereich der Nervenwurzeln und des Rückenmarks dafür verantwortlich. Aber auch eitrige Veränderungen im Wirbelknochen sind die Ursache für stärkste Schmerzen. Dies sind Ausnahmesituationen, die eine direkte Behandlung, meist mit intravenösen Antibiotika, erfordern. Die Diagnose wird anhand der Entzündungswerte bei der Blutuntersuchung und dem Kernspinbild gestellt. Eine entzündungsähnliche Situation kann auch durch Druck auf einen Nerv entstehen (mechanische Entzündung) oder durch Abnutzung im Wirbelknochen (Osteochondrose). Diese Zustände sind keine bakteriellen Entzündungen, werden aber oftmals auch als Entzündung bezeichnet.

BLOCKADEN

■ Eine Sonderform der Wirbelsäulenbeschwerden bilden die Wirbelgelenkblockaden. Unter einer Blockade versteht man das weitgehende Unvermögen der einzelnen Gelenkpartner, sich in anatomisch vorgegebenen Bahnen gegeneinander zu bewegen bzw. zu gleiten. Das können Sie sich wie bei einer eingeklemmten Schublade vorstellen, die sich weder öffnen noch schließen lässt, weil mal wieder eine Socke in die Führungsschiene gerutscht ist. Blockaden können uns unabhängig von Alter oder Verschleißzustand jederzeit ereilen. Dieses zeitweise Nichtfunktionieren der Wirbelgelenke kann durch lokale Überlastungen hervorgerufen werden. Manchmal kommt zeitgleich eine Unterkühlung mit dazu. Wenn Ihnen beispielsweise während anstrengender Gartenarbeit die Jacke hochrutscht und ein leichter Wind über die verschwitzte Haut streicht. Blockaden können auch durch Stauchungsverletzungen der Wirbelsäule entstehen, wenn Sie zum Beispiel auf das Steißbein fallen. Die Blockade in den feinen Wirbelgelenken kann meist durch zeitnahes »Einrenken« mit Hilfe chiro- oder manualtherapeutischer Behandlungen behoben werden. Dabei werden Manipulationen (durch einen kleinen, nicht gewaltsamen Bewegungsimpuls) oder Mobilisationen (durch sanfte Dehnung der Gelenke, Muskeln und Bindegewebsstrukturen in die eingeschränkte Richtung) als Behandlungsmaßnahmen eingesetzt. Die Blockade löst sich manchmal mit einem »Knacken«. Hartnäckigere Blockaden müssen in mehrfachen Sitzungen behandelt werden. Ein Bandscheibenvorfall und eine Blockade lassen sich nur schwer ohne weitere Untersuchungen voneinander abgrenzen. Daher kann eine Blockade, wenn sie als solche diagnostiziert wird, immer auch ein Ausdruck für eine bisher nicht entdeckte Bandscheiben- oder Stenoseerkrankung sein. Hier muss der behandelnde Therapeut eine besondere Sorgfalt auf die körperliche Untersuchung, die Befragung des Patienten und die weitere Diagnostik legen. Eine endgültige Unterscheidung ist dann nur mit einem Kernspinbild möglich. Die am häufigsten von Beschwerden betroffene Region ist die Lendenwirbelsäule, davon am meisten die beiden untersten Bandscheibenetagen (L5/S1 und L4/L5), gefolgt von der Hals- und zuletzt der Brustwirbelsäule.

FALSCHE HALTUNG

■ Rückenschmerzen bei Erwachsenen lassen sich auch auf Fehlbelastungen in der Kindheit zurückführen. Bereits bei jedem achten Kind werden heutzutage Haltungsschäden festgestellt, die später zu Erkrankungen im Erwachsenenalter führen können. Während der Wachstumsphase reagieren die Wirbelkörper noch sehr empfindlich auf Druckbelastungen. Wird zum Beispiel eine schwere Schultasche getragen, kann das zu beträchtlichen Wachstumsstörungen führen. Denn durch den Druck und die dadurch entstehende Fehldurchblutung ver-

Schwere Last für kleine Rücken:

Das Tragen einer schweren Schultasche kann zu Wachstumsstörungen führen.

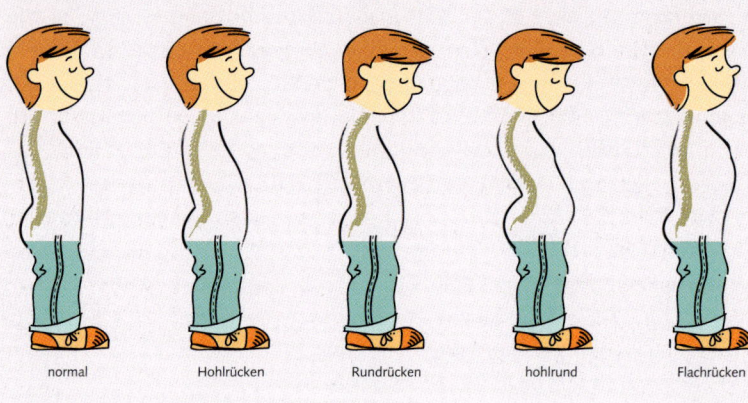

| normal | Hohlrücken | Rundrücken | hohlrund | Flachrücken |

knöchern die noch weichen Wirbelkörper einseitig, während sie auf der anderen Seite noch weiter wachsen. Dadurch verkrümmt sich die Wirbelsäule, oder es wird der Grundstein für einen beginnenden Verschleiß/Stenose gelegt. Lang andauernde Haltungsschwächen und Fehlhaltungen im Kindesalter können zur Ausbildung eines Rundrückens (Kyphose) oder Hohlkreuzes (Lordose) führen. Haltungsschäden sind im Erwachsenenalter irreversibel, können also durch Therapien nicht mehr ausgeglichen oder rückgängig gemacht werden. Haltungsschwächen sind dagegen reversibel. Man kann sie durch gezielte körperliche Dehnungs- und Kräftigungsübungen wieder ausgleichen und reduzieren. Bei langfristigen Fehlhaltungen und/oder -belastungen gleicht zudem die Rumpfmuskulatur die Überlastung aus, übernimmt so die Aufgaben der anderen Muskelpartien mit, wird dadurch selbst unverhältnismäßig stark beansprucht und reagiert ebenfalls mit Überlastungsschmerzen und Verspannungen.

BEWEGUNGSMANGEL

■ Rund 80 Prozent der Rückenschmerzen gehen einher mit einer geschwächten Rückenmuskulatur. Eine kräftige Bauch- und Rückenmuskulatur stützen unsere Wirbelsäule wie ein Korsett. Erschütterungen und einseitige Belastungen können so gedämpft und abgemildert werden. Zudem sind unsere Bandscheiben auf die aktive Versorgung mit Nährstoffen durch die Pumpbewegungen angewiesen. Zarte kapillare Blutbahnen, die außen anliegen, versorgen die Bandscheiben mit Sauerstoff und gewährleisten einen optimalen Stoffwechsel. Der Knochen kann sich so regenerieren und beständig neues Knochen- und Bandscheibengewebe aufbauen. Fehlt diese Versorgung, vermindert sich die Qualität des Bandscheibengewebes.

AUSSTRAHLENDE KRANKHEITEN

■ Einige Rückenschmerzen, vor allem bewegungsunabhängige, gehören zu inneren Erkrankungen. Atmungsabhängige Schmerzen können beispielsweise durch eine Rippenfellentzündung, belastungsabhängige durch eine koronare Herzkrankheit und nahrungsabhängige durch ein Zwölffingerdarmgeschwür verursacht werden. Gallenkoliken können in die rechte Schulter und in den Rücken ausstrahlen ebenso wie die Schmerzen einer Bauchspeicheldrüsen-Entzündung. Akut auftretende starke Schmerzen zwischen den Schulterblättern können von einer Aortendissektion (Riss in der Aorta), von einem Herzinfarkt oder einer Lungenembolie herrühren. Nierenbeckenentzündungen und Nieren- oder Harnleitersteine projizieren oft ihren Schmerz bis in den Rücken. Auch eine Gürtelrose kann vor dem Auftreten typischer Hautbläschen unklare Schmerzen im Rücken verursachen. Zudem leiden viele Frauen an ausstrahlenden Rückenschmerzen während und vor ihrer Regel. Bekannt ist der Eisprungschmerz, bei dem etwas Blut durch den Follikelsprung in die hintere Bauchhöhle gelangt und dadurch Rückenschmerz verursacht. Infekte und Virusgrippen können ebenfalls ganz beträchtliche Glieder- und Rückenschmerzen verursachen. In seltenen Fällen können Tumoren und deren Tochtergeschwülste in den Bereich der Wirbelsäule wachsen und dort starke Schmerzen verursachen.

STRESS

■ Seelische Belastungen und Stress sind bis zu einem Drittel an Rückenschmerzen beteiligt. Bei seelischem oder körperlichem Stress ziehen wir unbewusst die Schultern hoch, beißen die Zähne zusammen und verkrampfen unsere Rücken- und Nackenmuskulatur. Auch der Rückenschmerz selbst löst Verunsicherung und Ängste aus: Kann ich weiter arbeiten, kann ich meinen Sport weiter machen, in meiner Umgebung normal funktionieren …? Rückenschmerz und Stress bilden ein feinsinniges Wechselspiel, bei dem manchmal nicht mehr ganz klar ist, wer das Huhn und wer das Ei ist. Wichtig ist: Wenn der Rückenschmerz aufhört, ist der Stress meist akzeptabel! Zudem gilt Stress als Magnesiumvernichter. Magnesiummangel wiederum kann zu Muskelkrämpfen führen. Daneben lassen uns Stress und seelische Anspannungen Schmerzen stärker empfinden. Ungelöste Probleme, Existenz- und Verlustsängste, Trauer und Sorgen führen zu Schlafstörungen und verhindern den regenerierenden, wohltuenden Schlaf. Bei Stress vernachlässigen wir unsere gesunde, ausgewogene Ernährung und verzichten meist auf ausgleichenden Sport. All dies zusammen schädigt unser Immunsystem und unseren Rücken. Die Folge ist ein Körper, der ständig »unter Strom« steht und sich nicht erholen kann.

RAUCHEN

■ Nach Meinung der Forscher braucht ein Raucher nur etwa acht Wochen, um die Bandscheiben zu ramponieren. Das im blauen Dunst enthaltene Nikotin führt im Gallertkern der Bandscheiben zu Veränderungen des Gewebes. Nikotin verengt das feine kapillare Netzwerk rund um den Außenring der Bandscheibe, das die Bandscheiben mit

Sauerstoff versorgt. Außerdem verringern sich durch das Rauchen die Fließeigenschaften des Blutes. Dadurch wird die Blutzufuhr zu den Wirbeln gedrosselt und der lokale Stoffwechsel reduziert – mit fatalen Folgen für die Bandscheiben. Das Gewebe altert rascher und wird vermehrt abgebaut. Zudem verdrängt das in Zigaretten enthaltene Schwermetall Kadmium das für den Knochenstoffwechsel so wichtige Kalzium aus den Knochen. Diese werden instabil, porös und brüchig. Bereits 20 Zigaretten verdoppeln die durchschnittliche Einlagerung des giftigen Kadmiums in die Knochen. Nikotin ist auch für die Knochenheilung und Regeneration von Knochengewebe schädlich. Der Kollagenspiegel im Blut sinkt nachweislich. Heilungsprozesse verlaufen deutlich langsamer. Nach einer Operation im Wirbelbereich oder bei einem Knochenbruch wachsen im ersten Heilungsschritt rasch mikroskopisch feine Blutgefäße in das sich neu bildende Gewebe. Nikotin verengt jedoch auch diese neu gebildeten Blutgefäße, alle Heilungs- und Reparaturprozesse verlaufen langsamer und schlechter. Zudem wirkt sich Rauchen negativ auf die Versorgung der Bandscheibe mit Nährstoffen aus. Klinische Tests beweisen, dass selbst beim Passivrauchen Knochen- und Bänderverletzungen deutlich langsamer heilen als bei Probanden der raucherfreien Kontrollgruppen.

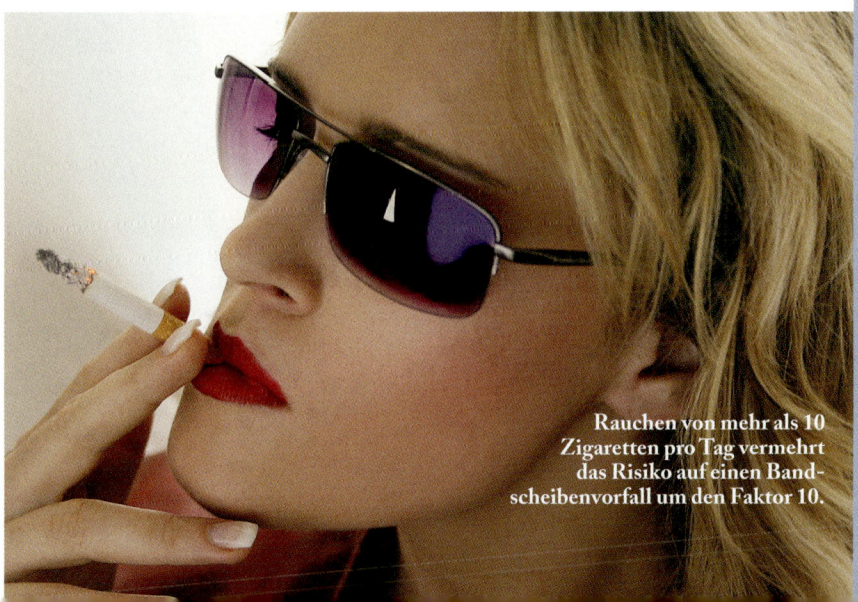

Rauchen von mehr als 10 Zigaretten pro Tag vermehrt das Risiko auf einen Bandscheibenvorfall um den Faktor 10.

»Mein Problem ist meine super-schwache Rückenmuskulatur.«

Rennfahrer leben gefährlich. Die Möglichkeit eines Unfalls, Zusammenpralls oder Überschlags hängt während des gesamten Rennens wie ein Damoklesschwert über den Fahrern. Doch Rennfahrer sind noch weiteren, nicht ganz so augenfälligen Verletzungsrisiken ausgesetzt.

Die Sportfahrer sitzen während des Rennens sehr angespannt und beengt in ihrer genau abgemessenen Fahrerkabine. Das gibt dem Rücken kaum Spielraum für Bewegungsimpulse, die Wirbelsäule ist praktisch wie in ein Sitzkorsett hineingepresst. Ihr Körper muss zudem den ständigen Druckbelastungen standhalten, die beim Beschleunigen oder Abbremsen entstehen. Die Wagen sind kaum gefedert und liegen hart auf dem Asphalt. Jede Fahrt, ob Wettrennen oder Trainingsrunden, fordert daher ihren Tribut vom Rücken der Rennfahrer. Die Schläge auf die Bandscheiben während des Rennens summieren sich und führen zu einer fortwährenden Traumatisierung der Wirbelsäule. Die Bandscheiben

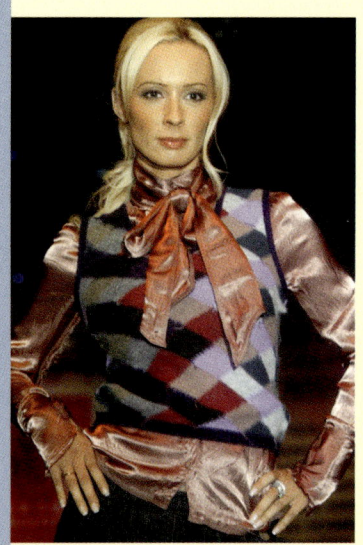

werden unterversorgt, und die chronische Belastung kann zu Verdickungen des belasteten Wirbels führen. Daraus können sich eine schmerzhafte Stenose und/oder ein Bandscheibenvorfall entwickeln. Vielleicht sind diese großen Belastungen der Grund, warum beim Profirennsport so wenige Frauen anzutreffen sind. Eine Ausnahme bildet Cora Schumacher, die auch im Rennsport den Männern zeigt, wo es langgeht, und die für ihre Sportleidenschaft einen hohen Preis zahlt – ihre Gesundheit.

Cora Schumacher, Hobbyrennfahrerin und Ehefrau von Formel-1-Pilot Ralf Schumacher, absolvierte eine Ausbildung als Kommunikationsfachfrau und arbeitete bei einer Jeansfirma, als sie ihren späteren Ehemann Ralf kennenlernte. Im Jahr 2001 heiratete das Paar, und frei nach Ralfs Motto »Happy wife, happy life« akzeptierte er ihren

Wunsch, neben ihren Aufgaben als Mutter und Ehefrau auch anderen Neigungen nachzugehen. So modelte Cora, comoderierte kurzzeitig die Sendung »Top of the Pops« – und liebt es, eigenständig auch ohne Ralf etwas im Leben zu erreichen. 2004 startete sie im Markenpokal »Mini-Challenge«, d. h. mit dem 200 PS starken Mini Cooper S. Bei ihrem Renndebüt auf dem Lausitzring fuhr sie auf Platz 18. 2006 wechselte sie zur »Seat Leon Supercopa« und startete dort gemeinsam mit Christina Surer im Rahmen der DTM. Dort hatte sie immerhin 300 PS zu bändigen. Cora schlug sich wacker, doch dann kam am 17. August 2006 die Meldung: »Cora Schumacher fährt dieses Jahr keine Autorennen mehr.« Der Grund: eine Entzündung am 9. Brustwirbel. Nach Konsultation ihres Orthopäden erklärte sie: »Mein Problem ist meine superschwache Rückenmuskulatur.«

● **NINA RUGE: Wir haben oft in »Leute heute« über Sie und Ihre Motorsportaktivitäten berichtet – Sie wirkten so agil, so belastbar!**
CORA SCHUMACHER: Am Anfang hat das wunderbar geklappt, aber auf Dauer war ich offenbar der körperlichen Belastung durch den Motorsport nicht gewachsen. Meine Rückenmuskulatur ist zu schwach aufgrund meiner Vorbelastung.

● **Welche Vorbelastung?**
Ich habe offenbar schon seit Längerem, durch die Belastungen ausgelöst, eine Entzündung am 9. Brustwirbel. Da bin ich leider erst spät draufgekommen.

● **Wie ist das Problem entstanden?**
Keine Ahnung. Aber offensichtlich sind meine Rückenmuskeln zu schwach, und dadurch gibt es zu viel Druck auf den Wirbel. Daher trainiere ich jetzt dreimal pro Woche mit dem Physiotherapeuten, der auch meinen Mann Ralf betreut. Aber bis die Rückenmuskeln ordentlich aufgebaut sind, wird's wohl noch einige Zeit dauern.

● **Wie groß ist der Anteil des Motorsports an Ihrem Rückenproblem?**
Na ja – ich wollte in diesem Jahr drei Rennen fahren in der Seat Leon Supercopa. Und das ist ganz schön anstrengend. Einmal das Training von bis zu sechs Stunden pro Tag und dann das Rennen. Leider konnte ich nur einmal voll mitfahren, dann haben mich meine Rückenprobleme schon eingeholt.

● **Hatten Sie die schon vorher?**
Ja, aber nur leichte Probleme. Durch das Rennfahren ist es aber schlimmer geworden, vor allem im Bereich der Brustwirbelsäule. Auch die Sitzposition im Auto und die damit verbundenen Belastungen haben die Probleme verschärft. Manchmal habe ich schon Schmerzen bekommen, wenn ich eine schwere Tasche tragen musste. Und jetzt wird eben trainiert …

● **Wie sieht's im Augenblick aus?**

Es wird deutlich besser. Wenn es so weitergeht und mein Rücken wirklich wieder gesund ist, dann würde ich gerne noch das eine oder andere Rennen fahren. Ehrlich, da hängt mein Herz ein bisschen dran.

● **Wie viel trainieren Sie?**

Täglich so um die eineinhalb Stunden. Zunächst eine halbe Stunde Ausdauertraining, dann Krafttraining. Und wie gesagt: Dreimal pro Woche mache ich dann gezielte Übungen mit dem Physiotherapeuten, damit ich die Rückenprobleme in den Griff bekomme.

● **Und geht es Ihnen durch dieses Training besser?**

Ja, aber noch ist nicht alles ideal. Ich brauche jedoch grundsätzlich regelmäßig Sport, dann fühle ich mich einfach wohler.

● **Haben Sie als Kind /Jugendliche schon Sport getrieben?**

Sehr viel und sehr lange habe ich Badminton gespielt. Später eher Aerobics und Fitnesstraining.

● **Der Motorsport hat Ihre Probleme verstärkt. Gibt es noch andere Dinge, die das Problem verursacht haben könnten?**

Na ja – als ich noch bei einer Jeansfirma gearbeitet habe, habe ich immer Highheels getragen, obwohl ich sehr viel stehen musste. Heute weiß ich, das war nicht unbedingt gescheit. Und hat dem Rücken nicht sonderlich gut getan …

● **Vermuten Sie noch etwas anderes als mögliche Ursache für das Problem?**

Sicherlich ist auch der Stress ein Faktor – man verkrampft sich, und das verschärft die Rückenproblematik. Deswegen habe ich ja auch ein wenig zurückgeschaltet und konzentriere mich mehr auf meine Familie und vor allem auf mein Kind.

● **Gab es eine Auslösersituation, einen Moment, in dem Sie spürten: Jetzt stimmt wirklich was nicht?**

Mein erstes Seat-Rennen auf dem Lausitzring. Ich hatte zwei Tage lang vier bis fünf Stunden pro Tag getestet, bin dann das Rennen gefahren, und zwar gar nicht so schlecht! So ein Rennen ist natürlich auch ein riesiger Adrenalinstoß, da spürt man gar nix. Aber als das Adrenalin runtergegangen war, da kamen die Schmerzen. Ich habe einfach keine Position mehr gefunden, in der ich schmerzfrei war, egal ob im Sitzen, Liegen oder Stehen. Ich habe mich dann in der Klinik behandeln lassen, da hat sich die Entzündung im Bereich der Brustwirbelsäule herausgestellt. Ich bin behandelt worden, habe seither meine Rückenmuskulatur trainiert, und jetzt geht es mir etwas besser, auch wenn noch nicht alles in Ordnung ist.

● **Hoffen Sie, noch einmal ins Auto zu steigen und ein paar Rennen zu fahren?**

Natürlich, es hat mir wahnsinnig viel Spaß gemacht. Aber erst mal muss ich voll ausgeheilt und gesund sein. Das ist jetzt das Wichtigste.

Risikofaktoren für den Rücken

BERUF

■ Manche Berufe sind offensichtlich rückenschädigend, etwa der des Möbelpackers, weil er viel Gewicht schleppen muss. Andere Berufe zeigen ihre rückenschädigende Wirkung erst auf den zweiten Blick. Zu ihnen gehören alle Berufsgruppen, bei denen körperlich einseitige, monotone Bewegungen den Großteil des Alltags ausmachen und bei denen vornübergebeugte Tätigkeiten vorherrschen, wie es etwa bei Chirurgen, »Schreibtischtätern« oder Friseuren der Fall ist. Oder bei der Arbeit am Fließband oder an der Supermarktkasse. Zahnärzte und Frisöre haben zum Beispiel eine erhöhte Anfälligkeit für Verschleiß und für Bandscheibenvorfälle im Halsbereich. Zu den unterschätzten Risikoberufen zählen auch

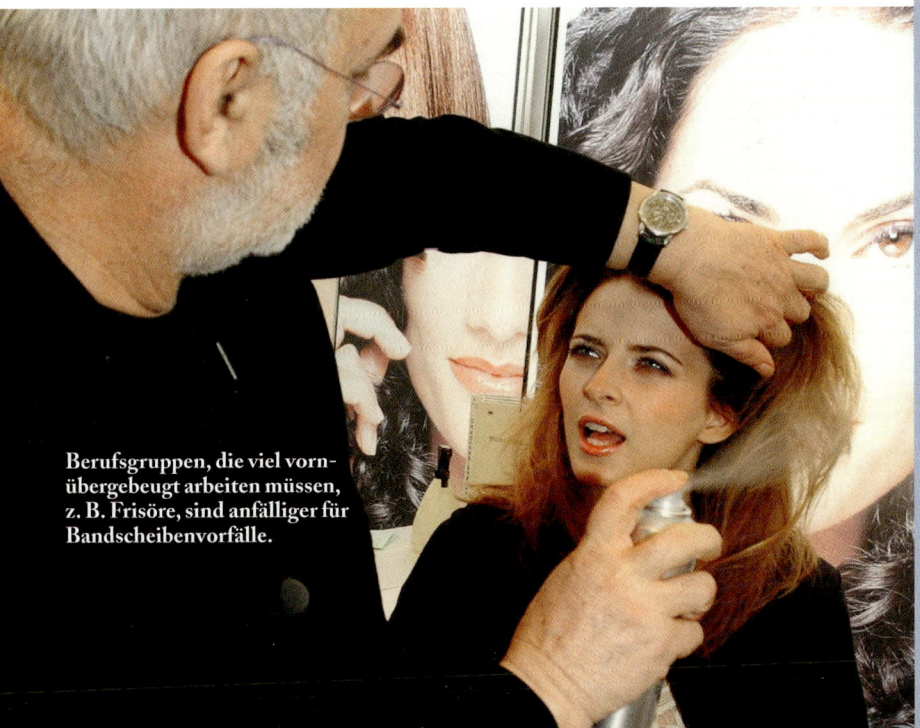

Berufsgruppen, die viel vornübergebeugt arbeiten müssen, z. B. Frisöre, sind anfälliger für Bandscheibenvorfälle.

eindeutig die der Mütter und Hausfrauen. Sie bewältigen meist den ganzen Tag rückenschädigende Situationen, tragen beim Bügeln noch ein Kind auf der Hüfte und beugen sich ununterbrochen bei der Hausarbeit vor. Auch ist im Haushalt die Arbeitsumgebung dem Rücken oft nicht gut angepasst. Die Anrichte und das Waschbecken sind zu niedrig, man muss sich ständig bücken, um schwere Gegenstände zu heben. Wichtig zu wissen ist, dass sich Stress, Existenzängste, schlechtes Betriebsklima, Mobbing und Unzufriedenheit auf die Psyche schlagen und die Anfälligkeit für Rückenschmerzen vergrößern.

FREIZEIT

■ Ein Großteil der rückenbedingten Arbeitsausfälle geht auf das Konto von unvernünftigen Freizeitaktivitäten. Für Rückenpatienten ist zum Beispiel das Bungee-Springen absolut tabu, da hierbei die Wirbelsäule massiv gestaucht, gedehnt und gedreht wird. Golfen, Tennis, Reiten, all diese Sportarten können dem Rücken helfen, wenn sie als Freizeitsport moderat ausgeübt werden.

Wer mit seinem Golftrolley über den 18-Loch-Platz läuft, bewegt sich sehr gesund, die Bandscheiben werden durch die ausgleichende Bewegung gut durchblutet, frische Luft und Freude am Sport entspannen zusätzlich unseren Körper. Falsch verstandener Eifer kann aber zum Auftreten von Rückenschmerzen führen. Wenn Sie zum Beispiel zwei Stunden lang ununterbrochen den Abschlag beim Golfen trainieren, erhöhen Sie den Druck auf die Wirbelsäule durch die Rotation immens. Aber auch Freizeitaktivitäten, bei denen wir unbewusst Schwerstarbeit leisten, wie etwa beim Gärtnern, können unseren Rücken massiv belasten. Viele Hobbygärtner »pflügen« an so manchem Wochenende ihren gesamten Garten um. Gärtnern ist eine durchaus sinnvolle, erfüllende Tätigkeit. Vergessen wird dabei nur oft, dass die Rückenmuskulatur für derart gesteigerten Bewegungsumfang nicht trainiert ist. Wer den ganzen Tag am Computer sitzt und sich auf seinen Garten freut, darf sich nicht wundern, wenn ihm nach Stunden Beetebepflanzen der Rücken schmerzt. Auch hier gilt: Wiederholte monotone Bewegungen schädigen ganz akut die Wirbelsäule und können zu plötzlichen Rückenschmerzen führen.

SCHWANGERSCHAFT UND GEBURT

■ Mit zunehmendem Bauchumfang nehmen bei den meisten schwangeren Frauen auch die Rückenschmerzen zu. Das zusätzliche Gewicht des ungeborenen Kindes und des Fruchtwassers belasten Bänder, Muskeln und die Wirbelsäule. Zudem sorgen eingelagertes Wasser und Schwangerschaftshormone dafür, dass die Muskelfasern und Bänder für die bevorstehende Geburt dehnbarer und nachgiebiger werden. Die Bauchmuskulatur kann ihre stützende Korsettfunktion für den Rücken nicht mehr ausreichend wahrnehmen, zudem verspannt sich die Muskulatur leichter, da Sie nachts nicht entspannt und erholsam schlafen können.

Gegen Ende der Schwangerschaft strahlen erste Senkwehen stark in die Lendenwirbelsäule aus. Die Beschwerden gehen zwar nach der Geburt zurück, aber die Belastungen hören für die frisch gebackene Mutter noch lange nicht auf. Sie muss das Baby tragen, vornübergebeugt wickeln, den Kinderwagen und die Einkäufe schleppen und dazu noch den Haushalt schmeißen. Zusätzlich kommt sie nachts kaum noch zum Schlafen und hat keine Zeit für ausgleichenden Sport. Kein Wunder, wenn der Rücken dann streikt.

ÜBERGEWICHT

■ Starkes Übergewicht belastet zusätzlich die Bandscheiben und die Gelenke. Ob sich daraus aber Beschwerden ergeben, hängt vor allem auch vom Zustand der Rumpf- und Bauchmuskulatur ab. Ein stämmiger, kompakter Körper mit ausreichend gekräftigter Rückenmuskulatur hat trotz höheren Gewichts nicht unbedingt mehr Probleme mit dem Rücken als ein dünner, hagerer, aber leider komplett untrainierter Mensch. Wenn sich aber das Körpergewicht zusätzlich noch lokal ansiedelt, können Sie trotz geringem Grundkörpergewicht Rückenschmerzen bekommen. Viele Frauen leiden an dem einseitigen Gewicht einer beachtlichen künstlichen oder natürlichen Oberweite. Sie gleichen das Gewicht meist aus, indem sie ins Hohlkreuz gehen. Rückenschmerzen sind so programmiert. Aber auch ein dicker Bauch zieht permanent nach vorne und muss vom Rücken zusätzlich getragen werden. Massives Übergewicht belastet die Wirbelknochen enorm. Sie sind ständig großem Druck und Zugbelastungen ausgesetzt. Langfristig verdicken sich die Wirbelknochen an den belasteten Stellen, meist im Lendenwirbelabschnitt, und es kommt durch den Aufbau von Knochenwülsten zu einer Verengung des Wirbelkanals, eine so genannte gewichtsinduzierte Stenose entsteht.

ALTER

■ Zu den natürlichen Risikofaktoren für unseren Rücken gehört schlicht und ergreifend das Alter. Mit der Zahl der Jahre nimmt die Zahl der Beschwerden zu. Die Bandscheibe verliert mit der Zeit ihre Elastizität, da sie ihre Fähigkeit, Wasser einzubauen, zunehmend verliert. Die Bandscheiben trocknen regelrecht ein, werden spröde und rissig. Dadurch schrumpft auch der gesamte Mensch. Haltungsschäden, die früher durch eine kräftige Muskulatur ausgeglichen werden konnten, treten nun offen zutage und lösen starke Beschwerden aus. Zudem sinkt die Regenerationsfähigkeit der Knochen. Das Knochengewebe wird schneller ab- als wieder aufgebaut. Viele ältere Menschen bekommen Osteoporose. Aber auch hier gilt: Werden Sie aktiv, und durchbrechen Sie den Teufelskreis. Versuchen Sie auch im Alter aktiv und mobil zu bleiben. Ein langer Spaziergang, leichtes, kontrolliertes Gerätetraining, Seniorengymnastik und Aqua-

Training verschaffen Ihnen wieder Mobilität. Nach dem Motto »Wer rastet, der rostet« sollten Sie versuchen, möglichst viel Bewegung in Ihr Leben zu bringen. Eine ausreichende, eventuell medikamentöse Versorgung mit Kalzium und ausreichend Flüssigkeit, mindestens zwei Liter pro Tag, können zusammen mit moderater Bewegung wie ein Jungbrunnen auf Ihren Körper wirken.

ERBFAKTOREN

■ Zwillingsstudien belegen, dass trotz unterschiedlicher Belastung die Rücken von Zwillingen auch nach Jahren noch ähnlich aussehen. Das bedeutet zwar, dass wir für einen »guten« oder »schlechten« Rücken eigentlich nichts können, aber auf der anderen Seite liegt hierin auch die Chance, seine Schwächen frühzeitig zu erkennen und mit einem gezielten Training von Anfang an den Rücken zu stärken und vor weiteren negativen Faktoren zu schützen. Denn Rückenbeschwerden sind das Ergebnis des Zusammenspiels der Erbfaktoren und Fehlbelastungen, der Verletzungen und Traumatisierungen. Liegt eine hohe körperliche Disposition vor, reicht ein kleiner Anlass, wie etwa ein Sturz oder eine akute Überlastung, um Beschwerden auszulösen. Bei einer geringen körperlichen Veranlagung »schluckt« unser Rücken mehrere belastende Faktoren, ehe er mit Beschwerden reagiert.

ALLTAG

■ Im Alltag entstehen ständig kritische Situationen für den Rücken, zum Beispiel bei Tätigkeiten wie Heben, Tragen und Sitzen. Durch falsches Heben treten immer wieder starke Wirbelsäulenbeschwerden auf. Die Wirbelsäulenstellung beim Heben sollte ungefähr der Stellung beim aufrechten Stehen entsprechen, d.h.: das Becken leicht nach vorne kippen, die Lendenwirbelsäule gerade halten, in die Knie gehen. Beim Anheben der Last die Knie strecken, den Oberkörper möglichst aufrecht halten und die Last möglichst nahe am Körper tragen.

Bei allen Hausarbeiten, die wir im Stehen erledigen, wie Bodenwischen, Bügeln, Staubsaugen oder Abwaschen, entstehen enorme Wirbelsäulenbelastungen durch das Vorkippen des Oberkörpers. Der vorgebeugte Oberkörper wird von der hinteren Rumpfmuskulatur gehalten. Die Muskeln spannen sich an, verhärten und üben dadurch einen Druck auf die Wirbelsäule aus, der bei längerem Arbeiten zu Verspannungen und Schmerzen führen kann.

Normalerweise hilft hier schon eine Veränderung der Arbeitshöhe, etwa mit Hilfe eines dicken Holzschneidebretts, das man auf die Küchenarbeitsplatte legt. Mit einem kleinen Trick können Sie zudem die Becken-Kreuz-Stellung optimieren. Positionieren Sie dafür ein Fußbänkchen – Telefonbuch oder Katalog gehen auch – auf den Boden vor der Arbeitsfläche und stellen Sie abwechselnd einen Fuß auf die Erhöhung. Dadurch kippt das Becken etwas zurück, die Hohlkreuzstellung wird flacher, und die Bandscheiben werden entlastet.

Auch wenn es viel bequemer ist, wird gerade beim Sitzen die Wirbelsäule um einiges stärker belastet als beim Stehen oder Gehen. Wenn die Rückenmuskulatur einseitig belastet wird, kommt es zu Verkrampfungen, Verspannungen und Muskelschmerzen. Langes monotones Sitzen ist Gift für die Wirbelsäule. Sie sollten daher unbedingt die Sitzposition variieren und nach einer Phase des Sitzens aufstehen, sich bewegen und strecken. Nutzen Sie die kleinen Pausen, um Ordner wegzubringen, einen Kaffee zu machen oder ein Telefongespräch im Stehen zu führen, das gibt zudem ihrer Stimme mehr Volumen und Ausdruck.

Auch beim Autofahren wird die Wirbelsäule durch Stöße und Schwingungen dauerbelastet. Die häufigsten Haltungsfehler im Auto entstehen durch zu weich gepolsterte Rückenlehnen, zu langes monotones Sitzen und eine fehlende Lordosestütze im unteren Bereich der Lendenwirbelsäule.

SPORT

■ Sport und Rücken, das sind zwei Punkte, die eng miteinander in Verbindung stehen. Ohne Bewegung verkümmert die Wirbelsäule, und mit Rückenschmerzen können wir keinen Sport treiben. Zu wenig Sport belastet daher unsere Wirbelsäule, zu viel kann sie unter Umständen schädigen. Eine Zwickmühle, der wir uns bei der Wahl unserer Sportart durchaus bewusst sein müssen. Als Faustregel sollten Sie sich merken, dass alle exzessiv betriebenen Sportarten, bei denen rasche Drehbewegungen sowie abrupte Bewegungswechsel vorkommen, wie Bowling, freies Gewichttraining, Squash, Golf, Fußball und Tennis, nicht so geeignet sind. Aber alle Sportarten mit gleichmäßigen, erschütterungs- und rotationsarmen Bewegungen, wie Nordic Walken und oder auch Schwimmen, sind ideal für den Rücken. Ständige Überlastungen des Rückens führen langfristig zu einer Verknöcherung und Wulstbildung der Wirbelknochen und dadurch zu einer Stenose. Gerade durch übermäßigen, rückenbelastenden Sport »züchten« sich viele Leistungssportler ihre Rückenbeschwerden, Stenosen oder Bandscheibenvorfälle.

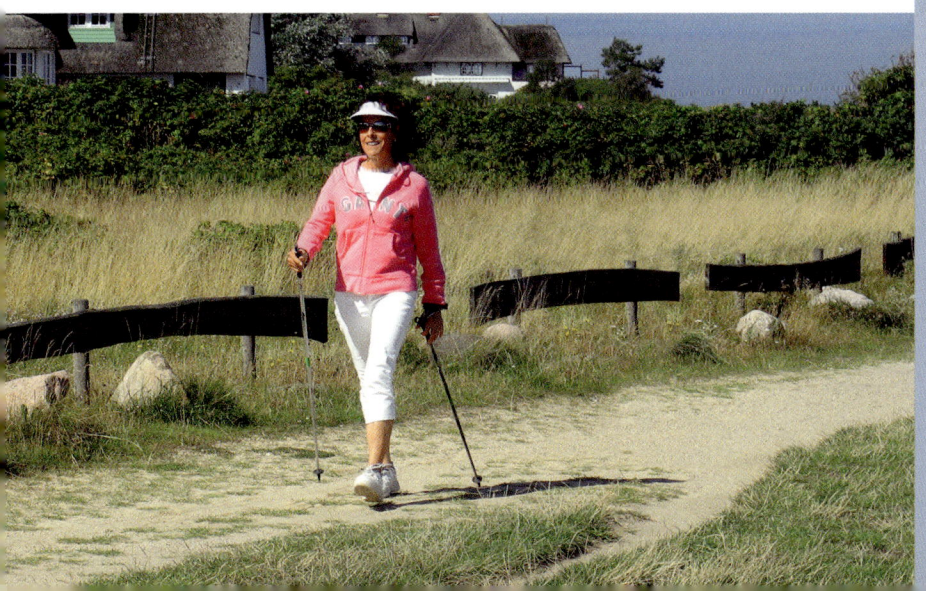

»Ich strebe immer wieder das Traumgefühl der Harmonie mit meinen Pferden an.«

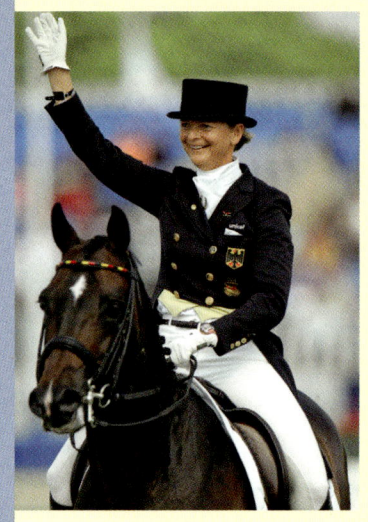

Ann Kathrin Linsenhoff hat die Strapazen des Pferdesports aus »gentechnischen« Gründen gesucht: Ihre Mutter Lieselott Linsenhoff war Olympia-Dressurreiterin – und ihr Vater Adolf Schindling erfolgreicher Unternehmer, der die Reitsport-Leidenschaft seiner Frau und seiner Tochter großzügig förderte. Ann Kathrin bekam 1963 mit drei Jahren ihr erstes Pony. Mit 15 Jahren nahm sie das erste Mal an den Deutschen Meisterschaften im Dressurreiten teil. Im Lauf ihrer sensationellen Karriere holte sie Mannschaftsgold bei den Olympischen Spielen in Seoul, mehrfach Mannschaftsgold bei Welt- und Europa-Meisterschaften und viele weitere Einzeltitel. 1987 legte sie ihr Examen als Tierärztin ab und übernahm nach dem Tod ihrer Mutter (»mein Idol«) im Jahr 2000 den acht Hektar großen »Schafhof« im Taunus. Dort bildet sie gemeinsam mit ihrem Ehemann und Trainer Klaus-Martin Rath Dressurpferde aus. Dazu gehören die ersten UNICEF-Botschafter auf vier Beinen: »Renoir UNICEF«, »Wahajama UNICEF« und »Sterntaler UNICEF«.

● **NINA RUGE: Sind die mehr als 40 Jahre Reitsport spurlos an Ihnen vorübergegangen?**
ANN KATHRIN LINSENHOFF: Keine Ahnung. Ich habe mich noch nie untersuchen lassen – weder Kernspintomographie noch Röntgenuntersuchungen. Meine Haltung ist: Ich muss meinen Muskelapparat trainieren, dann bin ich vor größeren Rückenproblemen gefeit.
● **Ihre Mutter zumindest litt sehr stark unter Rückenproblemen.**
Sie musste deshalb ihren leidenschaftlich geliebten Beruf aufgeben, das Dressurreiten. Das muss furchtbar für sie gewesen sein. Sie hat nie darüber gesprochen, aber sie muss höllische Schmerzen gehabt haben. Schließlich wurde sie dreimal an der Halswirbelsäule operiert, und 1975 hat sie ihre Karriere beendet, ist von hundert auf null runtergefahren. Das muss ein Horror für sie gewesen sein.

● Was tun Sie, um sich vor so einem Schicksal zu schützen?

Ob ich mich wirklich schützen kann, weiß ich nicht. Für mich ist Physiotherapie elementar wichtig. Und das Stärken der langen Muskelstränge, um Balance zu halten zwischen Bauch- und Rückenmuskulatur. In meinem Alter – und das ist für den Reitsport ein durchaus fortgeschrittenes Alter – ist das unabdingbar. Mein wichtigstes Training sind Bauchmuskelübungen, auch und besonders für die schräge Bauchmuskulatur.

● Wie sehen diese Übungen konkret aus?

Ganz einfach. Ich lege mich rücklings auf eine Bank und richte mich kraftvoll auf, mit dem Oberkörper – jeweils 20-mal pro Übungseinheit, und davon absolviere ich mindestens drei.

● Das strapaziert aber den unteren Lendenwirbelbereich.

Ja, das stimmt. Oft habe ich nach dem Training genau dort Schmerzen. Doch bitte bedenken Sie: Wir Leistungssportler sind grundsätzlich nicht so schmerzempfindlich. Wir ignorieren alles, was wehtut.

● Können Sie lange aufrecht stehen?

Nein, das bekommt mir nicht so gut.

● Entlastet es Sie, wenn Sie dann in die Hocke gehen?

Ja, außerordentlich.

● Wie alt waren Sie, als Sie begonnen haben, viel zu reiten?

Mit drei Jahren ging es los. Da habe ich mein erstes Pony bekommen. Aber ich bin zunächst nicht mehr als 30 Minuten am Tag geritten.

● Wie alt waren Sie, als es deutlich mehr wurde?

Mit 15 hatte ich dann zwei Pferde und bin täglich mindestens eineinhalb Stunden geritten. Später wurden es dann drei bis vier Stunden täglich – bis heute. Schließlich reite ich vier Pferde. Jedes braucht mindestens 45 Minuten.

● Gab es Phasen, in denen Sie akute Rückenprobleme hatten?

Nein, starke Probleme hatte ich nie. Dafür habe ich auch einiges getan: Dreimal pro Woche Massagen, Physiotherapie, auch Elektrotherapie – und wenn's notwendig ist, werde ich gequaddelt. Wenn ich aussetze damit, für mehr als zwei, drei Wochen, dann geht's mir nicht gut. Auf den üblichen Turnieren gibt es ja keine Physiotherapeuten – nur bei Olympischen Spielen oder Weltmeisterschaften. So suche ich mir möglichst immer Hotels, die zumindest Massagen anbieten.

● Wie würden Sie Ihre persönliche Haltung zum eigenen Rücken beschreiben?

Er ist ein Freund, den ich pflege und mit dem ich mich auseinander setzen muss. Ich muss auf dem Pferd ja immer kerzengerade sitzen, und ich möchte alles für ihn tun, damit er mir das auch weiterhin ermöglicht.

● Dazu könnte gehören, dass Sie ihn doch einmal per Kernspin anschauen lassen. Wäre das nicht angezeigt?

Doch – wenn ich nicht mit dem Kopf in die Röhre muss …

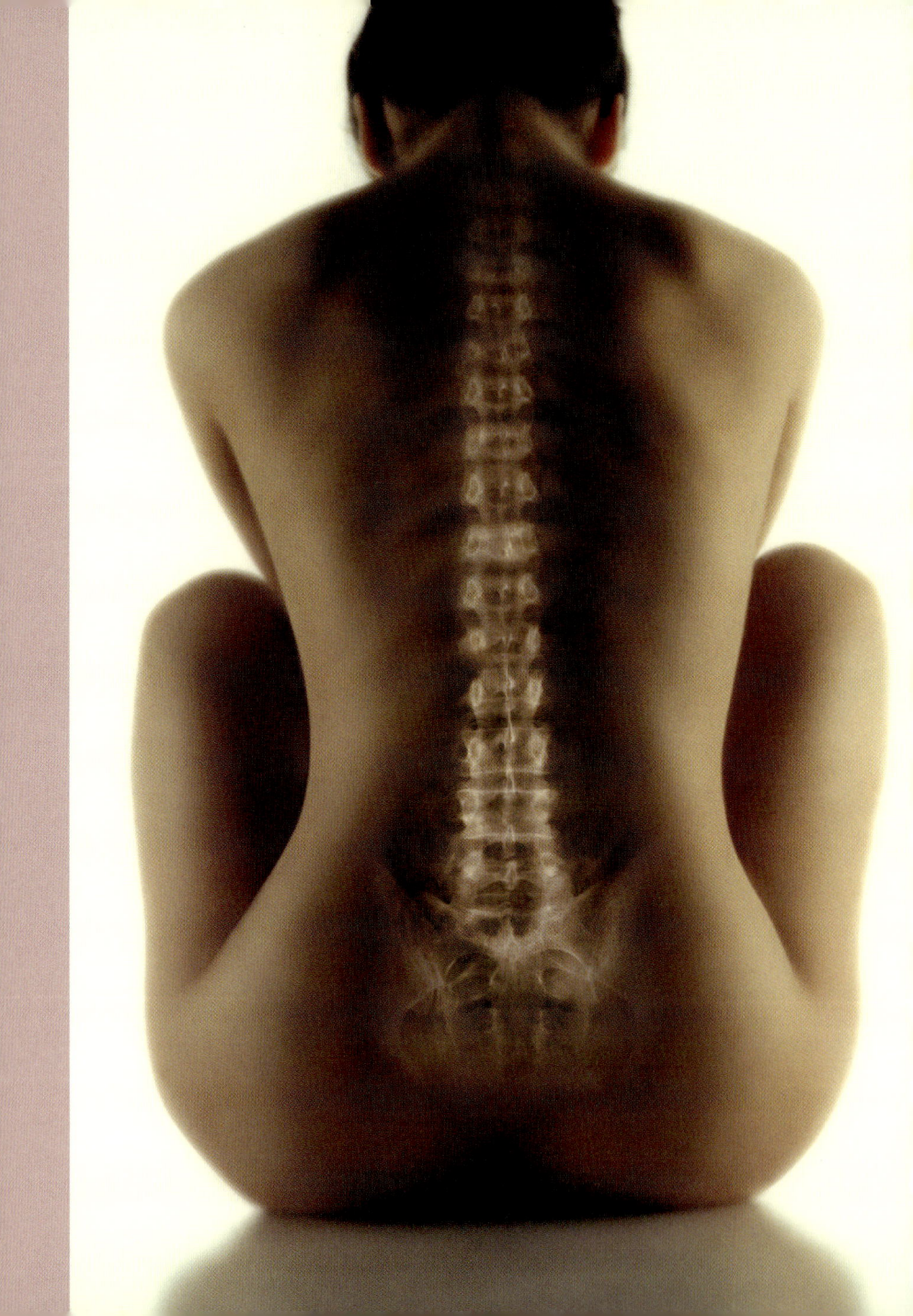

Rückenschmerz – ein Volksleiden

Immer mehr Menschen leiden unter Rückenschmerzen. Statistisch gesehen, wird im Laufe des Lebens jeder Mensch mindestens einmal wegen Rückenschmerzen ärztlich behandelt.

Selbst Jugendliche verspüren, insbesondere in Zeiten starken Längenwachstums, häufig Schmerzen in der Wirbelsäule. Wenn während dieser Zeit der Rücken ständig überlastet wird, z. B. durch übermäßigen Leistungssport oder Kinderarbeit, entwickeln sich bereits hier die Abnutzungen, die später Beschwerden und chronische Schmerzen auslösen können. Schon ab dem 20. Lebensjahr bauen wir schleichend wieder ab. Bei jedem Menschen beginnt dann der natürliche Degenerationsvorgang, der letzten Endes für das Entstehen der meisten Rückenschmerzen ausschlaggebend ist.

Verschleiß – keine Frage des Alters

■ Durch den Alterungsprozess kommt es zu verschiedenen Störungen im komplexen System der Wirbelsäule, man spricht hierbei von natürlicher Verschleiß oder von Abnutzung. Diese Abnutzungen können zu einer Stenose, zu einem Bandscheibenvorfall oder einer Arthrose führen (siehe Seite 93).

Stoppen können wir diesen natürlichen Alterungsprozess letztlich nicht. Bestimmte, die Wirbelsäule stark belastende Tätigkeiten fördern die rasche Degeneration, andere Faktoren können jedoch den Abbauprozess bremsen.

Regelmäßige moderate Bewegung, erholsame Schlafphasen, Vermeiden von Übergewicht und einseitiger Haltung sind wichtige Maßnahmen, um die Degeneration möglichst lange aufzuhalten.

DIE BANDSCHEIBE – SCHULDIG ODER NICHT SCHULDIG?

■ Genau wie der Hexenschuss sind auch die Bandscheiben ein Inbegriff für unspezifische Beschwerden, mit denen die Patienten in die Praxis kommen. Und in der Tat lassen sich bei vielen Patienten auf einem Diagnosebild Bandscheibenvorwölbungen oder -vorfälle erkennen. Doch ob dieser sichtbare Befund auch wirklich die Ursache der schmerzhaften Beschwerden ist, lässt sich nicht allein durch einen Blick auf die Untersuchungsaufnahme klären. Denn die überwiegende Anzahl der Bandscheibenvorfälle ereignet sich symptomfrei.

Im Rahmen einer Studie wurden bei freiwilligen Testpersonen, die nach eigenen Angaben nie Probleme mit ihrer Wirbelsäule haben oder hatten, Kernspin-Untersuchungen durchgeführt. Mit dem Ergebnis, dass sich etwa bei 40 Prozent dieser – nach Selbsteinschätzung – »gesunden« Probanden deutliche Bandscheibenvorfälle auf dem Bild erkennen ließen. Nicht jeder Bandscheibenvorfall löst also Schmerzen aus und muss therapiert werden. Die gute Nachricht: Die überwiegende Zahl von Bandscheibenvorfällen, die Schmerzen verursachen, heilt innerhalb von sechs Wochen von selber aus und verursacht nach diesen sechs Wochen keine behand-

Abnutzungen der Wirbelsäule und ihre direkten Auswirkungen

- Die Bandscheibe »schrumpft« mit der Zeit, da sie ihre Fähigkeit verliert, Wasser einzulagern. Dadurch verkleinert sich ihr Volumen, und sie wird schmaler. Diese Höhenminderung der Bandscheibe führt zu einem erhöhten Druck auf die kleinen Wirbelgelenke, dies reizt die Nervenfasern der Gelenkkapsel und löst zum Teil heftigste Schmerzen aus. Zudem lässt die Elastizität der Bandscheibe nach, sie wird porös und kann leicht einreißen. Der innere Gallertkern kann sich durch diesen Spalt dann in den Nervenkanal pressen und massive Schmerzen auslösen.
- Die degenerativen Veränderungen führen zu einer Abnutzung der Wirbelgelenke und einer Höhenminderung der Bandscheibe. Durch die daraus resultierende Verengung des Nervenwurzellochs entstehen einerseits Zugkräfte auf die Gelenkkapsel und andererseits Druck auf die segmentale Nervenwurzel (siehe Seite 56).
- Durch die jahrelange Belastung bilden sich knöcherne „Anbauten" an Wirbelkörpern und Gelenken. Dies führt in späteren Stadien zur Einengung des Wirbelkanals (Spinalstenose). Da dieser Prozess meist auf mehrere Etagen der Wirbelsäule übergreift, spricht man schließlich vom MESS (Mulitsegmentales Enge- und Stenose-Syndrom) der Wirbelsäule. Stenosen können an der gesamten Wirbelsäule auftreten, vorzugsweise sind jedoch die Halswirbelsäule und die Lendenwirbelsäule betroffen.
- Durch die degenerativen Umstellungen ändert sich die gesamte Statik des Körpers, und es kann zum Auftreten von Hüft- und Knieproblemen oder zu sekundären (verschleißbedingten) Wirbelsäulenverkrümmungen (Skoliose) oder scheinbarem Wirbelgleiten (Pseudospondylolisthese) kommen. Auch Abnutzungen am Iliosakralgelenk und an den Ansatzstellen der Rückenmuskulatur können zu Schmerzen und Bewegungsbeeinträchtigungen führen.

lungsbedürftigen Beschwerden mehr. Da sich nur bedingt Zusammenhänge zwischen einem Bandscheibenvorfall und den Schmerzen finden lassen, sollte man bei der Diagnose unbedingt auch andere schmerzauslösende Faktoren zusätzlich abklären, denn die Beseitigung der vorgefallenen Stelle befreit nicht immer von den Qualen. Im Gegenteil, nach einer offenen Bandscheibenoperation kann das Narbengewebe noch zusätzlich auf die äußere Haut der Nervenwurzel (Epiduralfibrose) drücken.

Meist führt die Verquickung von mehreren Faktoren zu einem Verschleiß der Bandscheiben. Genetische Vorbelastungen wie Bindegewebsschwächen addieren sich zu einseitigen, monotonen Belastungen im Beruf, zu schädlicher Freizeitbeschäftigung oder einer vernachlässigten, schwachen Rückenmuskulatur. Treffen mehrere sich gegenseitig noch verschlechternde Faktoren aufeinander, können schon bei Kindern Bandscheibenvorfälle vorkommen. Dagegen kann man bei guter genetischer Veranlagung aber auch ohne Weiteres völlig beschwerdefrei durchs Leben gehen und mit 90 Jahren noch von einem gesunden Rücken profitieren.

Mögliche Ursachen für den rasanten Anstieg der diagnostizierten Bandscheibenvorfälle in der heutigen Zeit sind neben der besseren Diagnosemöglichkeit durch das Kernspin gerade bei den Heranwachsenden Bewegungsmangel und Fehlhaltungen, vor allem in der Schule, bei den Hausaufgaben sowie durch langes Sitzen vor dem Computer oder dem Fernsehapparat.

Bei einem Bandscheibenvorfall treten Teile der Bandscheibe in den Spinalnerven- oder Rückenmarkskanal vor, pressen sich zwischen den Spinalkanal und die Zwischenwirbellöcher und reizen dort die empfindlichen Nerven.

Man unterscheidet zwischen einer Vorwölbung (Protrusion), bei der sich der innere Gallertkern und der Faserring nach vorne wölben und drücken, und einem echten Vorfall (Prolaps), bei dem der Gallertkern durch einen Riss im äußeren Faserring in den vorderen Teil des Spinalkanals austritt (die Bandscheibe » rutscht heraus«) und dort zur

Nervenkompression führt. Die Unterscheidung ist jedoch schwierig, denn die Grenzen sind fließend. Nach wie vor sind Bandscheibenoperationen weltweit der häufigste neurochirurgische Eingriff. An der Spitze stehen die USA, wo sehr schnell zu einer Operation geraten wird. Zurückhaltender sind unsere direkten Nachbarn, die Niederländer, dort wird in der Regel erst nach einer ausgeprägten Ruhe- und Liegezeit zur Operation geraten.

In Deutschland werden jährlich etwa 70.000 Operationen an der Bandscheibe vorgenommen. Nach Abwägen aller Risiken gibt es jedoch keinen signifikanten Unterschied zwischen den langfristigen Behandlungsresultaten einer Operation und dem konservativen (nichtoperativen) Vorgehen. Bandscheibenoperationen sollten daher nur noch nach »strenger Indikationsstellung« bei einem kleinen Teil der Patienten durchgeführt werden.

Zumal ein »echter« Bandscheibenvorfall mit Austritt des Gallertkerns recht selten ist und nur etwa bei zirka drei Prozent der Rückenpatienten vorkommt. Noch seltener entsteht ein sogenanntes Sequester,

Protrusion und Prolaps

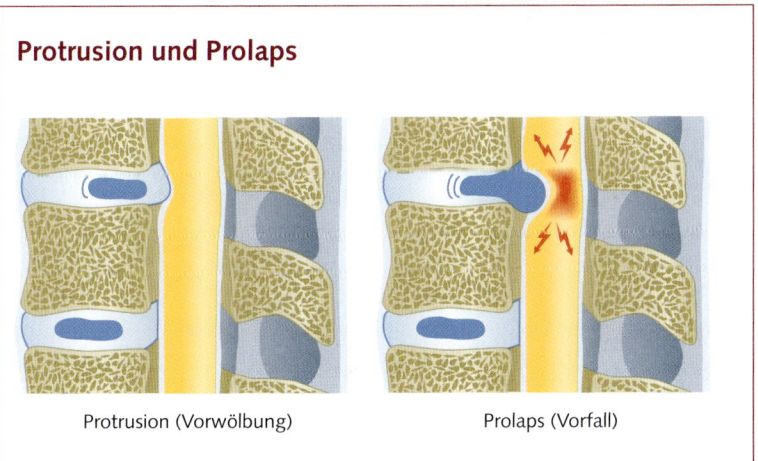

Protrusion (Vorwölbung)   Prolaps (Vorfall)

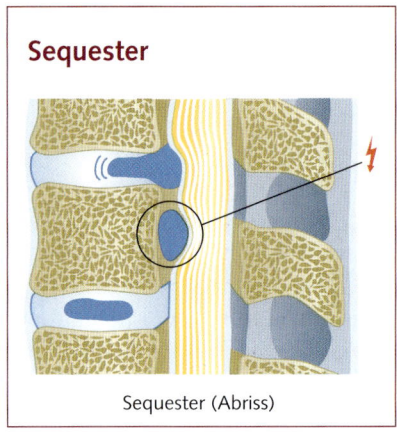

Sequester

Sequester (Abriss)

bei dem ein Stück des ausgetretenen Gallertkerns abreißt, also nicht mehr mit dem inneren Kern verbunden ist, wie ein Fremdkörper im Spinalkanal liegt und dort die sensiblen Nerven reizt. Dieses Gewebe kann, wenn es stört und zu Ausfallerscheinungen führt, operativ mit Hilfe einer minimalinvasiven Operationstechnik entfernt werden. Aber auch hier gilt: erst einmal abwarten. Auch ein Sequester kann innerhalb von einigen Wochen »vertrocknen« und von körpereigenen Hilfskräften beseitigt werden. Je jünger der Patient ist, desto schneller funktioniert diese »Reparatur«.

Die meisten Vorfälle passieren, während Sie etwas tragen und sich gleichzeitig unglücklich drehen und beugen. Dabei kann es zu einer kurzfristigen Quetschung der Bandscheibe kommen. Das ist wie bei einem belegten Brötchen: Wenn Sie da herzhaft reinbeißen, fällt meistens auch eine Gurken- oder Tomatenscheibe heraus. Eigentlich ein harmloser Vorgang, schmerzhaft wird er erst, wenn die herausragende Bandscheibe bei einer Bewegung eingeklemmt wird und so auf die benachbarten Nervenwurzeln drückt. Ein plötzlich auftretender stechender Schmerz und diffuse, eventuell bis in die Beine (Ischialgie) ausstrahlende Schmerzen, z. T. mit Reflexausfall, begleiten diesen Vorfall. Wenn das Bandscheibengewebe auf den Nerv drückt, können auch Empfindungsstörungen (Parästhesien) oder Lähmungen auftreten. Bei einem Bandscheibenvorfall in der Lendenwirbelsäule beschreiben die Patienten häufig ein Ameisenkribbeln oder pelzige Taubheitsgefühle in den Füßen und Unterschenkeln und eine gewisse Gangunsicherheit. Denn die Muskelgruppen, die den Fuß, die Zehen oder den Fußaußenrand anheben, können durch den Vorfall bereits mit Funktionsstörungen reagieren (siehe auch Seite 275, Ausstrahlungsschmerzen). Typischerweise lassen die Schmerzen während einer Rückenschonhaltung, wie etwa einer Stufenlagerung, leicht nach. Reduzieren sich die Schmerzen allerdings, während gleichzeitig die Lähmung fortschreitet, ist dies ein deutliches Alarmsignal, denn dann sind die schmerzleitenden Fasern bereits durch die mechanische Reibung zerstört. Sie müssen in diesem Fall umgehend einen SDT (Wirbelsäulenspezialist, Seite 273) aufsuchen.

Zu Beginn einer langfristig angesetzten Therapie besteht die Behandlung in Schonung und Gabe von schmerzstillenden Medikamenten. Im weiteren Verlauf sind eine konservative Behandlung (Physiotherapie/Chiropraktik/Streckgeräte) und spezielle Übungen zum Muskelaufbau notwendig, zum Beispiel »orthopädische Sportarten« wie Schwimmen, Wandern, Nordic Walking und Radfahren. Nach dem Motto »Ein starker Rücken kennt keinen Schmerz« sind der Muskelaufbau und die Ausbildung eines Muskelkorsetts von großer Bedeutung, um Rückenschmerzen vorzubeugen und zu heilen. Hierbei ist im besonderen Maß Eigeninitiative gefordert. Dies zeigt auch die Krankengeschichte von Franziska van Almsick, die durch intensives Training und sanfte Therapie ihr ganz persönliches Tal der Höllenqualen verlassen und sportlich zu neuen Höhenflügen ansetzen konnte und inzwischen wieder nahezu beschwerdefrei leben kann.

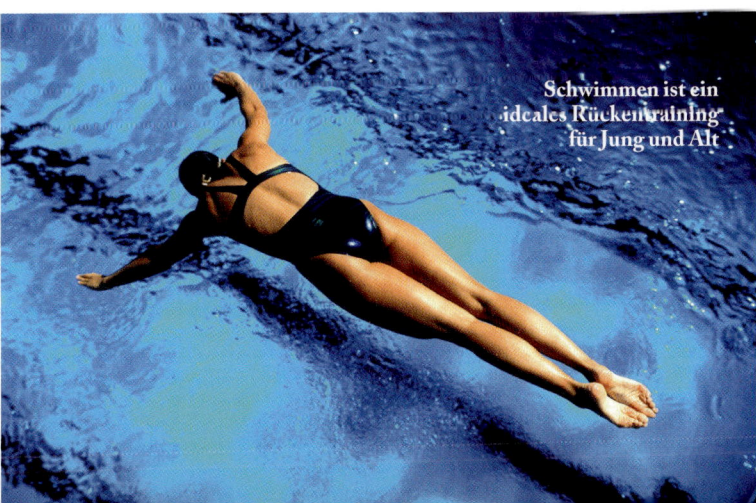

Schwimmen ist ein ideales Rückentraining für Jung und Alt

»Mein Geheimrezept: Hinein-trainieren! Dann hilft man dem Körper, sich selbst zu heilen.«

Franziska, das Schwimmwunder, Franziska, die mit 14 Jahren gleich zweimal Silber und zweimal Bronze holte, Weltrekorde schwamm und mit 15 dann locker sechs Goldmedaillen bei den Europameisterschaften holte. Franziska van Almsick wurde in der Presse wie ein Popstar verehrt – und umso brutaler vernichtet, als sie bei den Olympischen Spielen 2000 in Sydney den großen Leistungseinbruch erlebte: Sie hatte kein Einzelfinale erreicht, allerdings Bronze mit der Staffel. »Franzi van Speck« titelte gnadenlos die Berliner »BZ«, und Franziska beschrieb ihre Gefühlslage so: »Die Zeit in Sydney wünsche ich nicht mal meinem ärgsten Feind. Was ich da erlebt habe, das war schon ein echter Hammer. Das tat verdammt weh.« Und als sie dann ein Jahr später den Bandscheibenvorfall bekam und die gesamte Saison absagen musste: Deutsche Meisterschaften und Weltmeisterschaft, da schrieb man ungeniert das Karriereende herbei: »Der leise Abgang durch die Hintertür. Denn welcher große Sportler war denn mit kaputter Bandscheibe noch zu großen Leistungen fähig?« (BamS, 6.5.2001).

Doch Franziska ließ sich nicht beirren. Sie wechselte den Trainer und den Verein, kurierte den Bandscheibenvorfall aus und triumphierte sensationell bei den Europameisterschaften 2002: fünfmal Gold, zwei Weltrekorde. Bei den Olympischen Spielen 2004 in Athen holte sie zweimal Bronze – und beendete ihre Karriere als Schwimmerin. Sie ging als Kämpferin – nicht als Besiegte.

● **NINA RUGE: Wie geht es Ihrem Rücken jetzt?**
FRANZISKA VAN ALMSICK: Wenn ich was tue, hervorragend – wenn ich nichts mache, dann schlechter.

● **Was heißt für Sie etwas tun?**
Nach 14, 15 Jahren Hochleistungssport muss ich »abtrainieren«. Die Faustregel lautet: Die Hälfte der Hochleistungsjahre fürs Abtrainieren ansetzen. Für mich sind das also rund sieben Jahre. Sonst macht das Sportlerherz Probleme. Aber ich muss mich dazu nicht zwingen, ich habe den starken Drang, mich zu bewegen. Das heißt: täglich rund eine Stunde Sport. Und da mag ich Abwechslung:

Ich gehe auf das Laufband, auf den Stepper oder auf das Fahrrad – und das kombiniere ich mit Stretching und Theraband-Übungen.

● **Und vom Bandscheibenvorfall spüren Sie nichts mehr?**

Ich habe den wirklich gut in den Griff bekommen, habe sehr gute Therapeuten gehabt. Während der akuten, schmerzhaften Phase hat man nur einen Gedanken: Bloß nicht bewegen, nicht belasten, nur entlasten. Doch das ist nicht richtig! Mein Geheimrezept: Hineintrainieren! Dann hilft man dem Körper, sich selbst zu heilen. Natürlich braucht man dafür hervorragende Therapeuten. Zum Beispiel Massagen auf den schmerzenden Punkt, die die total verkrampfte Muskulatur rund um den Bandscheibenvorfall lockern, damit man sich dann langsam wieder bewegen kann. Das war sehr schmerzhaft, hat aber funktioniert. So kann aber nur jemand vorgehen, der seinen Körper gut kennt.

● **Wo war der Bandscheibenvorfall überhaupt?**

L4/L5 war die Schwachstelle.

● **Haben Sie eine Idee, was den Bandscheibenvorfall ausgelöst hat?**

Ja. Ich war zu schwach im oberen Bereich der Wirbelsäule – sodass die Lendenwirbelsäule kompensieren musste und über lange Zeit zu stark belastet wurde.

● **Wie bitte? Eine DER Top-Schwimmerinnen unserer Zeit war zu schwach in der Muskulatur des oberen Rückenbereichs?**

Klar hatte ich irre trainierte Muskeln. Aber ich war zugleich auch hypermobil. Die Dehnungsübungen, die ich machen musste, waren extrem, sodass meine

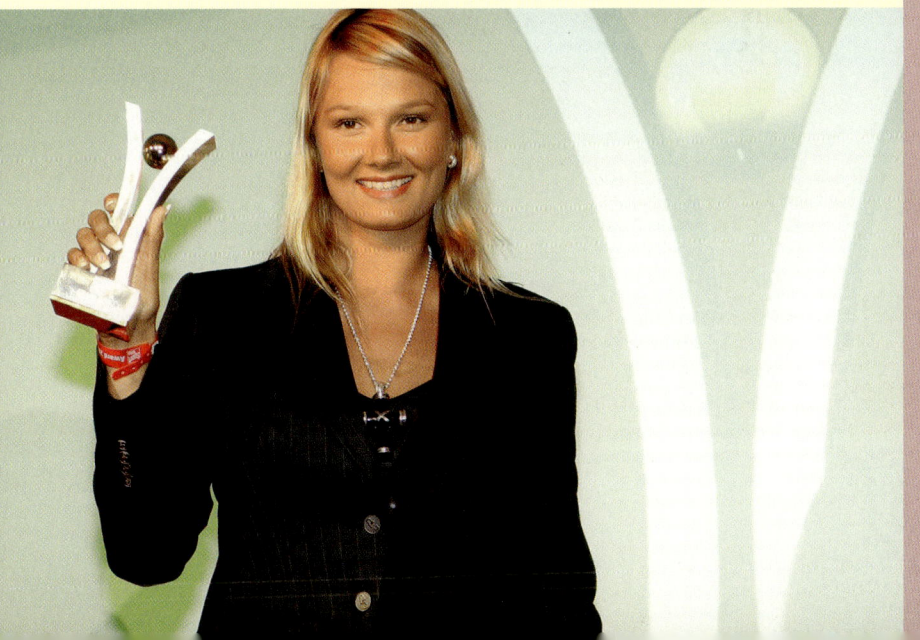

Sehnen die Knochen überhaupt nicht mehr stabilisieren konnten. Zum Beispiel konnte ich meine Daumen vorne auf Höhe des Bauchs umfassen und dann die gestreckten Arme über den Kopf nach hinten führen, sodass die Daumen dann am Po gelandet sind. Auch meine Fußgelenke sind durch das Flossenschwimmen hypermobil, sodass ich sie mit sehr speziellen Übungen stabilisieren muss.

● **Wie stabilisieren Sie heute Ihren Rücken im Brustwirbelbereich?**

Ich musste lernen: Es sind nicht die großen Muskeln, die mich stabil machen, sondern die kleinen. Und die trainiert man mit ebenso kleinen, gezielten, kraftvollen Bewegungen. So etwas kann jeder machen! Sport muss nicht irre anstrengend sein und unendlich viel Zeit klauen, um mich gesund zu erhalten. Nein! 30 Minuten täglich – oder vielleicht auch nur alle zwei Tage –, die aber bewusst und konzentriert ausgeführt mit großer Aufmerksamkeit für den eigenen Körper: Das bewirkt Wunder!

● **Wie haben Sie es damals geschafft, aus dem Leistungstief – kombiniert mit dem Schock des Bandscheibenvorfalls – herauszukommen?**

Ja, das war verrückt – 2002 war das erfolgreichste Jahr meiner Laufbahn. Dass ich das erreichen konnte, hatte auch psychische Gründe. Und da hat auch der Bandscheibenvorfall eine Rolle gespielt. Ich musste neue Übungen erlernen. Früher hatte ich immer gedacht: Viel hilft viel, immer die großen Muskeln trainieren. Aber wir haben so viele kleine Muskeln, die den Körper halten, die wir weder spüren noch trainieren. Die musste ich erst mal entdecken mit Hilfe ganz feiner Übungen, die mir der Physiotherapeut beigebracht hat. Nicht nur die kleine Rücken- und Bauchmuskulatur musste ich so trainieren, sondern auch die Schultern und den Brustbereich. So war ich viel intensiver bei meinen Übungen – und auch bei meinem Körper. Ich habe hingefühlt, wo genau der Schmerz sitzt, und bin mit den Übungen genau an diesen Punkt gegangen. Früher hatte ich auch nie an Entspannungsübungen gedacht. Wie wichtig die sind, habe ich auch erst nach dem Bandscheibenvorfall erkannt.

● **Welche Therapeuten hatten Sie?**

Das sind schon außergewöhnlich gute Mediziner. Ich war erst bei hervorragenden Orthopäden. Doch die Schmerztherapie und auch die psychische Stabilisierung habe ich mir bei Mohamed Khalifa, einem Heiler, geholt. Bei ihm waren schon einige große Sportler, er hat irgendwie das richtige Händchen.

● **War er es, der Sie auf den Weg geführt hat, achtsamer mit Ihrem Körper umzugehen?**

Ja vielleicht, denn nach dem verpatzten Jahr 2000 wollte ich alles hinschmeißen. Durch den Bandscheibenvorfall 2001 wusste ich nicht mehr, wie es weitergehen sollte. Er hat mich nur berührt und gesagt: »Sie haben so viel Energie, Sie können und dürfen jetzt noch nicht aufhören, das kriegen wir schon wieder hin.« Er hat mich auf den Weg gebracht, meine blockierte Energie wieder fließen zu lassen, meine Reserven besser zu nutzen und mehr auf meinen Körper zu hören.

● **Was tun Sie dafür, dass der Bandscheibenvorfall nicht wiederkommt?**
Immer dranbleiben! Wenn man einen Bandscheibenvorfall hatte, dann muss man immer und immer wieder sportlich etwas tun – bis zum Ende des Lebens. Das ist eine Schwachstelle, um die man sich kümmern muss. Eine Krankheit ist immer ein Zeichen und eine Chance. Und ein Bandscheibenvorfall sagt dem Betroffenen: Du musst dich mit Sport anfreunden. Erkenne, dass es dir gut geht, wenn du dich bewegst!

● **Sie haben vorhin erwähnt, dass das Theraband für Sie eine besondere Rolle spielt. Was sind das für Übungen?**
Mit dem Theraband trainiere und stabilisiere ich Schulter und Brust. Zum Beispiel knote ich es an den Türknauf im Wohnzimmer, also auf Bauchhöhe. Dann knie ich mich hin, sodass sich das Band in Kopfhöhe befindet, greife es mit beiden Händen, bringe die Ellenbogen ebenfalls auf Kopfhöhe, winkle sie an und führe dann die Arme nach hinten, bringe dabei die Schulterblätter zusammen. Das ist keine große Bewegung und kräftigt die Brustmuskulatur und die Schulterblattregion. Bei den Therabändern, die man in Sportgeschäften bekommt, sind ja immer Trainingsanleitungen für Anfänger in der Verpackung. Das hilft schon sehr fürs Erste. Doch jeder, der damit beginnt, muss natürlich wissen: Irgendwann wird jede Übung ein bisschen langweilig. Dann muss er dranbleiben, nicht aufhören! Das Theraband ist nicht langweilig, wenn man es richtig benutzt, das macht richtig Spaß!

● **Welche Übung ohne Theraband ist für Sie wichtig?**
Da gibt es natürlich viele. Zum Beispiel lege ich mich bäuchlings auf den Boden, strecke die Arme und lege sie über dem Kopf ab. Dann hebe ich die Arme ganz langsam an. Auch eine kleine, aber wirksame Bewegung.

● **Welche Botschaft haben Sie für Menschen mit dickem, fettem, innerem Schweinehund?**
Anfangen, dranbleiben und sich nicht überfordern! Täglich 30 Minuten sind toll, und man muss sich auch gar nicht auspowern. Das Wichtige ist, seinen Körper zu spüren und besonders dort an ihm zu arbeiten, wo er Schwachstellen hat. Und wer sich mit seinem Körper beschäftigt, ihn regelmäßig bewegt und trainiert, der kommt irgendwann zu der Erkenntnis der Zusammenhänge: dass zum Beispiel eine schlechte Muskulatur im Fuß Nackenschmerzen auslösen kann!

STENOSE – DIE UNBEKANNTE KRANKHEIT

■ Im Gegensatz zu den degenerativen Bandscheibenerkrankungen, die allgemein sehr bekannt sind, handelt es sich bei einer Wirbelkanalstenose (oder kurz Stenose, griechisch »eng«) um eine in der Bevölkerung eher unbekannte Erkrankung der Wirbelsäule, die viele Ärzte resigniert einfach als »Verschleiß« abtun und damit auf gut Deutsch sagen: »Damit müssen Sie halt leben.«

Eine Stenose ist eine durch Überlastung und natürliche Abnutzung induzierte Verengung des Wirbelkanalgangs. Wird ein Knochen lange Zeit durch schwere körperliche Arbeit, massives Übergewicht oder übermäßigen Leistungssport kontinuierlich überlastet, fängt der Körper an, diese Stelle zu entlasten, indem er die Knochen verstärkt. Ähnlich wie bei einer Hornhaut oder Hautschwiele verdickt sich zum Selbstschutz die betroffene Stelle durch Anlagerung und Verhärtung von Knochengewebe in den Wirbelkanal hinein, dadurch entstehen Knochenanwüchse an den Wirbelgelenken und Wirbelbögen sowie Verdickungen von Bändern, die den Wirbelkanal ganz erheblich einengen können. Diese knöchernen Einengungen können zu chronischen Druckschmerzen entlang der betroffenen Nerven führen, wodurch ausstrahlende Schmerzen und Schwäche in einem oder beiden Beinen entstehen. Nimmt zudem der Druck auf das Rückenmark zu, bewirkt das einen ermüdenden Rücken sowie Lenden- oder Hüftschmerzen (siehe Seite 206).

TYPISCHE SYMPTOME BEI EINER STENOSE

- Wadenkrämpfe, ähnlich wie bei Durchblutungsstörungen oder Magnesiummangel.
- Rückenschmerzen oder Schwäche treten typischerweise meist nur im Stehen und Gehen auf, während Sitzen und Liegen erst einmal Erleichterung bringen. Nach dieser anfänglichen Erleichterung nehmen dann aber Steifheit und Schmerzen wieder zu. Aufstehen

nach längerem Sitzen sowie Haltungs- oder Positionswechsel verlaufen zunehmend steif und schmerzhaft (bezeichnet man auch als Startsteifheit und Startschmerz). Besonders schwer fällt mit zunehmender Erkrankung das Aufstehen am Morgen. Diese Morgensteifheit lässt erst nach einiger Zeit nach, wenn man sich langsam »eingelaufen« hat.

• Stenosepatienten neigen dazu, leicht vornübergebeugt zu gehen, den Rücken zur Entlastung rund zu machen und sich auf dem Arm oder der Tischkante abzustützen, um den eingeengten Nerv vom Druck zu befreien und kurzzeitige Entlastung zu verspüren.

• Hinter der Bezeichnung »Neurogene Claudicatio« (nervlich bedingte Schaufensterkrankheit im Gegensatz zur vaskulär bedingten Claudicatio) versteckt sich oft eine unentdeckte Stenose. Dies bedeutet, dass Betroffene nur mühsam lange Distanzen zurücklegen können. Wie bei einem Schaufensterbummel, bei dem man von einer zur nächsten Auslage geht, ist der Patient vor Schmerzen und Schwäche gezwungen, alle paar Minuten einen Stopp einzulegen, kurz innezuhalten, eventuell so zu tun, als ob ihn ein Schaufenster interessiert, oder gar sich hinzusetzen oder in die Hocke zu gehen.

• Stenosepatienten leiden zudem oft unter einer unerklärlichen Müdigkeit und Antriebslosigkeit gegen Ende des Tages. Sie sind lustlos, passiv und einfach erschöpft.

• Ausgeprägte Stenosen können zu Blasen- und Mastdarmstörungen, Einschränkung der Geh- und Stehfähigkeit bis hin zur Lähmung führen. Manche Stenosepatienten können sich nur mit Hilfe von Stöcken oder eines Rollstuhls bewegen, da sie zu schwach sind, schmerzfrei längere Strecken zurückzulegen.

• Stenosen treten häufig in Kombination mit einem Bandscheibenvorfall auf, was die genaue Diagnose erschwert. Manchmal wird dann die offensichtlich geschädigte Bandscheibe therapiert und nicht die ursächlich schmerzauslösende Stenose, wodurch sich auch ein Teil der für die Patienten erfolglosen Bandscheibenoperationen erklären lässt.

• Stenoseerkrankungen werden häufig nicht erkannt, weil trotz massiver Beschwerden keine Kernspintomographie durchgeführt bzw. das Bild nicht exakt ausgewertet wird.

Daher sind Bandscheibenoperationen oder sanfte Therapieversuche entsprechend erfolglos. Tatsächlich kann bei der herkömmlichen klinischen und neurologischen Untersuchung zunächst keine Störung im Nervenbereich festgestellt werden. Erst das sorgfältige Ausfragen nach typischen Stenosebeschwerden mit einer begleitenden Kernspinuntersuchung gibt Aufschluss über die wahren Ursachen des Leidens. Wenn es jedoch erst einmal als solches diagnostiziert ist, kann es durchaus erfolgreich behandelt werden. Während anfänglich noch Verhaltensänderungen, Training, manuelle Therapie und Medikamente helfen, die Symptome zu lindern (man spricht hierbei von einem progressiven Verlauf, also einem beständiges Fortschreiten der Erkrankung), kann im späteren Verlauf der Krankheit nur noch die operative Therapie Linderung bringen. Mit Hilfe der speziellen minimalinvasiven Operationstechnik (MIR®) kann der Wirbelkanal effektiv geöffnet und rekonstruiert werden und dabei die Stabilität und Beweglichkeit des Rückens erhalten bleiben. Eine Versteifungsoperation ist nicht nötig.

ARTHROSE – DIE TYPISCHEN ANLAUFSCHMERZEN

■ Die Arthrose ist eine degenerative Gelenkerkrankung, die zu chronischen Schmerzen und zunehmender Beweglichkeits- und Funktionsbehinderung führt. Im Gegensatz zur Arthritis, bei der die Schmerzen von einer Entzündung herrühren, sind bei der Arthrose die Gelenke nicht entzündet, sondern durch hohe Belastungen abgenutzt. Ebenso wie auch die Bandscheiben sind die Gelenke von der passiven Versorgung mit nährstoffreichen Flüssigkeiten abhängig, die mit Hilfe von Bewegung in den Knorpel gepresst werden. Bei einer Arthrose wird der Gelenkknochen durch einen übermäßigen und vorzeitigen Abrieb des Gelenkknorpels geschädigt. Mit zunehmendem Alter verliert die Gelenkflüssigkeit zudem ihre Geschmeidigkeit und kann Belastungen nicht mehr ausreichend abfedern. Auch hier tritt an der ständig gereizten Stelle ein vermehrtes Zellwachstum auf. Dieses Erste-Hilfe-Programm des Körpers ist eigentlich sehr sinnvoll zur Regeneration und Heilung von geschädigtem, abgestorbenem Knochengewebe. Wird aber nun in den bewegungssensiblen Gelenken Kalzium eingelagert, kann sich der Knochen verformen, was noch zu erhöhter Reibung führt. Das Gelenk versteift. Die Versteifung der Wirbelgelenke bewirkt sekundär schmerzhafte Muskelverspannungen und Rückenschmerzen. Oft werden diese Verschleißerkrankungen erst im fortgeschrittenen Zustand durch die auftretenden Schmerzen erkannt, die typischerweise besonders nach der Nachtruhe, in den frühen Morgenstunden auftreten (Anlaufschmerzen). Die meisten degenerativen Arthrosen entstehen in den Knien, in Hüft-, Wirbel- und Schultergelenken (siehe Seite 94). Die dadurch verminderte Beweglichkeit und Belastbarkeit des Gelenks verändern unsere Körperhaltung und unseren Gang. Diese Schon- und Vermeidungshaltung löst zusätzliche Spannungen in der Wirbelsäulenstatik und damit Rückenschmerzen

Eine Arthrose kann durch eine Reihe von Faktoren begünstigt werden:

- ständige Überlastung z. B. durch Sport wie Joggen
- starkes Übergewicht
- einseitige berufliche Belastungen (zum Beispiel wird die als Berufskrankheit anerkannte Arthrose des Ellenbogens durch die Arbeit mit dem Presslufthammer ausgelöst)
- Verletzungen und deren Folgen, die den vorzeitigen Verschleiß beschleunigen (posttraumatische Arthrose)
- erbliche Veranlagung
- hormonelle Störungen

aus und kann im schlimmsten Fall weitere, daraus resultierende degenerative Veränderungen der Wirbelsäule herbeiführen.

Eine Gelenkarthrose beginnt meist schleichend und verläuft zunächst langsam. Was sich mit leichten, belastungsabhängigen Schmerzen ankündigt, kann sich als der Anfang der Erkrankung herausstellen.

Als degenerative Gelenkserkrankung ist die Arthrose irreversibel, also nicht heilbar. Nur der operative Gelenkersatz bietet eventuell die Chance einer Wiederherstellung der schmerzfreien Gelenkbeweglichkeit über mehrere Jahre. Ansonsten besteht die Behandlung hauptsächlich in einer beweglichkeitserhaltenden Krankengymnastik und einer symptombezogenen Schmerztherapie.

OSTEOPOROSE – KNOCHENSCHWUND LÄSST UNS ZUSAMMENSINKEN

Fachleute gehen davon aus, dass etwa 30 bis 50 Prozent aller Frauen und 20 Prozent aller Männer über 50 an Osteoporose erkranken werden. Definiert wird die Osteoporose als ein Verlust an Knochenmasse bzw. eine Verringerung der Knochendichte und damit verbundene erhöhte Brüchigkeit.

Bei einer Osteoporose ist das Verhältnis zwischen sich abbauenden und wieder aufbauenden Knochenstrukturen gestört. Aufgrund des natürlichen Alterungsprozesses verlieren wir normalerweise im Jahr etwa 0,5 Prozent unserer Knochensubstanz. Bei manchen Menschen beschleunigt sich dieser Prozess jedoch bis um das Zehnfache. Die Knochensubstanz besteht aus organischen Kollagenstrukturen, in die zur Stabilisierung verschiedene Mineralkristalle wie Kalzium und Phosphat eingelagert werden. Dieser ständig fließende Erneuerungsprozess sorgt dafür, dass altes Knochenmaterial abgebaut sowie neues wieder aufgebaut wird und so die optimale Knochenqualität möglichst lange erhalten bleibt. Durch diesen körpereigenen Revitalisierungsprozess können unter anderem auch kleine Verletzungen des Knochengewebes behoben werden.

Bei einer Osteoporose ist dieses Gleichgewicht zwischen Ab- und Aufbau gestört, es wird mehr Knochengewebe abgebaut als erneuert. Das hat zur Folge, dass zum Beispiel die Knochenbälkchen immer dünner werden und ihre Verbindungen untereinander zerbrechen können. Der Knochen verliert dadurch an Stabilität und bricht schon bei geringen Belastungen ohne große Kraftübertragung, wie etwa bei einem harmlosen Stolperer oder Sturz oder sogar beim Heben einer Einkaufstasche, ja selbst beim Husten oder Niesen. Durch die vermehrte Bruchanfälligkeit kann es so zu einem lang-

Osteoporose und die Folgen für die Knochen

Durch Zerstörung der Mikrostruktur innerhalb des Knochengewebes erhöht sich die Bruchgefahr.

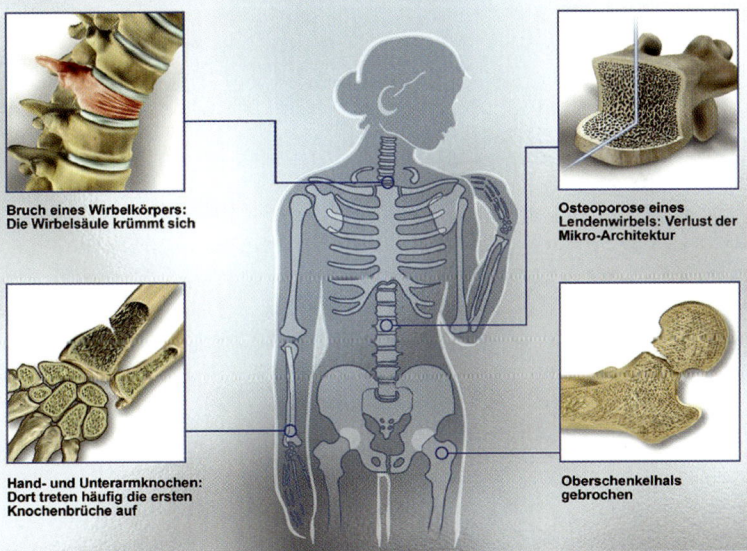

Bruch eines Wirbelkörpers:
Die Wirbelsäule krümmt sich

Osteoporose eines
Lendenwirbels: Verlust der
Mikro-Architektur

Hand- und Unterarmknochen:
Dort treten häufig die ersten
Knochenbrüche auf

Oberschenkelhals
gebrochen

samen »Zusammensinken« der Knochen der gesamten Wirbelsäule kommen. Die Patientinnen und Patienten bilden dadurch einen sogenannten Witwenbuckel aus und sind massiv in ihrer Beweglichkeit beeinträchtigt. Besteht dann obendrein noch ein Mangel an wichtigen Knochenbausteinen wie dem Kalzium, verschärft sich die Situation für den Knochen. Dieser Prozess beginnt schleichend und wird meist erst im fortgeschrittenen Stadium festgestellt. Das Er-

Risikofaktoren

- Geschlecht: Frauen haben ein bis zu dreifach höheres Risiko, an Osteoporose zu erkranken.
- Erbliche Veranlagung spielt eine große Rolle.
- Wechseljahre – durch den Östrogenmangel wird vermehrt Kalzium aus dem Knochendepot gezogen.
- Ausgeprägter Bewegungsmangel verstärkt die Knochenbruchgefahr durch eine Schwächung der unterstützenden Muskulatur und mangelnde Koordinierung.
- Kalziummangel, Ernährungsdefizite oder Darmerkrankungen
- Nikotin, Alkohol, phosphathaltige Getränke wie Cola erhöhen den Abbau des im Knochen gebundenen Kalziums. Das in Zigaretten enthaltene Kadmium verdrängt das Kalzium aus dem Knochen und lagert sich stattdessen selber ein. Die Knochen verlieren ihre Stabilität und knochenerneuernde Funktion.
- Magersucht ist gerade während der Wachstumsphase extrem schädlich, da in dieser Zeit das »Lebensdepot« an Kalzium gefüllt wird.
- Appetitlosigkeit und Untergewicht bei älteren Patientinnen kann zu einer Mangelversorgung mit Mineralien und Vitaminen führen. Leichtes Übergewicht ist in diesem Fall sogar eher von Vorteil, da sich der Körper aus einem größeren Depot bedienen kann.
- Cortisoneinnahme
- Auch Frauen, die erst sehr spät ihre erste Regel bekommen, haben ein höheres Risiko.
- Gynäkologische Operationen (Eierstock- und/oder Gebärmutterentfernung) verstärken das Risiko.

krankungsrisiko setzt sich aus einer erblichen Veranlagung und bestimmten Risikofaktoren zusammen, die sich gegenseitig noch potenzieren.

Einige dieser Risikofaktoren können wir beeinflussen und somit zur Vorbeugung von Osteoporose und Knochenbrüchen beitragen. Andere, wie zum Beispiel das Geschlecht und die erbliche Veranlagung, sind nicht »verhandelbar«. Nur mit rechtzeitiger Prophylaxe besteht hier die Chance, den Risiken gegenzusteuern. Allgemein empfiehlt sich daher für Frauen, noch vor Einsetzen der Wechseljahre, also etwa mit Mitte bis Ende 40, eine Knochendichtemessung beim Arzt durchzuführen. Bei erhöhtem Risiko raten Experten vor allem zu regelmäßiger Bewegung und manchmal zur prophylaktischen Einnahme von knochenaufbauenden Präparaten und Kalzium. Krafttraining mit dem Ziel, die Muskelkraft und die Koordination zu stärken, senkt effektiv das Risiko von Oberschenkelhals- und Wirbelkörperbrüchen. Zudem verbessern Seniorengymnastik, spezielle Osteoporoseübungen und Yoga die Koordination und vermindern dadurch ebenfalls das Risiko, durch Stürze Knochenbrüche davonzutragen.
Zudem stützt und beschützt ein starkes Muskelkorsett die Wirbelsäule vor Belastungen und vor den gefürchteten Wirbelbrüchen. Ein Vitamin-D-Mangel scheint ebenfalls zu einem erhöhtem Bruchrisiko zu führen. Vitamin D ist wichtig für die direkte Kalziumaufnahme aus dem Darm und die Einlagerung in die Knochen. Unser Körper kann Vitamin D nur bedingt durch die Nahrung aufnehmen und bildet es selber, wenn ihm die UVB-Strahlung des Sonnenlichts zur Verfügung steht. Ein ausgiebiger Spaziergang von mindestens 30 Minuten, egal bei welchem Wetter, reicht, um die nötige Strahlung zu erhalten. Ein Vitamin-D-Mangel findet sich daher eigentlich nur bei Stubenhockern, die ihre Räume nie verlassen. Manche alten Menschen begeben sich zudem in die Isolation ihrer Wohnung und verlassen diese nicht aus Angst davor, zu stürzen oder sich zu erkäl-

ten, und verschlimmern ihre Situation durch den Bewegungsmangel noch zusätzlich. Der Spruch »Wer rastet, der rostet« trifft gerade bei älteren Menschen zu. Eine ausgewogene Ernährung mit ausreichender Vitamin-D- und Kalziumzufuhr ist zur Vorbeugung einer Osteoporose besonders wichtig – notfalls auch durch Einnahme von Nahrungsergänzungsmitteln. Das Gewicht sollte moderat gehalten werden und nicht auf einen Body-Mass-Index von unter 20 fallen. Gerade ältere Menschen können mit der täglichen Ernährung nicht immer ihren zum Teil erhöhten Bedarf an Vitaminen und Mineralien decken. Die Empfehlung liegt bei etwa 1.200 bis 1.500 mg Kalzium täglich. Ein Glas Milch (0,3 Liter) deckt gerade mal ein Viertel des täglichen Bedarfs. Wer diese Werte unterschreitet, sollte die entstandene Kalziumlücke nach Rücksprache mit dem Arzt mit geeigneten Kalziumpräparaten in Kombination mit Biphosphonaten schließen.

Biphosphonate sind moderne Osteoporosemedikamente, die die knochenabbauende Aktivität hemmen und den Wiederaufbau von Knochengewebe unterstützen. Im günstigen Fall verschiebt sich durch diese Therapie das Gleichgewicht zurück in Richtung Knochenaufbau, die Knochenmasse wird nachweislich erhöht. Dadurch verringert sich langfristig das Risiko von Knochenbrüchen.

Die beliebte Fernsehmoderatorin Ramona Leiß hatte Glück im Unglück. Bei ihr wurde die Osteoporose spät, aber glücklicherweise noch nicht zu spät entdeckt. Sie ergriff die Chance, die sich ihr bot, stellte ihre Ernährung um, vermied Risikofaktoren und unterzog sich einer medikamentösen Therapie. Dadurch konnte sie ihre Knochendichte stabilisieren und sogar wieder erhöhen.

Viele Patienten haben dieses Glück nicht. Die Ärzte diagnostizieren zwar die vermehrte Knochenbruchneigung, therapieren aber nur die Symptome und nicht die Ursache, die dieser Schwäche zugrunde liegt. Durch ihre eigene Erkrankung sensibilisiert, macht sich Ramona Leiß nun stark für eine bessere Aufklärung und Prophylaxe.

»Rauchen ist der Knochenkiller Nummer eins.«

Ramona Leiß, TV-Moderatorin und Autorin, ist seit 1982 eine feste Größe im deutschen Fernsehen: Damals startete sie ihre TV-Karriere als Fernsehansagerin im Bayerischen Rundfunk. Ab 1984 moderierte sie die »Aktuelle Schaubude« beim NDR, später im ZDF die »Knoff-Hoff-Show«, den »Fernsehgarten« und in der ARD die »Schlagerparade«.
Heute präsentiert die alleinerziehende Mutter »Ramona«, die Unterhaltungs-show der volkstümlichen Musik im MDR. Ramona Leiß verfasst Schlager- und Pop-Texte, hat diverse Bücher veröffentlicht – und sie ist Botschafterin der Initiative gegen den Knochenschwund. Das hat seinen guten Grund.

● **NINA RUGE: Wann und wie wurde deine Osteoporose erkannt?**
RAMONA LEISS: Das hat leider sehr, sehr lange gedauert. Vor vier Jahren, ich war gerade mit meinem Hund spazieren, da hatte ich plötzlich irrsinnige Schmerzen im Brustkorb – und ging postwendend zum Orthopäden. Der wunderte sich zwar enorm, da ich ja gar nicht gestürzt war, auch keinen Sport-unfall hatte, fragte aber nicht weiter nach und spritzte mir entzündungs-

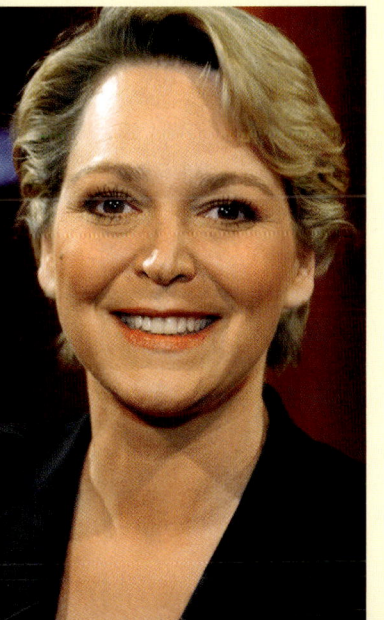

hemmende Mittel. Als die Schmerzen keineswegs besser wurden, wollte ich ihn erneut aufsuchen, traf aber nur seinen Ver-treter an. Der versuchte es mit Einrenken, was die Schmerzen ins Unerträgliche steigerte. An Röntgen oder CT dachte er nicht und verpasste mir eine weitere ent-zündungshemmende Spritze. Erst als ich mit höllischen Schmerzen ein weiteres Mal bei meinem Orthopäden aufkreuzte, hat er endlich geröntgt: Zwei Rippen waren ge-brochen.
Damit war aber meine Osteoporose noch längst nicht entdeckt. Monate später habe ich eine Golf-Schnupperstunde genommen – und beim Abschlag, ratsch! Und mein Fuß schmerzte unerträglich. Was mein Ortho-päde aber zunächst wieder nicht erkannte und mir Massagen verschrieb. Erst als auch

diese Schmerzen schier unerträglich wurden, hat er geröntgt: Ein Fußknochen war gebrochen.

Völlig verzweifelt bin ich zu meiner Hausärztin gegangen. Die hat mich dann zur Knochendichtemessung ins Klinikum Großhadern in München geschickt. Die Diagnose: Osteoporose, und zwar in durchaus fortgeschrittenem Stadium. Mein Gott, ich kenne heute Frauen, die haben sich so gut wie alle Knochen gebrochen – und kein Arzt hat die Osteoporose erkannt!

● **Die Diagnose »Osteoporose« heißt aber nicht, dass du der Krankheit ausgeliefert bist …**

Ganz im Gegenteil. Vor zwei Jahren, gleich nach der Diagnose, habe ich mit der Basistherapie begonnen: Ich habe Bisphosphonate genommen und ein Kombinationspräparat, Kalzium-Vitamin-D. Zwölf Monate später schon zeigte sich bei der Knochendichtemessung eine deutliche Verbesserung. Ich bin danach zum Beispiel ziemlich übel vom Rad gestürzt, habe mir die Finger heftig in der Autotür geklemmt – aber nichts war gebrochen. Als die Osteoporose noch unerkannt war und immer schlimmer wurde, da hatte ich auch fiese Kreuzschmerzen, alles tat mir weh, alle paar Wochen bekam ich einen grauenhaften Hexenschuss. So etwas habe ich ewig nicht mehr erlebt. Die Schmerzen waren übrigens so stark, dass ich nichts mehr heben konnte, auch leichte Sachen bekam ich nicht in die Höhe. Heute bereitet mir all das keinerlei Schwierigkeiten

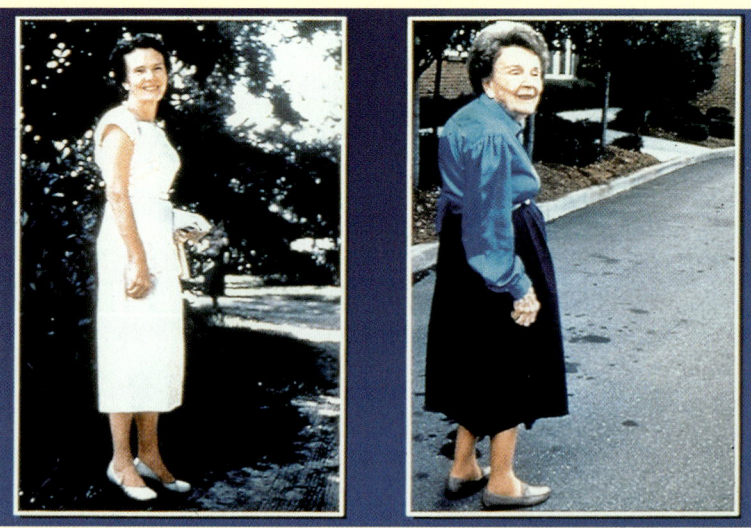

Durch Osteoporose wird das äußere Erscheinungsbild stark beeinflusst.

mehr. Ich fahre wieder Rad, walke, trainiere meinen Hund Dimitri in der
Hundeschule … Als wäre nichts gewesen.

● **Was hat dir der behandelnde Professor im Klinikum Großhadern damals
empfohlen?**

Vor allem das Rauchen hat er mir verboten, das ist der Knochenkiller Nummer
eins. Auch Alkohol und Cola-Getränke sind nicht gut. Er empfahl mir, viel
Gemüse zu essen, viel Joghurt, Milch, Käse – wenig Fleisch. Aber allein über die
Ernährung ist die Osteoporose nicht zu therapieren. Geholfen haben mir die
Medikamente.

● **Du treibst wieder Sport, sagst du. Ist das nicht gefährlich für einen
Menschen mit Knochenbrüchigkeit?**

Nein! Bewegung ist lebenswichtig für die Knochen und ihren Stoffwechsel! Wer
die schlimmen Symptome der Osteoporose an sich selbst erfahren hat, muss
unbedingt die Angst verlieren vor Sport und Bewegung.

● **Deine Osteoporose war in einem Stadium, das gut zu therapieren war.
Es gibt auch andere Fälle.**

Wenn der Buckel da ist, ist er da. Aber man kann Osteoporose auch im fortgeschrittenen Stadium zumindest stoppen. Gefährdet sind übrigens Typen wie
du: groß, schlank, hellhäutig. Besonders Frauen, die viele Diäten hinter sich
haben, sind gefährdet. Was der Körper bis zum dreißigsten Lebensjahr an
Knochenstabilität nicht aufgebaut hat, wird er auch nicht mehr entwickeln.
Dann ist die Osteoporose sozusagen vorgegeben. Übrigens: Der Oberschenkel-
halsbruch bei Frauen ist eine typische Osteoporosefolge. 20 Prozent der Betroffenen sterben daran … So viel zu Osteoporose im fortgeschrittenen
Stadium.

● **Du stehst in der Öffentlichkeit, die Presse beäugt dich sehr genau.
Weshalb gestehst du deine Osteoporose öffentlich ein und engagierst dich
sogar als deutsche Botschafterin für die Initiative gegen den Knochenschwund?**

Weil ich aufklären will. Osteoporose gehört zu den zehn schlimmsten Volks-
krankheiten. Jede dritte Frau über 50 ist gefährdet, und kaum eine weiß davon
– hat aber später die brutalen Folgen zu tragen. Osteoporose ist – im Gegensatz
zur landläufigen Meinung – keine Krankheit, die nur alte Frauen bekommen.
Jeder fünfte Mann über 55 ist betroffen. Meist sind es groß gewachsene,
hagere Männer, die viel rauchen und ein stressiges Leben führen. Da streiken
die Knochen irgendwann.

● **Wieso wird die Volkskrankheit Osteoporose so oft nicht erkannt?**

Tja – man muss die Ärzte für diese Krankheit offenbar sensibilisieren – und auch
dafür trete ich ein. Ich meine: Die Kosten, für die die Gesellschaft aufkommen
muss, sind immens, wenn eine Osteoporose nicht erkannt wurde. Krankenhaus-

aufenthalte wegen Knochenbrüchen, die oft genug kompliziert sind, Reha-Behandlungen – das sind unermessliche Beträge!

● Was empfiehlst du – was empfiehlt die Initiative gegen den Knochenschwund zur Vorsorge?

Ab 45 – oder spätestens nach der Menopause – muss sich jede Frau mit dem Thema beschäftigen. Männer können bis 50 warten. Da die Kassen die zuverlässige DXA-Knochendichtemessung nicht bezahlen (erst dann, wenn schon ein Knochen gebrochen ist, ohne dass ein Unfall vorlag), empfehle ich, die zirka 45 Euro für diese Untersuchung selbst aufzubringen. Barocker gebaute Frauen sind nicht so anfällig. Übrigens: Heute rät man bei Osteoporose nicht mehr zu einer Hormonbehandlung.

● Was hältst du von Knochendichtemessungen, die man sehr günstig beim Frauenarzt oder in der Apotheke machen kann?

Nach den Leitlinien der WHO sind die nicht aussagefähig. Wirklich zuverlässig ist nur die DXA-Messung.

● Was rätst du jungen Menschen?

Aufpassen, achtsam sein. Wenn sich ein junger Mensch sehr leicht die Knochen bricht, muss er unbedingt nachschauen lassen, ob er eventuell erkrankt ist. Die Osteoporose macht auch vor jungen Menschen nicht Halt.

● An welchen Knochen zeigt sich die Osteoporose zuerst?

Das ist sehr unterschiedlich: in der Hüfte, im Handgelenk, in den Rippen. Auch Wirbelkörper sind oft betroffen – manchmal sind es nur feine Haarrisse, die extreme Schmerzen verursachen, und als solche nicht erkannt werden.

● Gibt es eine erbliche Vorbelastung?

Absolut. Ich selbst habe zum Beispiel drei Urtanten mit sogenanntem Witwenbuckel – väterlicherseits. Alle waren groß, hager – und krumm. Ich hab's ebenfalls bekommen. Dennoch sind auch Menschen betroffen, in deren Familie eine Osteoporose nicht bekannt war.

● Hast du noch Angst, dass die Krankheit weiter fortschreitet?

Nein, überhaupt nicht mehr, weil ich weiß, dass die Krankheit in meinem Stadium komplett therapierbar ist. Einmal pro Woche nehme ich mein Biphosphonat – auf besondere Weise: morgens auf nüchternen Magen mit viel stillem Wasser. Danach darf ich mich auf keinen Fall hinlegen, damit der Wirkstoff nicht in die Speiseröhre zurückfließt – und nach 30 Minuten darf ich dann etwas essen.

● Gibt es einen Spruch, den du als besonders charakteristisch für deine Erkrankung empfindest?

»Ja, hoam's Eana scho wieda was brocha? Des gfallt mir net …«
(Meine Hausärztin Dr. Christine Morin, übersetzt ins Hochdeutsche heißt das: »Ja, haben Sie sich schon wieder etwas gebrochen? Das gefällt mir nicht …«).

SKOLIOSE, WIRBELGLEITEN UND MORBUS SCHEUERMANN

■ Nicht nur Erwachsene leiden unter Rückenschmerzen, bereits jedes achte Kind entwickelt während der Wachstumsphase Haltungsschäden, die im Erwachsenenalter zu Rückenerkrankungen führen können.In dieser Wachstumsphase bis etwa 16 Jahre reagieren die unfertigen Wirbelkörper noch sehr empfindlich auf einseitige Druckbelastungen. Durch den einseitigen Druck verknöchern die noch weichen Wirbelkörper auf der betroffenen Seite frühzeitig, während sie auf der anderen Seite weiter wachsen. Die Wirbelsäule verkrümmt sich einseitig. Haben Sie auch in Ihrer Kindheit immer den Spruch gehört: »Kind, halt dich gerade!«? So schwer es fällt, das zuzugeben. Unsere Mütter und Großmütter hatten mit ihrem erhobenen Zeigefinger recht. Die dauerhafte Fehlhaltung der Wirbelsäule sowie eine geschwächte Muskulatur führen zu einem Rundrücken (Kyphose) oder auch zum optischen Gegenteil, dem Hohlkreuz (Lordose), siehe Seite 98. Die meisten Skoliosen bilden sich im Kindesalter zwischen dem fünften und achten Lebensjahr und in der ersten Phase der Pubertät. Von einer Skoliose spricht man, wenn die Wirbelsäule seitlich verkrümmt ist. Bei einer Verdrehung mehrerer Wirbel und verschiedenen Verhärtungen der Einzelwirbel entsteht eine schwere Skoliose, die durch eine Verdrehung und Deformierung des Brustkorbes (Rippenbuckel) gekennzeichnet ist. Diese gravierende Skoliose bedeutet nicht nur eine enorme ästhetische Beeinträchtigung, sondern kann im fortgeschrittenen Stadium sogar die Funktionsfähigkeit von Herz und Lunge einschränken. Die Lordose, das Hohlkreuz, ist meist eine relativ harmlose Haltungsstörung. Der

Hohlrücken / Rundrücken

Eine geschwächte Wirbelsäule führt zum Hohl- oder Rundrücken

Hohlrücken   Rundrücken

Rücken wird von der Rumpfmuskulatur wie durch ein Korsett in seiner aufrechten Haltung unterstützt. Sind die Bauchmuskeln geschwächt oder durch Übergewicht überlastet, sinkt der Bauchinhalt gemeinsam mit dem Kreuzbein und der Lendenwirbelsäule nach vorn. Dabei entsteht eine übermäßige Krümmung im Lendenbereich, der Bauch wird geradezu rausgestreckt, es entwickelt sich ein »Entenarsch«. Das Hohlkreuz führt meist erst im Erwachsenenalter zu Beschwerden in Form von Rückenschmerzen, die vor allem durch die Überanstrengung der Rückenmuskulatur bedingt sind.

Während der Knochenentwicklung im Kindesalter kann es zu krankhaften Wachstumsstörungen kommen. Zu diesen Störungen gehören neben der Skoliose der Morbus Scheuermann und das Wirbelgleiten. Der Morbus Scheuermann ist die häufigste Form der Wirbelsäulenverkrümmung zum Rundrücken. An einigen Stellen wachsen die Deckplatten der Wirbelsäule nicht normal, sodass sie am vorderen Bereich der Wirbelkörper dann schmaler bleiben als die hinteren. Es entstehen sogenannte Keilwirbel. Je nach Ausprägung und Anzahl dieser Keilwirbel bildet sich ein Rundrücken oder sogar ein Buckel. Wird die Entwicklung rechtzeitig erkannt, kann eine weitere Ausprägung verhindert werden.

Beim Wirbelgleiten (Spondylolyse) liegt eine knöcherne Schwäche im Bereich des Wirbelbogens vor. Der Wirbelbogen ist nicht mit dem Wirbelkörper verwachsen. Er wird nur durch die Bänder und Sehnen der Wirbelsäule gehalten. Man nimmt an, dass neben angeborenen Anlagesschwächen auch starke Überlastungen im Kindesalter für das Entstehen dieser Störungen verantwortlich sind. Bekannt ist das vermehrte Auftreten von solchen Wirbelbogenschlussstörungen bei Kindern, die hochleistungsmäßig Delphinschwimmen oder Bodenturnen trainieren. Durch diese einseitige Belastung zerbrechen die Kinderrücken regelrecht, es kommt zu Ermüdungsbrüchen des Wirbelbogens.

Das Wirbelgleiten selbst verursacht in den meisten Fällen keine Beschwerden. Oft versteckt sich hinter den Beschwerden dagegen eine unentdeckte Stenose oder ein Bandscheibenvorfall (siehe Seite 119).

GELENKSCHÄDEN – DAS ILIOSAKRALSYNDROM

■ Die Diagnose »Blockade des Iliosakralgelenks (ISG)« avanciert in letzter Zeit zum »Lieblingskind« der Heilpraktiker, Physiotherapeuten und manuellen Therapeuten. Dabei handelt es sich um einen Schmerzzustand im ISG. Eine Blockade im direkten Sinne kann man dabei mit technischen, bildgebenden Verfahren eigentlich nicht nachweisen. Vielmehr versteht man unter diesem Begriff ein Symptom, dass ein Manualtherapeut, Chiropraktiker oder Osteopath ertastet und mit seinen Händen behandelt. Der Begriff »Blockade« ist somit mehr ein Behandlungskonzept der Manualtherapie. Sie ermöglicht dem Therapeuten, der es »in den Fingern« hat, schmerzgeplagte Patienten mit zum Teil beachtlichem Erfolg zu behandeln. Dabei wird durch Druck, Zug und Drehung der schmerzhaften Stelle versucht, den Schmerzzustand zu lösen. Ein schmerzhaftes ISG kann durch eine Verrenkung des Kreuzdarmbeingelenks bei Stürzen, ruckartigen Bewegungen sowie ungünstigen Verdrehungen des Beckens entstehen. Die Schmerzen treten direkt am Übergang von der Wirbelsäule zum Becken auf. Wenn Ihr Partner die rechte Hand oberhalb des Kreuzbeins auf die Mittellinie Ihrer Wirbelsäule legt und den Daumen abstreckt, liegt dieser genau über dem Schmerzpunkt. Bei sehr schlanken Menschen kann man an dieser Stelle sogar ein leichtes Grübchen sehen. Wenn der Schmerz direkt von der Mittellinie ausstrahlt, handelt es sich eher um ein anderes Problem.

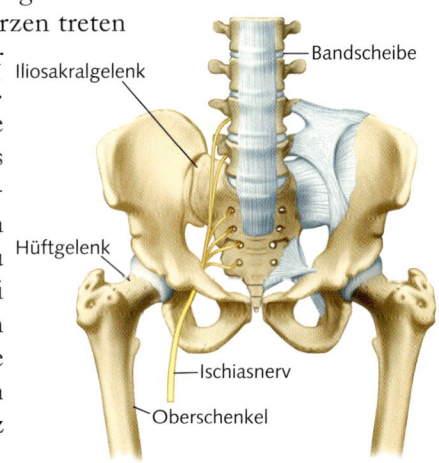

Iliosakralgelenk

Hüftgelenk

Bandscheibe

Ischiasnerv

Oberschenkel

Verkantungen zwischen Kreuz- und Darmbein führen dazu, dass das Becken schief steht und blockiert ist (ISG-Blockade).

Rückenschmerz aus Sicht des Immunologen

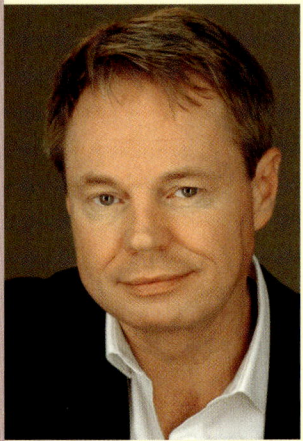

Dr. med. Lutz Bannasch

■ Die meisten Rückenschmerzen haben orthopädische Ursachen, aber hinter den ausstrahlenden Schmerzen können auch ernsthafte immunologische Krankheitsbilder stehen. Diese Fälle stellen gelegentlich ein diagnostisches Problem für den Arzt dar. Manche Patienten werden zunächst falsch behandelt oder aber mit starken Schmerzmitteln übertherapiert. Wenn sich bei einem Patienten die Schmerzen mit den üblichen Schmerzmitteln nur kurzfristig bekämpfen lassen, die Dauer der Beschwerden dagegen außergewöhnlich lang ist und sich keine Tendenz zur nachhaltigen Verbesserung zeigt, sollte man auch immer eine immunologische Erkrankung in Betracht ziehen. Selbst wenn Schmerzmittel längerfristig erfolgreich sind, die Schmerzen aber immer wiederkehren und vielleicht auch noch mit anderen Begleitsymptomen wie Erschöpfung, Fieber und Nachtschweiß verbunden sind, sollte eine weitergehende Diagnostik erfolgen. Die Ursache für immunologische Schmerzauslösung sind oft sogenannte Autoimmunprozesse, bei denen das eigene Immunsystem unkontrolliert körpereigenes Gewebe des Patienten, wie zum Beispiel Muskelgewebe, Nervengewebe, Blutgefäße oder Knochengewebe, angreift und schmerzhafte Entzündungen hervorruft. Die Gewebsentzündungen werden dann nicht direkt durch Bakterien oder andere Erreger hervorgerufen, sondern es sind sogenannte aseptische Entzündungen, welche durch die massive Ausschüttung von Entzündungsstoffen, Enzymen und Botenstoffen der Immunzellen (Zytokinen) entstehen. Besonders Virusinfektionen, Bakterien, Medikamente und allergische Reaktionen können diese Autoimmunreaktionen auslösen. Auch die genetische Veranlagung des Patienten spielt dabei meist eine große Rolle. Zusätzlich können außergewöhnliche Stressbelastungen als Auslöser (»Trigger«) und Verstärker der Entzündung wirken. Manchmal sind es aber auch mechanische Ursachen einer schweren Krebserkrankung, wie zum Beispiel vergrößerte Lymphknoten bei Lymphdrüsenkrebs, oder Tumoren etwa der Niere, der Bauchspeicheldrüse, des Magens oder des Darms oder deren Absiedelungen (Metastasen), die den Rückenschmerz verursachen.

DIESE WICHTIGEN IMMUNERKRANKUNGEN KÖNNEN RÜCKENSCHMERZEN AUSLÖSEN

Morbus Bechterew
Eine hauptsächlich genetisch bedingte chronische Entzündung der Wirbelgelenke, der Sehnenansätze und der Knochenhaut mit zunehmender Bewegungseinschränkung und Versteifung der Wirbelsäule. Dabei sind Männer dreimal so häufig betroffen wie Frauen. Die Erkrankung tritt meist zwischen dem 20. und 40. Lebensjahr auf. Im Endstadium der Erkrankung sieht man im Röntgenbild eine sogenannte Bambusrohr-Form der versteiften Wirbelsäule.

Reaktive Arthritis
Nach einem Magen-Darm-Infekt oder einem Harnwegs- oder Genitalinfekt kann eine eigenständige Zweiterkrankung auftreten mit Entzündung von Gelenken – auch Wirbelsäulengelenken – dies meist bei genetisch vorbelasteten Patienten. Die Entzündungen sind durch Immunreaktionen ausgelöst und aseptisch, das heißt, man findet keine bakteriellen Erreger im Entzündungsherd. Männer wie Frauen sind gleich häufig davon betroffen.

Schuppenflechte (Psoriasis)
Neben der typischen, aber nicht immer deutlich sichtbaren Hautschuppung können auch Rückenschmerzen ein Zeichen einer begleitenden Gelenkentzündung (Arthritis) sein. Auch hier spielen genetische Faktoren eine große Rolle für die zugrunde liegenden Immunreaktionen.

Chronisch entzündliche Darmerkrankungen – Morbus Crohn und Colitis ulcerosa
Außer den typischen Darmbeschwerden, wie schubartige, schmerzhafte und schleimige Durchfälle, können bei diesen Autoimmunerkrankungen tief sitzende, starke Rückenschmerzen als Symptom auftreten.

Kollagenosen
Bei dieser Gruppe von Autoimmunerkrankungen ist das Bindege-

webe verschiedener Organe entzündet. Wahrscheinlich lösen Virusinfekte, manchmal aber auch Medikamente bei genetisch besonders veranlagten Patienten Immunreaktionen gegen Zellkernmaterial aus, welche dann die Gewebeentzündungen verursachen. Besonders die Beteiligung innerer Organe macht diese Erkrankungen teilweise lebensgefährlich. Schmerzhafte Muskelentzündungen und Muskelschwäche sind dabei nicht selten.

Plasmozytom
Eine aggressive Wucherung von Immunzellen (B-Zellen) im Knochenmark, die den Knochen von innen zerstört. Es ist einer der häufigsten Tumoren des Knochens und des Knochenmarks und tritt meist nach dem 40. Lebensjahr auf. Typisch im Röntgenbild sind sichtbare »Löcher« (Osteolysen) im Knochen, welche starke Schmerzen und sogar spontane Knochenbrüche verursachen können.

Knochenmetastasen
Bei bereits bekannten, aber auch bei noch nicht erkannten Krebserkrankungen können manchmal Absiedelungen von Tumorzellen in den Knochen unklare, diffuse Schmerzen in der Wirbelsäule oder im Beckenbereich verursachen.

Fibromyalgie-Syndrom
Dieses nicht seltene Syndrom (etwa drei Prozent der Bevölkerung sind betroffen, davon zirka 80 Prozent Frauen) tritt manchmal nach einer schweren Infektionskrankheit auf. Es ist ein nicht immer eindeutig zu diagnostizierendes Schmerzsyndrom mit teilweise starken Rückenschmerzen, welches meist mehrere Muskelpartien gleichzeitig betrifft, wobei besonders die Sehnen-/Muskelansätze sehr druckschmerzhaft sind. Außerdem bestehen meist noch Begleitsymptome wie allgemeine Erschöpfung, Abgeschlagenheit, Steifigkeitsgefühl, Kopf- und Bauchschmerzen.
Auch hier sind höchstwahrscheinlich immunologische Reaktionen die Auslöser. Möglicherweise spielt eine Zeckeninfektion mit Borrelien eine zusätzliche Rolle.

Krankheit – Therapiemöglichkeit

BESCHWERDE	BEHANDLUNGSMÖGLICHKEITEN
BANDSCHEIBEN-VORFALL (PROLAPS ODER PROTRUSION)	Etwa 90 Prozent aller Fälle werden innerhalb von etwa sechs Wochen von unserem körpereigenen Reparaturdienst geheilt. In dieser Zeit kann man begleitend mit sogenannten sanften Therapiemöglichkeiten die Symptome lindern, wie Schmerzmittelgabe, Ruhe, Wärme, Massage, Bewegung. Bei Vorfällen, die auch nach sechs Wochen noch Beschwerden verursachen und bei einem schweren Bandscheibenvorfall mit Funktionsbeeinträchtigung des Bewegungsapparates, behandelt man erst einmal konservativ, und erst nach etwa sechs Wochen und strenger Indikationsstellung erfolgt eventuell ein operativer Eingriff beim SDT (siehe Seite 273). Auch bei einem Sequester (ein Stück Bandscheibengewebe, das sich von der Bandscheibe gelöst hat und im Wirbelkanal eingeklemmt ist), kann man in den meisten Fällen die körpereigene Heilung abwarten. Je jünger ein Patient ist, desto größer sind die regenerativen Kräfte. Das ausgetretene Gewebe löst sich daher meist schnell »von selbst« wieder auf. In besonders schweren Fällen mit Lähmungserscheinungen ist die unverzügliche Operation der sicherste Weg, bleibenden Schaden zu verhindern. Hier bietet ein endoskopischer Eingriff gute Heilungsaussichten.
STENOSE, WIRBELKANAL-STENOSE ODER SPINALKANAL-STENOSE	Anfänglich kann konservativ behandelt werden. Zur Schmerzreduktion bieten sich vor allem Osteopathie, manuelle Therapie und Chiropraxis an, mit begleitender Schmerzmittelgabe. Zur Prophylaxe bzw. um den Prozess des Verschleißes und der Stenose

BESCHWERDE	BEHANDLUNGSMÖGLICHKEITEN
	zu verlangsamen, eignen sich Training auf dem Crosstrainer, Nordic Walking, Yoga aber auch Schwimmen. Im fortgeschrittenen Stadium dieser progressiv verlaufenden Krankheit kann eine operative Therapie den Wirbelkanal wieder in seinen gesunden Zustand versetzen und somit die Schmerzen nehmen. Zur operativen Rekonstruktion und Erweiterung des Wirbelkanals (MIR®) begleiten kräftigende Übungen die Therapie und Rehaphase.
OSTEO-CHONDROSE	Die bisherige Behandlung ist die Versteifung. In den meisten Fällen kann jedoch durch eine Bandscheibenprothese die Beweglichkeit der Wirbelsäule erhalten bleiben. Falls gleichzeitig im Wirbelkanal eine Stenose vorliegt, sollte diese zuerst behandelt werden.
OSTEOPOROSE	Spezielle Osteoporoseübungen, viel Bewegung, ausgewogene, mineralien- und vitaminhaltige Ernährung (Kalzium und Vitamin-D reich), medikamentöse Therapie (Bisphosphonate), bei Wirbelbrüchen Fixierung im Gipskorsett und begleitende Reha.
ILIOSAKRAL-SYNDROM	Manuelle Therapie durch Chiropraktiker oder Osteopathen, kräftigende Rückenschule.
HEXENSCHUSS, ISCHIAS	Wärme, kurzzeitige Ruhigstellung und Schonung, akut leichte Schmerzmittel, langfristig muskelaufbauende Rückenübungen.
STEIFER HALS, SCHIEFHALS	Wärme, lockernde Massage, leichte Schmerzmittel, spezielle Bewegungsübungen.

BESCHWERDE	BEHANDLUNGSMÖGLICHKEITEN
SKOLIOSE	Spezielle Krankengymnastik, Kräftigung der stabilisierenden Muskulatur, Therapeutisches Yoga. Bei den typischen Verspannungsschmerzen im Rücken, die beim erwachsenen Skoliosepatienten auftreten, helfen isometrische Spannungsübungen. Täglich 5–15 Minuten Üben bringt Erleichterung der Beschwerden, korrigierendes Korsett in der Pubertät. Bei stark ausgeprägter Verkrümmung oder gesundheitsschädlicher Auswirkung auf die inneren Organe kann operativ eingegriffen werden.
ARTHROSE	Bewegungserhaltene Krankengymnastik, Schmerzlinderung mit leichten Schmerzmitteln und/oder Akupunktur, im schweren Fall ist ein operativer Gelenkersatz möglich.
GLEITWIRBEL	Da das Wirbelgleiten selber meist keine Beschwerden macht, wird nur in Ausnahmefällen operiert. Eine Versteifung kann meistens das Problem nicht beheben. Oft versteckt sich eine andere Krankheit hinter den Symptomen (Stenose, Bandscheibenvorfall). Diese müssen abgeklärt und gegebenenfalls therapiert werden. Im Falle einer deutlich vorliegenden Instabilität ist eine Versteifung des Gleitwirbels sinnvoll.
MORBUS SCHEUERMANN	Spezielle, der Asymmetrie entgegenwirkende Krankengymnastik kann bei Jugendlichen die ausgeprägte Keilform des Wirbels zum Teil verhindern. Bei Erwachsenen helfen spezielle isometrische Spannungsübungen, die er nach anfänglicher Anleitung durch einen Krankengymnasten, bei sich zu Hause, täglich durchführen kann.

Schmerz – Diagnose

SCHMERZ	MÖGLICHE DIAGNOSE	DIAGNOSE DURCH
BESCHWERDEN IM KOPF-, HALS-, ARMBEREICH • Nackenschmerzen • Schulterschmerzen • Armschmerz, Taubheit und Schwäche • Finger schmerzt, Hand schmerzt, Taubheit und Schwäche • Ohrendruck/-sausen • Kopfschmerz • Hinterkopfstechen/-schmerz • Schwindel • unsicheres Laufen, Krämpfe • Druck hinter den Augen	Bandscheibenvorfall in der Halswirbelsäule oder Verschleiß des Bandscheibenfachs bzw. Verengung des Halswirbelkanals mit Druck auf die austretenden Nerven. Irreversible Schädigung des Rückenmarks (Myelopathie)	Gründliche Anamnese, körperliche Untersuchung, Kernspinaufnahme, abschließendes Gespräch beim SDT
BESCHWERDEN IM BRUSTBEREICH • mittiger Schmerz im Brustwirbelsäulenbereich • Ausstrahlung seitlich in den Rippenbogenbereich	Bandscheibenvorfall in der Brustwirbelsäule	Gründliche Anamnese, körperliche Untersuchung, Kernspinaufnahme, abschließendes Gespräch beim SDT

SCHMERZ	MÖGLICHE DIAGNOSE	DIAGNOSE DURCH
BESCHWERDEN IM LENDEN-, HÜFT-, BEINBEREICH ZENTRALER RÜCKENSCHMERZ • Hüft-/Gesäßschmerz • Ausstrahlung ins Bein • Beinschwäche oder Lähmung/ Taubheit in Beinen	Bandscheiben-vorfall in der Lendenwirbel-säule	Gründliche Anamnese, körperliche Un-tersuchung, Kernspin-aufnahme und abschließendes Gespräch beim SDT
BESCHWERDEN IM LENDEN-, HÜFT-, BEINBEREICH, ZENTRALER RÜCKENSCHMERZ • Schmerzen im Rücken • Schmerzen in Gesäß und Hüfte • Schmerzen in den Beinen (beidseitig) • beim Stehen Schmerz oder Schwäche in einem oder beiden Beinen • beim Laufen Schmerzen/Schwäche • vornübergebeugte Haltung • Sitzpausen geben anfänglich Erleichterung • allgemeine Müdigkeit – »der Tag ist am frühen Tag zu Ende« • keine langen Gehstrecken möglich • Krämpfe in den Beinen und der Wade • keine Lebensqualität mehr • zentraler Schmerz im Rücken • Bewegungs- und Belastungs-schmerz	Wirbelkanal-stenose, krankhafter Verschleiß der Bandscheibe oder verschlis-sene Band-scheibe mit evtl. Reaktion im Wirbel-knochen (Osteochon-drose oder Diskopathie)	Gründliche Anamnese, körperliche Untersuchung, Kernspin-aufnahme und abschließendes Gespräch beim SDT

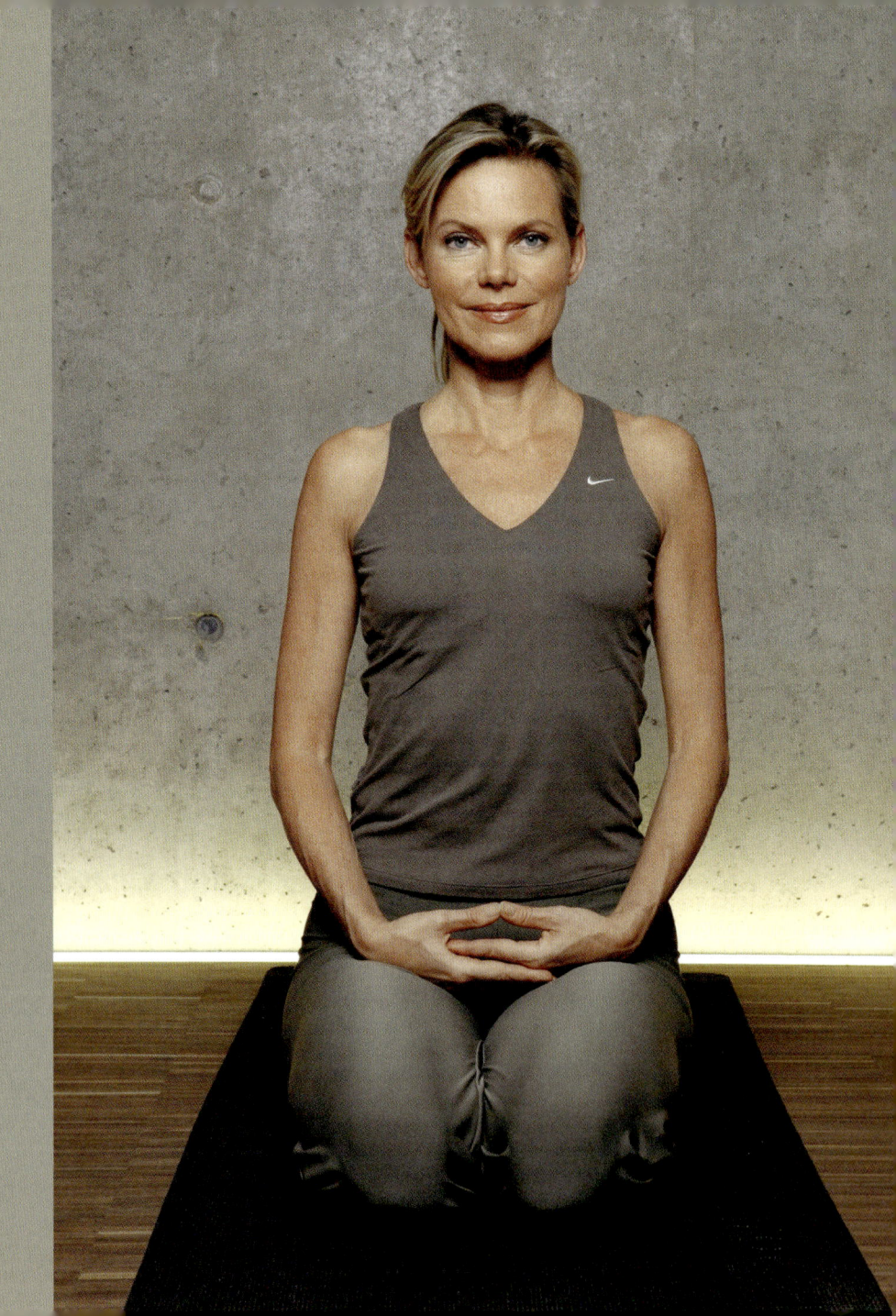

Den Rücken ganzheitlich behandeln

Wenn Sie unter immer wiederkehrenden starken Schmerzen leiden, sollten Sie unbedingt die Ursache für diese Schmerzen ergründen. Wenn die richtige Diagnose gestellt ist, können Sie auf einen breiten Fächer an Therapiemöglichkeiten zurückgreifen. In den meisten Fällen können unsere körpereigenen Selbstheilungskräfte, unterstützt von den Sanften Therapien, innerhalb weniger Wochen die schlimmsten Schmerzen lindern. Schwere, lang anhaltende Schmerzen mit Ausfallerscheinungen haben dagegen meist einen ernsthaften organischen Grund. In diesem Fall stehen dem Patienten inzwischen moderne Operationsmöglichkeiten zur Verfügung, die mit einem minimalen Eingriff ein maximales Ergebnis bringen.

Die Sanfte Therapie

■ Die meisten Rückenschmerzen werden behandelt, ohne dass eine exakte Diagnose bekannt ist. Der Schmerz kommt oft ohne Vorwarnung, und wenn wir Glück haben, verschwindet er auch ebenso schnell wieder. Oft sind die Schmerzen aus der Körpermitte Signale unseres Unterbewusstseins, dass wir mit einer momentanen Situation körperlich oder seelisch überfordert sind. Langes monotones Arbeiten oder Stehen kann ganz schnell zu einem schmerzenden Rücken führen. In der Regel sind diese Schmerzen zwar sehr unangenehm, aber organisch eher harmlos.

Wir können dabei ruhig auf die Selbstheilungskräfte unseres Körpers vertrauen. Selbst massive Bandscheibenvorfälle können so innerhalb von einigen Wochen zurückgehen. Trotzdem sollte man versuchen, in sich hineinzuhorchen und die auslösenden Faktoren zu finden und diese möglichst zu vermeiden oder abzuändern. Der überwiegende Anteil an Rückenproblemen ist nicht behandlungsbedürftig, hier erhält man die besten Ergebnisse mit der Sanften Therapie, bei der die Mobilität des Bewegungsapparates im Vordergrund steht.

Im Folgenden stellen wir Ihnen die verschiedenen Therapiearten vor. Es gibt keine klare Empfehlung für die eine oder andere Methode. Rückenschmerzen sind ein sehr komplexes Gebiet mit vielen unbekannten Faktoren. Ebenso wie Schmerzen ganz unterschiedlich empfunden werden, reagiert unser Körper sehr individuell auf die verschiedenen Therapieangebote.

Hören Sie auf Ihr inneres Bauchgefühl, und gehen Sie mit akuten Schmerzen zum Therapeuten Ihres Vertrauens! Ihr wichtigster Therapeut aber sind Sie selbst. Wenn Sie akute Rückenschmerzen haben, sollten Sie erst einmal die Wohlfühl-(Well-Feeling-)Therapie ausprobieren, die alles enthält, was Ihnen und Ihrem schmerzenden Kreuz jetzt erst mal guttut. Falls die Beschwerden trotz Therapie anhalten und die Schmerzen sehr stark bleiben, sollten Sie einen SDT (Spine Diagnostician and Therapist siehe Seite 273) aufsuchen.

WELL-FEELING-THERAPIE

■ Meistens kündigen sich Verspannungen der Rückenmuskulatur schon im Vorfeld an.

Erste Signale sind:
- Probleme beim Aufstehen nach längerem Sitzen, (Autofahrt/Flugreise/Schreibtisch). Man »braucht« ein paar Schritte, um sich wieder »einzulaufen« und vollständig aufzurichten.
- Leichtes Ziehen im Nacken-Schulter-Bereich mit ausstrahlenden leichten Druck-Kopfschmerzen oder Verhärtungen der Nackenmuskulatur
- Beschwerden beim Einkaufs- oder Museumsbummel. Bereits nach kurzer Zeit verspannt sich die Rückenmuskulatur, das Stillstehen fällt schwer, die Schmerzen verschwinden wieder beim Sitzen.
- Leichtes Ziehen im Rücken beim Bücken, z. B. beim Schuhebinden oder Vorbeugen, z. B. beim Zähneputzen
- Die Rückenmuskulatur schmerzt, wenn Sie sie leicht eindrücken.

Diese ersten Warnsignale können der Anfang einer schmerzhaften Verspannung sein, vermeiden Sie daher die auslösenden Faktoren, und versuchen Sie, sich warm zu halten und die Muskulatur mit speziellen Übungen zu stärken.

Hat der Schmerz Sie aber schon erwischt und Sie haben sich einen Hexenschuss oder Rückenschmerzen zugezogen, können Sie erst einmal selbst therapieren (siehe Kapitel Schmerz: Erste Hilfe gegen den Schmerz, Seite 84).

Vertrauen Sie auch auf Ihre Selbstheilungskräfte. Ihr Körper ist in der Lage, einen Bandscheibenvorfall oder Muskelverspannungen auszuheilen. Am wichtigsten ist dabei die Bewegung, also die aktive Ernährung der Bandscheibe.

Auch wenn es paradox erscheint, weil Sie sich vor Schmerzen kaum rühren können: Bewegung ist die beste Therapie. Alles, was die kapillare Durchblutung fördert, hilft Ihrem Rücken. Ein Glas Wein erhöht die Fließeigenschaften des Blutes und somit die Durchblutung des bandscheibenumgebenden Gewebes. Auch ein warmes Wannenbad oder eine heiße Dusche, eine leichte Streichelmassage von Ihrem Partner oder durchblutungsfördernde Pflaster oder Salben wirken sich daher positiv auf die Heilung aus, selbst ein Saunagang oder eine entspannte Schwimmrunde können helfen. Bei plötzlichen starken Schmerzen wie einem Hexenschuss sollten Sie sich warm einpacken und sich ruhig zwei bis drei Tage Ruhe gönnen. Die meisten Schmerzen bessern sich dadurch von Tag zu Tag. Seien Sie geduldig, und verwöhnen Sie sich ein bisschen. Versuchen Sie, die aufgezwungene Ruhe positiv für sich zu nutzen, um sich über eventuelle rückenschädliche Faktoren klar zu werden. Vielleicht können Sie diese belastenden Probleme in Angriff nehmen und lösen. Auch körperliche Überlastung und Fehlhaltungen können schnell zu Rückenschmerzen führen.

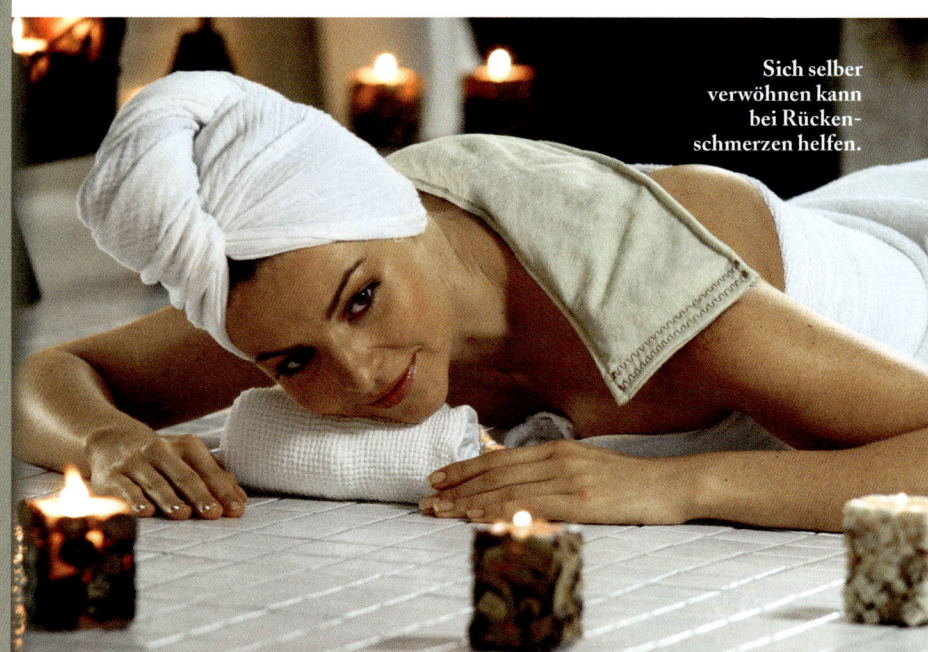

Sich selber verwöhnen kann bei Rückenschmerzen helfen.

Nach der Schonzeit sollten Sie aber ganz schnell wieder mobil werden, die stabilisierende Rückenmuskulatur aufbauen und die aktive Versorgung der Bandscheiben durch Bewegung verstärken. Ein langer Spaziergang, Gymnastik im Bett oder progressive Muskelspannung sind die ersten Schritte auf dem Weg zur Mobilität.

MEDIKAMENTÖSE SCHMERZTHERAPIE

■ Im akuten Fall ist die kurzfristige Gabe von leichten, verschreibungsfreien Schmerzmitteln, wie Acetylsalicylsäure, Paracetamol oder Ibuprofen, oder verschreibungspflichtigen, wie Diclofenac, durchaus sinnvoll. Die durch Medikamente erzeugte Schmerzfreiheit ist jedoch keine dauerhafte Lösung, sondern nur eine akute Maßnahme, die eine Mobilisierung und Therapie ermöglicht, sie sollte daher nicht länger als ein paar Tage angewendet werden. Lassen nach dieser Zeit die Schmerzen nicht deutlich nach oder verstärken sie sich indessen noch, sollten Sie unbedingt einen Arzt aufsuchen. Die medikamentöse Schmerztherapie kann immer nur ein Mittel zum Zweck und keine eigenständige Therapie sein. Dauerhafte starke Schmerzmittelgabe verschlechtert langfristig die Lage des Patienten. Hier muss immer die Suche nach der Ursache an vorderster Stelle stehen, und das geschieht am besten bei einem Wirbelsäulenspezialisten. Oberstes Ziel der kurzzeitigen Gabe ist es, den Patienten von seinen akuten Schmerzen zu befreien, damit sich die Muskulatur durch die unbewusst eingenommene Schonhaltung nicht noch zusätzlich schmerzhaft verspannt. Dadurch wird meist auch die Mobilität wiederhergestellt. Denn wenn Sie erst beschwerdefrei sind, können Sie ganz schnell wieder Alltagsdinge erledigen und sich normal bewegen. Dadurch verliert sich meist auch die Verspannung. Zum anderen bewirken die im Schmerzmittel enthaltenen blutverdünnenden und entzündungshemmenden Komponenten einen weiteren positiven Effekt. Wenn die Schmerzen nachlassen, sind Sie auch wieder in der Lage, sich zu bewegen und damit die optimale Versorgung und

Selbstheilung anzukurbeln. Einige Schmerztabletten können Magen-Darm-Reizungen auslösen. Sie sollten daher die Tabletten immer erst kurz nach den Mahlzeiten mit reichlich Flüssigkeit einnehmen. Bei Schmerzfreiheit können manuelle Therapien besser durchgeführt werden, da die Muskulatur entspannt ist und nicht gegen den Therapeuten »arbeitet«.

PHYSIOTHERAPIE

■ Physiotherapie ist eine Form der äußerlichen Anwendung von Heilmitteln, ohne die Haut zu durchstoßen oder einen Wirkstoff direkt unter die Haut einzubringen. Die Physiotherapeuten untersuchen Funktions- und Entwicklungsstörungen des Bewegungsapparats, um sie mit speziellen manuellen oder motorischen Techniken zu heilen oder zu verbessern und darüber hinaus die Selbstheilungskräfte des Organismus zu aktivieren und Krankheiten vorzubeugen. Dabei wird der Patient in seiner Eigenverantwortung und Körperwahrnehmung gestärkt, aufgebaut und in das Heilprogramm intensiv mit einbezogen.

Der Physiotherapeut beherrscht verschiedene Anwendungen:
- Fangowärme zur Entspannung und Lockerung der verspannten Rückenmuskulatur, ideal zur Vorbereitung der manuellen Therapie sowie Massage
- Massage zur Lockerung von Muskeln und Bindegewebe. Beschleunigt den Abtransport von Stoffwechselendprodukten und regt die Durchblutung an. All dies lindert Schmerzen und entspannt. Die Wirkung erstreckt sich von der massierten Stelle über den gesamten Organismus und schließt auch die Psyche mit ein. Massagen sind oft auch Streicheleinheiten für die Seele und das gesamte Wohlbefinden. Das Streichen, Reiben, Kneten oder auch Rütteln und Schütteln zeigen die beste Wirkung, wenn Sie sich regelmäßig massieren lassen. Bei akuten Verspannungen können

Sie sich 2- bis 3-mal in der Woche massieren lassen, bei leichten Beschwerden reichen meist insgesamt sechs Massagen einmal pro Woche. Die Behandlung sollte normalerweise etwa 20 bis 30 Minuten dauern. Ebenso lang sollten Sie im Anschluss noch zugedeckt ruhen und das warme, entspannte Gefühl noch eine Weile genießen.

- Schlingentisch: Diese Anwendung entspannt den Rücken durch Aufhebung der Schwerkraft, indem der ganze Körper oder einzelne Teile in Schlingen gehängt werden, die an der Decke befestigt sind. Dadurch kann man eine Art »Schwerelosigkeit« erzeugen, Wirbelsäule und Gelenke entlasten, sowie akute Schmerzen, wie bei einem Bandscheibenvorfall, lindern.
- Wärme- und Kältetherapie
- Elektrotherapie: löst die Verklebungen und Verspannungen in der Muskulatur
- spezielle Krankengymnastik als Einzel- oder Gruppentherapie
- Atemtherapie
- Rückenschule: kräftigt mit speziellen Übungen das tragende Rückenkorsett

Die Physiotherapie stellt eine sinnvolle Begleittherapie dar, um unspezifische Rückenschmerzen zu lindern, Beschwerden bei Fehlstellungen (z.B. Skoliose) zu erleichtern und den Körper wieder sanft zu mobilisieren. Besonders sinnvoll ist die spezielle Krankengymnastik zur Prophylaxe, so können spätere Erkrankungen verhindert oder zumindest abgemildert werden.

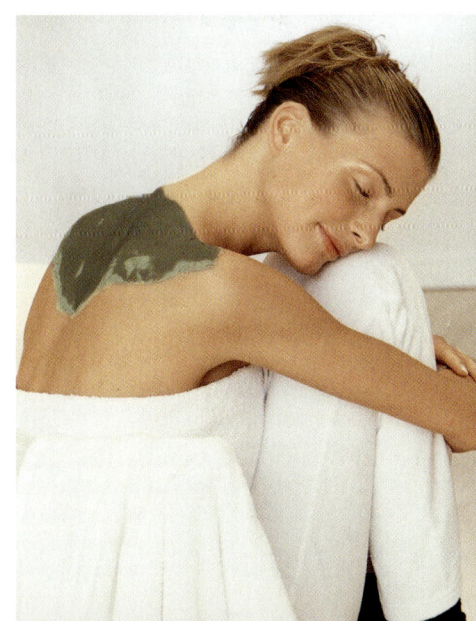

»Patienten haben nichts gegen Tricks, wenn sie ihnen helfen.«

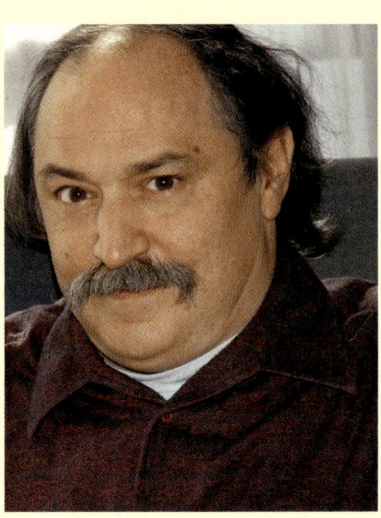

Auf dem Land geht man weder zum Chiropraktiker noch zum Chirotherapeuten, sondern schlicht und ergreifend zum »Knochenbrecher«. Doch was passiert bei diesem von lautem Knacken begleiteten »Einrenken« der Knochen eigentlich genau? Nina Ruge war neugierig und hat deshalb den erfolgreichen Chiropraktiker Thomas von Mendelssohn aufgesucht, der in Amerika studierte, dort seinen »Doctor of Chiropractic« absolvierte und jetzt eine eigene Praxis in München hat. Zu seinen Klienten zählen u.a. erfolgreiche, international bekannte Spitzensportler.

● **NINA RUGE: In welchen Fällen schickt ein Orthopäde seinen Patienten zum Chiropraktiker?**
THOMAS VON MENDELSSOHN: Verhärtete Muskeln, Zerrungen zum Beispiel kann ein Orthopäde mit Spritzen behandeln. Wenn er jedoch Patienten mit Verklemmungen oder Verrenkungen hat, die dauerhafte Probleme haben, müssen die Ursachen behoben werden – und das sind Fälle für den Chiropraktiker.
● **Wie unterscheiden Sie denn »Verklemmung« und »Verrenkung«?**
Verklemmungen liegen vor, wenn zwei Gelenke miteinander verklebt sind. Meist sind Unfälle, Stauchungen die Ursache. Verrenkungen liegen vor, wenn sich zwei Gelenke nicht mehr im »echten Lot« zueinander befinden, sozusagen »herausgesprungen« sind aus ihrer richtigen und gesunden Lage. Beim Sport zum Beispiel passiert das leicht.
● **Und was ist dann eine Blockade?**
Unter »Blockade« versteht man sowohl Verklemmungen als auch Verrenkungen. Die Symptome sind recht ähnlich. Nehmen wir beispielsweise eine Verrenkung im Brustwirbelbereich. Die Rippen haben ja mit den Wirbelkörpern

jeweils zwei Kontaktpunkte, und die können etwa bei Verkehrsunfällen aus dem Lot kommen. Dann wird ein Störsignal ans Gehirn gesendet: »Achtung! Verrenkt! Schmerz!«, und das Gehirn befiehlt den umgebenden Muskeln, sich zu verkrampfen als Schutzmechanismus. Damit wird allerdings die Blockade fixiert, sodass die Gelenke nicht wieder zurückspringen können in ihre Ausgangslage, und der Patient bekommt früher oder später ein Problem. Man muss allerdings auch wissen, dass viele Blockaden dennoch im Lauf der Zeit von allein verschwinden. Oft kommen übrigens Verrenkungen und Verklemmungen gemeinsam vor bei Alltagsunfällen oder Skistürzen zum Beispiel.

● **Aber Blockaden können auch sehr, sehr lange bestehen?**
Sogar ein Leben lang. Wenn Kinder heftig stürzen, kann eine Blockade entstehen, die dem Erwachsenen dann viele, viele Jahre später große Probleme macht. Chronische Wirbelsäulenerkrankungen haben ihre Ursache oft in Jugendverletzungen. Sogar bei Zangengeburten kann der Säugling bereits erste Blockaden davontragen. Deshalb empfehle ich schon Jugendlichen, sich ab und zu chiropraktisch durchchecken zu lassen.

● **Wie geht der Chiropraktiker vor? Nehmen wir als Beispiel einen Sportunfall, das Iliosakralgelenk ist blockiert. Die Folge: schmerzhafter Muskelkrampf.**
Ich untersuche die Muskulatur, die Becken- und Lendenwirbelsäule. Ich prüfe den Bewegungsablauf mit Hilfe einfacher Übungen, die der Patient im Stehen ausführt, und leite daraus ab, welches Gelenk das Problem verursacht.

● **Wie behandeln Sie nun den Patienten?**
Zunächst bekommt er Wärme – durch Paraffin- oder Fangopackungen.

● **Alte Verkrampfungen lösen Sie damit aber nicht!**
So ist es. Dennoch sind solche Packungen zur Lockerung der Muskulatur wichtig. Der Patient liegt nun auf der Spezialliege, und zwar in Seitenlage, der Rücken bleibt gerade. Das ist die geeignete Position, um das Gelenk zu de blockieren. Jetzt mobilisiere ich – oder ich renke ein.

● **Was ist der Unterschied zwischen mobilisieren und einrenken?**
Mobilisieren heißt: Die Gelenke werden von Verklebungen befreit. Einrenken heißt: Eine Fehlstellung wird behoben. Das Einrenken benötigt mehr Zeit, weil das Gelenk oft nicht mit einem Mal voll in die ursprüngliche Position gebracht werden kann. Dafür braucht man mehrere Sitzungen. Ich muss das Gelenk dehnen, mobilisieren und somit von der Verklebung befreien. Dazu benötige ich natürlich detaillierte Kenntnisse über die Anatomie des menschlichen Körpers. Ich muss sehr genau wissen, wie das Gelenk natürlich liegen soll. Langfristig blockierte Gelenke haben allerdings verkürzte Muskeln und Sehnen. Um das zu beheben, braucht man mehrere Sitzungen. Außerdem muss der Patient in solchen Fällen begleitend krankengymnastische Übungen machen, um die Sehnen zu dehnen und die Muskeln zu stärken.

- **Soll man tatsächlich schon mit dem Muskeltraining anfangen, wenn der Muskelkrampf noch gar nicht richtig gelöst ist?**
Ja, das sind die neuesten, brandaktuellen Erkenntnisse. Das Krafttraining soll sogar der Dehnung vorausgehen.

- **Für die Technik des Einrenkens verwenden Sie eine besondere Liege, die sozusagen den Patienten beim Einrenken fünf Zentimeter nach unten fallen lässt...**
Das nennt sich »Drop-Technik«. In dem Augenblick, in dem ich einrenke, »kracht« der Patient eine minimale Strecke nach unten. So kann ich im freien Fall einrenken, ohne Schwerkraft sozusagen. Das ist eine sehr elegante Methode, die völlig schmerzfrei ist. Wenn der Körper dann auf der Liege auftrifft, verstärkt sich die therapeutische »Ruckbewegung«. Außerdem denkt der Patient, wenn er auf der Liege aufgekommen ist, dass die Behandlung vorbei sei, entspannt sich – und erst dann renke ich richtig ein! Viele haben sonst Angst vor diesem Moment und verkrampfen sich.

- **Super Trick!**
Das ist eine freundliche Überrumpelung. Patienten haben nichts gegen Tricks, wenn sie ihnen helfen. Wichtig ist natürlich, dass diese Methode sanft angewendet wird und nichts Rüpelhaftes hat. Dann ist sie auch überhaupt nicht schmerzhaft. Auf jeden Fall ist das hohe Kunst!

- **Was tun Sie, wenn ein Patient mit akutem Bandscheibenvorfall kommt?**
Nichts. Solange akute Entzündungen am Nerv oder im Gelenk vorliegen, kann und darf ich nichts tun.

- **In welchen Fällen hilft Chiropraktik bei der Nachsorge von Bandscheibenvorfällen?**
Nach Abklingen der Entzündungen sorgen wir dafür, dass die möglichen Ursachen behoben werden: Blockaden.

- **Gibt es besonders knifflige Fälle, die Sie außergewöhnlich fordern?**
Ältere Patienten sind immer eine Herausforderung. Sie leiden oft an Osteoporose, an Arthrose und anderen Verschleißerscheinungen. Die Halswirbelsäule ist im Übrigen sehr empfindlich. Bei falscher Behandlung können Arterien überdehnt werden, was im schlimmsten Fall zu Schlaganfall und Tod führen kann.

- **Da frage ich jetzt lieber: Welche Operationen können Sie verhindern?**
Viele. Karpaltunnel-Syndrom-OPs, Bandscheiben-OPs, Hüft-OPs und viele andere. Sie sind doch selbst um zwei Operationen herumgekommen.

- **Jawohl! Dank Chiropraktik wurde alles gut.**

Zur Beurteilung der Qualifikation eines Chiropraktikers hilft es zu wissen, an welcher Fachschule/Universität er seine Ausbildung absolviert hat. Auskünfte zu diesem Thema finden Sie im Infokasten auf Seite 277.

CHIROTHERAPIE

■ Bei der Chiropraktik (abgeleitet von den altgriechischen Wörtern für »Hand« und »Tätigkeit«) handelt es sich um eine ergänzende Behandlungsmethode, die das Ziel hat, die ursprüngliche, natürliche Beweglichkeit der Gelenke – besonders der Wirbelsäule – wiederherzustellen. Die Chirotherapie geht davon aus, dass verspannte Muskeln die Gelenkknochen »festklemmen« und »blockieren« und so in ihrer Beweglichkeit behindern. Das kann zu Schmerzen und Schäden an den eingeengten Gefäßen und Nerven führen. Chirotherapeuten und -praktiker versuchen, diese Blockaden wieder zu lösen. Als Chiropraktiker bezeichnet man Heilpraktiker oder Physiotherapeuten mit einer speziellen Zusatzausbildung, als Chirotherapeuten bezeichnet man Ärzte mit einer Zusatzausbildung.

Bei der Behandlung, allgemein als »Einrenken« bezeichnet, werden die Gelenke leicht über ihren natürlichen Bewegungsspielraum hinaus gedehnt, um den Beweglichkeitsradius zu erweitern. Gleichzeitig wird ein rascher Impuls gegeben, den Sie als ein deutlich hörbares Knacken gut wahrnehmen können. Sie brauchen sich bei diesem Knacken nicht zu erschrecken, es ist völlig harmlos, denn bei diesem Geräusch wird das Gelenk gar nicht eingerenkt, wie viele annehmen, sondern »nur« das Vakuum im Gelenk gelöst (so wie beim »Knackenlassen« der Finger, das einige Menschen ganz gerne machen, löst sich das Vakuum nur einmal und muss sich dann erst wieder aufbauen). Danach wird dann der eigentliche Impuls gegeben, um das Gelenk wieder zu lösen. Auch wenn sich dieser Vorgang nicht so richtig erklären lässt, lassen die Beschwerden meist kurz nach der Behandlung nach. Entsprechend reichen in der Regel ein bis zwei Behandlungen aus, um eine deutliche Besserung am blockierten Gelenk zu spüren. Unterstützt wird diese Therapie mit spezieller Krankengymnastik und/oder Physiotherapie. Diese manuelle Therapie ist besonders effektiv bei eingeschränkter Beweglichkeit des Rückens, der Arm- oder Kniegelenke sowie bei Verspannungen der gesamten Rückenmuskulatur und des Schultergürtels. Besondere Vorsicht ist jedoch bei Behandlungen der Halswirbelsäule geboten, denn unvorsichtige Eingriffe am Hals können im ungünstigsten Fall einen Schlaganfall auslösen. Die Impulsbehandlung im Halsbereich dürfen daher nur Chirotherapeuten, also Ärzte mit spezieller Ausbildung, durchführen, Chiropraktikern fehlt dafür die Zulassung.

OSTEOPATHIE

■ Leben ist Bewegung – so die Philosophie der Osteopathen. Wenn die Beweglichkeit eingeschränkt ist, drohen dem Körper Krankheiten. Das gilt für die Wirbelsäule ebenso wie für die inneren Organe. Der Körper signalisiert eine Störung allerdings nicht direkt und meist auch nicht sehr deutlich. Ausgebildete Osteopathen »übersetzen« diese Körpersprache und versuchen auf diese Weise, Störungen aufzuspüren und zu beheben. Die Ausbildung zum Osteopathen erfolgt in Deutschland nach der Approbation zum Arzt und der darauf aufbauenden Ausbildung zum Chirotherapeuten in einer umfassenden Osteopathieausbildung. Die wichtigsten Diagnoseinstrumente des Osteopathen sind seine sensiblen Hände, mit denen er Blockaden in Gelenken, Muskeln, Organen und im Bindegewebe ertastet. Bei der Behandlung drückt er dann sanft mit den Fingerkuppen eine Zeit lang auf den Verspannungs- oder Schmerzpunkt, bis dieser nachgibt. Diese sehr effektive manuelle Therapie empfiehlt sich bei allen Arten von Verspannungen, Hexenschuss und leichter Stenose.

Der Osteopath gibt dem Körper nach seinem Verständnis Hilfe zur Selbsthilfe, indem er die Blockaden löst, die die Blutversorgung und den Stoffwechsel des Körpers und seiner Organe behindern.

Zur Beurteilung der Qualifikation eines Osteopathen hilft es zu wissen, an welcher Fachschule/Universität er seine Ausbildung absolviert hat. Auskünfte zu diesem Thema finden Sie im Infokasten auf Seite 278.

»Mangelnde Durchblutung und mangelnder Sauerstoff machen krank.«

Der Beruf des Osteopathen ist aufgrund der langen Ausbildungszeit noch nicht sehr verbreitet. Der Norweger Sondre Horntvedt gehört zu den erfahrenen und qualifizierten Osteopathen in Deutschland. Er absolvierte nach seiner Physiotherapieausbildung in Berlin ein Osteopathiestudium in Oslo und kehrte dann wieder nach Deutschland zurück, wo er in München erst freiberuflich für die Alpha-Klinik arbeitete und später im Gesundheitszentrum »Lindebergs«. Er ist Experte für Osteopathie und Physiotherapie.

● **NINA RUGE: Kaum jemand ist in der Lage, »Osteopathie« zu definieren. Was bedeutet »Osteopathie« im Wortsinn?**
SONDRE HORNTVEDT: »Die Krankheit durch die Knochen«. Nach osteopathischem Verständnis entstehen Symptome und Beschwerden, wenn der Körper in seiner Beweglichkeit eingeschränkt ist. Die Knochen als härtestes

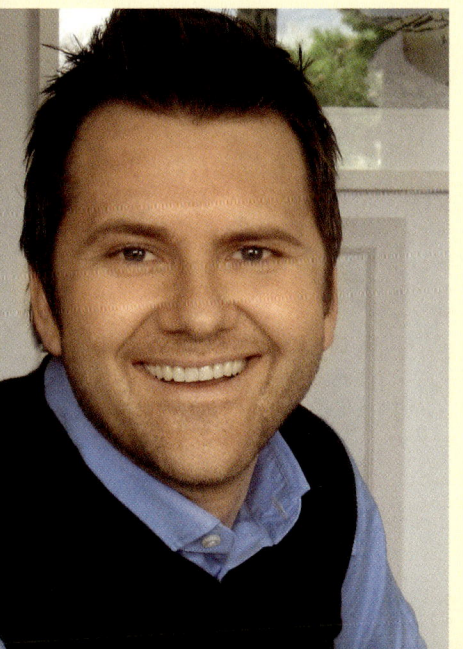

Element im Körper üben dann einen kompressiven Druck auf das Gewebe aus, oder es kommt zu Fehlbelastungen, was zu Schmerzen oder Entzündungen führen kann. Osteopathie bedeutet also eigentlich: Krankheit, die durch die Knochen vermittelt wird.
● **Bitte erklären Sie, wie »Osteopathie« heilt.**
Der Osteopath befreit Blockaden im Körper des Patienten. Das können zum Beispiel Narben, Verklebungen des Gewebes oder Gelenkfehlstellungen sein. Erst wenn der Körper des Patienten frei von Verspannungen und Bewegungseinschränkungen ist, kann auch die Zirkulation der Flüssigkeiten (Blut und Lymphe) un-

gehindert für einen gesunden Stoffwechsel sorgen. Mangelnde Durchblutung und mangelnder Sauerstoff machen krank. Dieser Lehrsatz stammt von dem Gründer der Osteopathie, Andrew Taylor Still, einem US-amerikanischen Arzt. Er hat die Osteopathie vor rund 130 Jahren entwickelt, und einer seiner Hauptlehrsätze ist: »The route of the artery is supreme.«

● **War das denn eine revolutionäre Erkenntnis?**

Diese Erkenntnis ist immer noch sehr revolutionär, da das Verständnis von Heilung oft darauf beruht, etwas Heilendes von außen, also meistens ein Medikament, dem Körper zuführen zu müssen, um Heilung zu erlangen. Nach osteopathischem Verständnis kann sich der Körper (in vielen Fällen) auch selbst heilen, wenn die Blutversorgung und der Stoffwechsel ungehindert funktionieren. Danach richtet sich der Osteopath in seinem Behandlungskonzept.

● **Unter diesem Konzept kann ich mir noch nicht viel vorstellen.**

Ein Osteopath beginnt zunächst mit einer sehr gründlichen Anamnese, einer sorgfältigen Aufnahme sämtlicher den Patienten charakterisierenden Details. Eine solche Anamnese dauert 20 bis 45 Minuten. Sämtliche zurückliegende Unfälle, Krankheiten, alle Beschwerden werden umfassend aufgenommen, auch Magen-, Darm- oder gynäkologische Probleme.

Danach untersucht der Osteopath den Patienten von oben bis unten im Stehen, Sitzen und Liegen. Er stellt so Verspannungen, Schonhaltungen und Bewegungseinschränkung im ganzen Körper fest und setzt diese in Zusammenhang mit den Symptomen des Patienten. So stellt er seine Diagnose.

● **Gynäkologische Probleme können Rückenleiden bewirken?**

Ja, zum Beispiel ein Kaiserschnitt oder eine Gebärmutterentfernung. Im Beckenbereich entsteht oft nach operativen Eingriffen Narbengewebe. Dies kann zu Verklebungen und einseitigen Verspannungen führen, was dort wiederum die Bewegungsfähigkeit der Muskulatur verringert und die Muskeln verspannt. Oft geschieht das nur einseitig, sodass das Becken unmerklich eine Drehung und dann einen Schiefstand erfährt. Das kann wiederum den unteren Lendenwirbelbereich stark belasten, und wenn ein Auslöser dazukommt nach jahrelanger »Fehlhaltung«, wie falsches Heben zum Beispiel, dann kann das im schlimmsten Fall einen Bandscheibenvorfall bewirken.

● **Haben Sie damit eine klassische »Blockade« beschrieben? Dieser Begriff wird in der Chiropraxis und Osteopathie so häufig verwendet – und selten klar definiert.**

Ja, bei dem beschriebenen Fall handelt es sich in der Folge oft um eine Blockade. Unter einer Blockade der Wirbelsäule versteht man eine Bewegungseinschränkung, bei welcher die winzig kleinen Gelenkflächen der Wirbelkörper (die sogenannten Facettengelenke) verklemmen oder verkleben – auch durch extreme Verspannung von umgebenden Muskeln. Damit wird die Blutzufuhr durch die mikroskopisch kleinen Kapillaren in der Umgebung der Wirbelsäule ebenfalls blockiert, die Sauerstoffversorgung wird eingeschränkt, es entstehen Verkrampfungen oder sogar Entzündungen.

- **Dass man Verklebungen bzw. Verklemmungen von Facettengelenken mit einer Behandlung lösen könnte, das kann ich mir in etwa vorstellen. Wie man tiefe Muskelverspannungen mit wenigen osteopathischen Behandlungen beseitigt – das eher nicht.**

Die osteopathische Behandlung beinhaltet die Suche nach der Ursache für tiefe Muskelverspannungen. Wenn der Osteopath das auslösende Problem, wie zum Beispiel schon angedeutet eine Kaiserschnittnarbe oder eine Beckenfehlstellung, behebt bzw. beweglicher macht, so kann sich auch die Muskulatur entspannen. Es gibt auch direkte Muskeltechniken, mit denen manuelle Dehnungen vollführt und Reize gegeben werden. Das Hauptziel ist jedoch, die Ursache der Verspannung zu finden, da die Muskulatur sehr oft reaktiv angespannt ist.

- **Wie lösen Sie Verklebungen?**

Beim Lösen von Verklebungen von Gewebe wird der Patient in eine entspannte Haltung gebracht. Mit meinen Händen suche ich die zu behandelnde Zone auf und gehe synchron mit der Atmung des Patienten tief in das Gewebe. Hierbei ist es sehr wichtig, mit dem Rhythmus des Patienten zu arbeiten, um einer Anspannung entgegenzuwirken. Wenn ich direkten Kontakt mit der Verklebung habe, so dehne ich diese langsam, bis ich spüre, dass das Gewebe weich wird. Beim Lösen von Verklebungen in Form von Gelenkblockaden gibt es viele verschiedene Techniken. Sanfte und weniger sanfte, wie z. B. das Einrenken.

- **Kann man auf diese Weise zum Beispiel den Beckenschiefstand beheben, den Sie eben beschrieben haben?**

Der geht im Zuge der Behandlung oft von allein weg – oder ich korrigiere ihn durch Einrenken der Schambeinfuge und des sogenannten Iliosakralgelenks (Gelenk zwischen Beckenkamm und Kreuzbein). Am häufigsten wende ich dafür die sogenannte Muscle-Energy-Technik an: Ich positioniere den Patienten in Seitenlage, sodass ich das Iliosakralgelenk erreichen kann, halte ihn fest und lasse ihn – gegen meinen Widerstand – im Beinmuskel Spannung aufbauen, und zwar insgesamt dreimal. Dadurch wird das blockierte Gelenk korrigiert.

- **Wie entstehen Blockaden – außer durch Vernarbungen oder Verklebungen?**

Durch Haltungsfehler, bei Unfällen, auch wenn man einen ungünstigen Ausfallschritt macht oder sich nachts im Bett ungünstig umdreht …

- **Ich habe zwei Bandscheibenvorfälle in der Halswirbelsäule (HWS) – einer von beiden führt von Zeit zu Zeit zu heftigen Schmerzen im rechten Arm. Der Wirbelsäulenspezialist Drs. Dekkers rät mir, die HWS NICHT anzutasten, NICHT einzurenken.**

Sehr richtig – im Halswirbelsäulen-(HWS-)Bereich sollte man in Ihrem Fall zurzeit nicht einrenken. Aber ich habe bei Ihnen durchaus Blockaden im Brustwirbelbereich mobilisiert und eingerenkt, was sich auf Ihre HWS direkt auswirkt. Denn Blockaden im Brustbereich führen dazu, dass man sich beim Umdrehen nur im Halswirbelsäulen-Bereich dreht – weil eben der Brustbereich fixiert ist –, und das belastet die Bandscheiben im mittleren Halsbereich außerordentlich. Und: Ich löse bei Ihnen Muskel- und Gelenkverspannungen im obersten Bereich der Halswirbelsäule. Drs. Dekkers hat meines Erachtens völlig recht: Es ist sehr riskant, in dem Bereich einzurenken, in dem der Bandscheibenvorfall oder kürzer BV aufgetreten ist – aber ich meine, die Umgebung darüber und darunter muss unbedingt behandelt werden.

- **Was tun Sie denn, wenn ein Patient mit einem akuten BV im Halswirbelbereich zu Ihnen kommt?**

Als Akutbehandlung wird der Osteopath zunächst Muskelverspannungen lockern, leichte Blockaden lösen, um den Akutschmerz zu lindern. Und dann sucht man nach den tieferen Ursachen.

Akute BVs sind im HWS-Bereich schwieriger zu behandeln als im Lendenwirbelbereich (LWB). Extrem schmerzbelastete Patienten brauchen oft als Erstes eine Schmerztherapie, da kann ein Osteopath wenig machen. Grundsätzlich gilt: Ich kann erst dann einen Patienten gut behandeln, wenn er sich in einem Stadium befindet, in dem er sich zumindest ein wenig bewegen kann, ohne zu starke Schmerzen zu erleiden. Denn die Untersuchung eines Osteopathen ist ja manuell, und die kann man nur durchführen, wenn der Patient über eine Mindestbeweglichkeit verfügt. Entscheidend für den Osteopathen ist, im Zuge der Untersuchung herauszufinden, was der Auslöser für die Beschwerden sein kann. Wenn es sich um einen Autounfall handelte, weiß man, dass man es mit einem Trauma zu tun hat, das bedeutet, dass eine plötzliche Krafteinwirkung den Körper unvorbereitet getroffen hat. Kommt der Patient jedoch mit Beschwerden zum Osteopathen, die durch eine »blöde Bewegung« entstanden sind oder durch eine schleichende Verschlechterung über einen längeren Zeitraum, dann werde ich sehr neugierig. Die zugrunde liegenden Probleme sind nämlich häufig ganz anderer Natur.

- **Welche Behandlungsmöglichkeiten hat denn die Osteopathie zum Beispiel bei einem BV im unteren Lendenwirbelbereich parat?**

Die meisten BVs ereignen sich zwischen den Wirbeln L5/S1 und L4/L5. Meist geht ihnen eine Kreuzbeindrehung voraus mit damit verbundenem Beckenschiefstand – was zu einer messbaren Längendifferenz der beiden Beine führt. Dadurch werden die Bandscheiben im unteren Lendenwirbelbereich einseitig und über längere Zeit extrem belastet, ja geradezu eingedrückt – was einen BV bewirken kann.

In solchen Fällen korrigiere ich den Beckenschiefstand. Das Schambein lässt sich im Übrigen auch im akuten Zustand eines BV einrenken. Das Kreuzbein und den 5. Lendenwirbel lockere ich mit Hilfe der oben beschriebenen Muscle-Energy-Technik (MET). Als Folge rückt die Beckenbasis wieder in die Waagerechte, und die Bandscheiben werden gleichmäßig belastet. Außerdem korrigiere ich Blockaden oberhalb des BV, um dort die Muskulatur zu lockern.

● **Wie behandeln Sie eine Stenose?**

Mit osteopathischen Methoden ist eine Stenose kaum zu behandeln. Das Einzige, was wir tun können, ist, die Facettengelenke frei beweglich zu halten, damit die Nerven mehr Raum haben und sich das umliegende Gewebe nicht entzündet. Wir renken also bei klassischen Blockaden ein – ansonsten mobilisieren wir, damit die Durchblutung ungehindert zirkulieren kann. Das Einrenken ist allerdings eine hohe Kunst, weil die Facettengelenke in sämtlichen Himmelsrichtungen blockiert sein können. Beim BV haben wir es meistens mit einer Flexionsblockade zu tun, die Wirbelkörper sind also »nach vorne« gekippt.

● **Zur Prävention und auch zur Nachsorge empfehlen viele Fachleute Yoga. Was halten Sie davon?**

Yoga ist hervorragend geeignet für Prävention und Therapie. Denn Yoga bewirkt ja das, was Osteopathen als das »A und O« betrachten: unbewegliche Partien und Muskeln beweglich zu machen – und vor allem, im gesamten Körper eine freie Durchblutung zu ermöglichen. Der Osteopath kann Blockaden lösen und Schmerzzustände lindern, doch der Patient muss aktiv Verantwortung für seine Gesundung bzw. die Vorbeugung von Krankheiten übernehmen. Deshalb empfehle ich Yoga, Pilates, Gyrotonic, weil all diese Methoden zu besserer Beweglichkeit und Durchblutung führen. Bei Gyrotonic vollführt man an speziellen Trainingsgeräten dreidimensionale Bewegungen, die den Körper in seiner Ganzheitlichkeit beanspruchen und stimulieren. Jeder, auch der Kerngesunde, muss aktiv an sich arbeiten, um seine Beweglichkeit zu erhalten oder zu erhöhen.

● **Wie wichtig ist das Training der Bauchmuskulatur?**

Der Patient muss keine extrem muskulösen »Sixpacks« haben, sondern das Verhältnis zwischen der Power der Lendenwirbel- und der der Bauchmuskulatur muss stimmen – das heißt leistungsmäßig ungefähr im Verhältnis 60 zu 40 arbeiten.

● **Weisen wir »Sitzmenschen« eine typische Verschiebung dieses Verhältnisses der Muskelleistung auf?**

Auf jeden Fall. Oft beobachte ich auch extreme Ungleichgewichte bei Menschen, die nicht gut angeleitet in Fitnessstudios trainieren oder die Extremsportarten betreiben. Sie entwickeln viel massivere Blockaden und Muskelspannungs-Missverhältnisse als Menschen, die ausgleichende Sportarten lieben.

● **Erkennen Sie denn bereits dann, wenn ein Patient zur Tür herein kommt, welches Problem er haben könnte?**

Sehr oft – denn ich sehe bereits an der Haltung der Patienten häufig, was die Ursachen sein könnten.

Posterior-Typ   Normo-Typ   Anterior-Typ

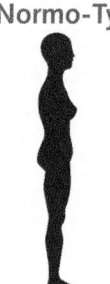 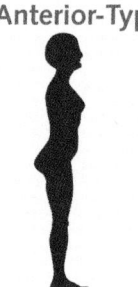

Posterior-Typ
- Verspannungen im oberen Halswirbel-/Kopfbereich
- Verspannungen im Nacken-/Schulterbereich (Witwenbuckel)
- Schultern stehen oft nach vorn innen, führt zu Abklemmung von Gefäßen der Arme was z.B.Entzündungen wie den Tennis-Ellbogen hervorrufen kann.
- Brust in Ausatmungsstellung → anfälliger für Asthma
- Druckdifferenz zwischen Thorax und Abdomen gleicht sich an → Stauung von Lymphe und venösem Blutt → Hämorriden, Krampfadern.
- Becken nach hinten gekippt → verkürzte Muskeln der Oberschenkelrückseite und erhöhte Muskelspannung in der Vorderseite der Oberschenkel, dadurch wird die Kniescheibe vermehrt belastet.
- Erhöhte Muskelspannung der Unterschenkelvorderseite.

Normo-Typ
- Der Normo-Typ hat durch seine gesunde Haltung keine Probleme.

Anterior-Typ
- Verspannungen im oberen Halswirbelbereich, Nacken-/Schulterbereich
- Brust in Einatmungsstellung → erhöhte Spannung des Zwerchfells. Druck auf Bauchorgane → oft schlechtere Verdauung.
- Becken nach vorne gekippt → Überdehnung und Abschwächung der Bauchmuskeln, verkürzte Muskeln der Oberschenkelvorderseite und erhöhte Muskelspannung der Oberschenkelrückseite.
- Bei Frauen oft Blasenentzündungen, da Gebärmutter nach vorne gegen die Blase kippt und dadurch einen permanenten Druck ausübt.
- Großer Druck von Organen nach unten → häufig Leistenbruch.
- Erhöhte Muskelspannung der Waden.
- **Welchen Rat geben Sie Menschen, die etwas für ihren Rücken tun wollen?**
Schmerz ist ein Warnsignal vom Körper. Ignorieren Sie ihn nicht, auch wenn er nach einigen Tagen von allein verschwindet. Suchen Sie vielleicht einen Osteopathen zur Vorsorge auf. Achten Sie auf regelmäßige Bewegung und eine gesunde Ernährung.

AKUPUNKTUR

■ Bei der Akupunktur werden Energieströme umgelenkt und Störungen im Energiefluss behoben. Die Wirkungsweise der Akupunktur lässt sich wissenschaftlich, trotz unzähliger Studien, nur unzureichend erfassen, da es von Placeboeffekt bis zur Stammzellbildung die verschiedensten Erklärungen dafür gibt (die neuesten Erkenntnisse hierüber finden Sie im Interview mit Dr. Alexander Kosarev auf Seite 80 f.). Erfahrungsgemäß haben die Behandlungen jedoch beachtliche Erfolge und bieten daher eine gute Begleit- und Symptomtherapie. Die besten Ergebnisse erzielen die kleinen Nadeln bei der Therapie von Schmerzen.

FELDENKRAIS

■ Mit der Feldenkrais-Methode werden die Elemente Bewegung, Sinnesempfindung, Gefühl und Denken über die Bewegung verändert und entwickelt. Um Ihnen diese noch recht unbekannte, sehr eigene und doch recht effiziente und spannende Methode näher zu bringen, führte Nina Ruge ein Gespräch mit dem Feldenkrais-Therapeuten, Heilpraktiker und Physiotherapeuten Andrew Lutz.

Wer war Moshe Feldenkrais?

● E wurde 1904 in Russland geboren und war in der ersten Hälfte seines Lebens Physiker. Zunächst forschte er in Paris gemeinsam mit Joliot Curie an der Kernspaltung. Vor den deutschen Besatzern floh er in die Nähe von Glasgow, wo 1949 sein erstes Buch über seine Feldenkrais-Theorie entstand. Im gleichen Jahr ging er in den neugegründeten Staat Israel, leitete dort zunächst die Elektronik-Abteilung des Verteidigungsministeriums, widmete sich dann aber ganz seiner »Feldenkrais«-Forschung. Er wollte eine Methode finden, mit der man Menschen helfen kann, die angeborenen Fähigkeiten besser, organischer einzusetzen, sodass sie lernen, mit Schwierigkeiten optimaler umzugehen. Jahrzehntelang forschte er auf diesem Gebiet, hielt in aller Welt Vorträge – und heute werden Tausende in seiner Methode geschult. In Israel zum Beispiel gehört Feldenkrais zum Alltag, selbst im Staatsballett wird dort seine Methode unterrichtet. An vielen Schauspielschulen, sogar an manchen Tangoschulen gehört die Feldenkrais-Methode inzwischen zur Ausbildung. Moshe Feldenkrais starb 1984.

»Bewusstheit durch Bewegung«

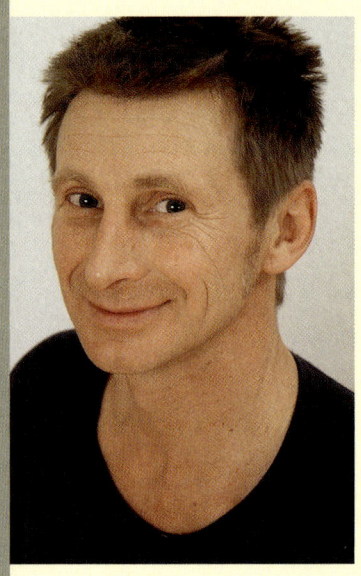

Andrew Lutz startete seine Laufbahn 1978 mit einer Ausbildung zum Physiotherapeuten in Regensburg. Nach einigen Jahren Praxis fand Andrew 1983 in der Münchner Ausbildung zum Heilpraktiker eine optimale Möglichkeit der beruflichen Weiterentwicklung. Darüber hinaus ließ er sich zum Akupunkturtherapeuten ausbilden und praktizierte dann in seiner eigenen Praxis als Akupunkturmasseur und Heilpraktiker. Zehn Jahre später entdeckte er als einer der ersten in Deutschland die Feldenkrais-Methode. Er hatte auch einen persönlichen Grund, weshalb er die Feldenkrais-Methode lernen wollte: Andrew war außerdem noch Capoeira-Lehrer (brasilianischer Kampfsport), und dieses intensive Training hatte zu einigen körperlichen Beschwerden geführt, von denen er sich befreien wollte. Was ihm gelang. Seit 1996 führt Andrew Lutz seine Naturheilpraxis mit Schwerpunkt Feldenkrais.

● **NINA RUGE: Sie sagen, Feldenkrais ist keine Therapie, sondern eine pädagogische Arbeit, und trotzdem behandeln Sie Menschen bei Rückenbeschwerden, wie soll ich das verstehen?**
ANDREW LUTZ: Die Feldenkrais-Methode ist mehr im Grenzbereich zwischen dem Psychologischen und Physikalischen anzusiedeln. Viele Menschen erfahren durch die Feldenkrais-Methode, dass Gesundheit sozusagen erlernbar ist. Man könnte sagen, die Feldenkrais-Methode ist ein pädagogisches System, das Menschen helfen will, sich selbst zu helfen.
● **Ich habe mich nun von Ihnen schon mehrere Male behandeln lassen, habe am eigenen Leib erfahren, dass die Methode erstaunlich schnell – ich sag jetzt nur mal »hilft«. Aber vorweg muss man wohl zunächst verstehen, dass die Einzelsitzung nur eine von zwei Methoden ist.**
Ja, das ist richtig. Im Feldenkrais-Jargon spricht man bei den Einzelsitzungen von »Funktionaler Integration« (FI). Der Patient liegt auf einer breiten Liege. Er wird vom Therapeuten sanft bewegt und dabei auf seine Bewegungsmuster aufmerksam, auf seine Bewegungsmöglichkeiten und Bewegungseinschränkungen. Der Patient lernt neue Bewegungsmuster – allerdings nicht mit dem Kopf,

sondern mit dem Körper. Sie werden ihm nonverbal mit den Händen gezeigt. Die zweite Methode »Bewusstheit durch Bewegung« (ATM) ist eine aktive Gruppenarbeit und besteht aus verbal vermittelten Bewegungsanleitungen. Dabei lernen die Menschen, den Hintergrund ihrer Bewegung zu spüren, zu betrachten und gegebenenfalls zu verändern: ob sie weich, fließend und leichtgängig ist, oder ob sie mit übermäßiger Anstrengung ausgeführt wird, gegen einen Widerstand. Nehmen wir das Beispiel Autofahren: Anfänger klammern sich unsicher ans Lenkrad. Sie brauchen richtig Kraft. Ein routinierter Fahrer lenkt entspannt und mit klaren Bewegungen. Die Feldenkrais-Übungen helfen dabei, dass man sich seiner Bewegungen bewusster wird und sich neu organisiert. Der Bewegungsablauf benötigt weniger Kraft und bewirkt weniger Reibung in den Gelenken.

● **Wie behandeln Sie einen Patienten mit akutem Bandscheibenvorfall – sagen wir im Lendenwirbelbereich?**

Ich behandle nur, wenn der Patient keine größeren Ausfallerscheinungen hat und ich das Kernspinfoto anschauen kann. Zunächst frage ich für meine Diagnose nach Funktionseinschränkungen in den Beinen, ich lasse den Patienten aufrecht gehen – wenn er das kann – und beobachte ihn, ich frage nach der Lebenssituation, in der er den Bandscheibenvorfall erlitten hat. Ich arbeite überall, wo ich merke, dass die Schonhaltung generalisiert ist. Es geht nicht darum, die Schonhaltung aufzuheben, sondern vielmehr darum, dass der Rest der Wirbelsäule um den Bandscheibenvorfall herum beweglich bleibt.

Oftmals arbeite ich, wie auch bei Ihnen, zunächst im mittleren Bereich der Wirbelsäule. Dort ist häufig eine auffällige Unbeweglichkeit vorhanden. Hier habe ich die Möglichkeit, Muskelspannungen zu lösen und dem Körper eine Chance zu eröffnen, dem Schmerz in der Lendenwirbelsäule auszuweichen.

● **Wie arbeiten Sie konkret?**

Ich komprimiere zu beiden Seiten der Wirbelsäule die Strecker der Rückenmuskulatur – oberhalb des BV. Ich drücke exakt so stark auf den Muskel, wie sein Spannungszustand ist. Sie haben ja auch gedacht, Ihre Rückenmuskulatur sei entspannt. Das war sie aber gar nicht. Die Muskelrezeptoren melden auf meinen Druck hin ans Gehirn: »Spannung aufgehoben!« – und die Spannung des Muskels lässt dann tatsächlich nach. Ich habe ihm sozusagen die Arbeit abgenommen.

● **Woran merken Sie, dass der Muskel tatsächlich entspannt?**

Er wird spürbar weicher, und der Patient macht einen tiefen Atemzug. Das kann er gar nicht steuern, der kommt von selbst.

● **Wie lange hält diese Entlastung an?**

Das ist sehr unterschiedlich. Es gibt Patienten, bei denen bereits nach der ersten Sitzung eine spürbare Verbesserung eintritt.

Grundsätzlich lässt sich ein BV aber erst therapieren, wenn die Entzündung abgeklungen ist.

• **Welches Verhalten empfehlen Sie Patienten mit BV?**

Sich aus dem Job zurückziehen, keinerlei Sport treiben. Meist hat ein BV mit Überforderung zu tun. Nicht mit körperlicher, sondern mit psychischer Überforderung.

• **Wie soll ich mir das vorstellen: Wie kann psychische Überforderung zu einem BV führen?**

Das erkläre ich Ihnen gerne anhand von folgendem Beispiel: Das Telefon klingelt. Sie wollen an das Telefon gehen und unbewusst machen Sie eine kleine Vorbereitungsbewegung. Dabei werden die Strecker (Extensoren) – grob gesagt der Rücken und die Außen- und Vorderseite der Beine – aktiviert. Diesen Vorgang nennt man den Landau-Reflex. Jetzt stellen Sie sich vor, Sie sind permanenten Anforderungen ausgesetzt und haben ständig das Gefühl, etwas tun zu müssen, und können sich nicht mehr entspannen. Gewissermaßen vergisst Ihr Nervensystem, wie sich der normale Spannungszustand anfühlt. Das Gegenstück davon ist der Schreckreflex (Startle Reflex) – ein Reaktionsmuster auf Angst oder Schmerz. Es knallt und Sie zucken zusammen. Das heißt, Ihre Beugermuskulatur wird reflektiv aktiviert: Sie beißen die Zähne zusammen, ziehen den Kopf ein, verengen den Brustkorb und knicken in den Fußgelenken leicht ein. Nehmen Sie einmal an, Sie befürchten Ihre Termine nicht zu schaffen oder Ihren Job zu verlieren, haben immer das Gefühl, dass Ihre Existenz bedroht ist. Dann werden Ihre Handlungen zunehmend angstgesteuert und Sie können nicht mehr entspannen. Auch in diesem Fall vergisst ihr Nervensystem, was es bedeutet, frei durchzuatmen und ohne Anstrengung aufrecht zu stehen. Damit wird die Muskelspannung zum Dauerzustand, der Körper akzeptiert sie sozusagen als Normalzustand.

Ist jemand einer lang andauernden Stressphase ausgesetzt, befindet er sich im Zustand eines permanenten Startle Reflex, Landau-Reflex oder beides zusammen. Dabei kann der Gesamtmuskeldruck auf die Bandscheiben so hoch werden, dass ein kleiner Auslöser reicht, um einen BV auszulösen – zum Beispiel ein kleiner Aufprall mit dem Autoskooter auf dem Oktoberfest.

• **Was raten Sie Ihren Patienten mit frischem BV?**

Ruhe geben! Ich arbeite nicht mit Patienten, die sich nicht krankschreiben lassen. Ich behandle mit der Methode der Funktionalen Integration, das heißt, ich lasse den Patienten erfühlen, was es bedeutet, von der Dauerspannung runterzukommen. Am Anfang sind mindestens zwei Behandlungen pro Woche nötig, am besten drei. Oft ist beispielsweise ein Patient, der nur gebückt gehen konnte, schon nach wenigen Sitzungen in der Lage, sich wieder aufrecht zu bewegen. Der BV ist damit nicht geheilt. Doch der Patient kann in schmerzfreiere Haltungen ausweichen, und die Entzündung geht schneller zurück.

● **An welchen Körperteilen arbeiten Sie?**

Ich arbeite über das ganze Skelett und über alle Muskeln an Bewegungsmustern und nicht punktuell und partiell. Ich möchte die generalisierte Muskelspannung lösen. Und da merke ich schon beim Berühren des Patienten, wie hoch die Spannung ist.

● **Sehen Sie das sofort?**

Klar, sofort. Das ist typbedingt, kommt also darauf an, wie ein Mensch mit Problemen umgeht.

● **Erkennen Sie Menschen, die bandscheibenvorfallgefährdet sind?**

Menschen, die viel überspielen, wenig ihren Körper wahrnehmen und ungeduldig sind, haben oft einen generalisierten zu starken Muskeltonus. Solche Typen bekommen leicht einen BV. Deren Muskeln sind auch im vermeintlich entspannten Zustand hart wie Drahtseile.

● **Kriegt man die dann überhaupt wieder weich?**

Das ist nicht immer leicht. Dazu gehört nämlich der Erkenntnisprozess: Hohe Leistung ist auch mit viel weniger Anstrengung möglich. Oft hat das mit der Erziehung zu tun. »Wenn du am Abend nicht kreuzkaputt bist, dann hast du nichts geleistet.«

● **Welche Rolle spielt es für Sie, über all dies mit dem Patienten zu sprechen?**

Ich spreche natürlich darüber, was ich bei ihm wahrnehme, und ich bitte den Patienten, zu beschreiben, wie er sich nach der Arbeit fühlt.

● **... und dann sagt der Patient wahrscheinlich immer wie ich: »Das ist ein Gefühl der Selbstverständlichkeit, das Aufrechtstehen, das Gehen ohne jede Anstrengung«** ...

So ist es. Außerdem rate ich dem BV-Patienten, sich aus möglichst viel Gewohntem zurückzuziehen, ganz andere Dinge zu tun – die er immer tun wollte. Musik machen zum Beispiel, oder meditieren. Damit kann er Spannung abbauen. Später rate ich dann zu ganz neuen Sportarten, möglichst kein Leistungssport, sondern Spielerisches – um sich und seine Muskulatur umzuprogrammieren.

● **Neue Bewegungsmuster lernen, sich umprogrammieren – das ist zunächst ziemlich schwierig nachzuvollziehen** ...

Ja, Feldenkrais ist eine Außenseitermethode im Denken und nicht einfach zu verstehen. Ich habe den Vorteil, dass ich beides aus der Praxis kenne, die konventionelle Methode der Physiotherapie und die ganzheitliche Feldenkrais-Methode. Für mich gibt's keine effizientere Methode. Allerdings ist sie nicht leicht zu erlernen. Feldenkrais erfordert ein Handwerkszeug, das viel mit Neurologie, Physik, Psychologie und Morphologie zu tun hat. Da muss der Therapeut echt was können!

Yoga für den Rücken

■ Die fernöstlichen Yoga-Übungen haben längst Einzug gehalten in unsere westliche Welt. Yoga kann man inzwischen sogar bei der Volkshochschule oder im Fitnessstudio lernen. Die modernen Yoga-Übungen folgen dem ganzheitlichen Ansatz, Körper, Geist und Seele in Einklang zu bringen. In den westlichen Ländern wird Yoga häufig in Unterrichtseinheiten vermittelt, in denen die einzelnen Übungen (Asanas) mit Tiefenentspannung, Atem- sowie Meditationsübungen kombiniert werden. Die Durchführung der verschiedenen Asanas verbessert langfristig das Zusammenspiel von Körper, Geist und Atmung. Ziel der Übungen ist eine Steigerung der Vitalität und eine Zunahme der inneren Gelassenheit und Harmonie.

Das regelmäßige Ausführen der Yoga-Übungen hat nachweislich positive Effekte auf die physische und psychische Gesundheit und Lebensenergie. Therapeutisches Yoga kann effektiv zu einer Verbesserung bei Symptomen wie Durchblutungs- und Schlafstörungen, nervösen Beschwerden, chronischen Kopfschmerzen oder eben auch Rückenschmerzen führen. Speziell für den Rücken hat der renommierte Yoga-Lehrer Richard Hackenberg die effektivsten Asanas zusammengestellt und mit Nina Ruge, die bereits seit vielen Jahren Yoga macht, vorgeführt.

Versuchen Sie diese Übungen regelmäßig in Ihren Alltag zu integrieren, indem Sie sich ein paar Minuten täglich schenken, um Ihrem Rücken Stärke und Harmonie zurückzugeben. Durch die wiederholte Ausübung der folgenden Asanas werden Sie innerhalb kurzer Zeit Kraft, Flexibilität, Gleichgewichtssinn und Muskelausdauer trainieren. Dadurch kommt es zu einer deutlich verbesserten Durchblutung des gesamten Rückens bis in die feinsten Kapillaren hinein. Die Rückenmuskulatur wird gekräftigt, was wiederum zu einer verbesserten Körperhaltung führt und damit Ihre gesamte Rückensituation verbessert. Nehmen Sie sich schon morgens zehn Minuten Zeit, ziehen Sie bequeme, dehnbare Kleidung an, und legen Sie sich eine flache, rutschfeste Matte bereit. (Entspannende Musik hilft Ihnen dabei, ruhiger zu werden und schneller abzuschalten. Eventuell können Sie diese Zeit für sich auch mit Düften und sanftem Licht zelebrieren, das hilft Ihnen, schneller in die Ruhe und Gelassenheit zu finden, die man zur konzentrierten Durchführung der Übungen braucht. Yoga-Übungen sind kein Wettbewerb und kein Powersport. Achten Sie lieber genau auf die richtige Durchführung und auf die Spannung in den kleinsten Muskelgruppen. Wenn Sie die Übungen richtig machen, merken Sie schon bald, wie anstrengend sie eigentlich sind, obwohl sie gar nicht so mühsam erscheinen.

Wer oder was ist Iyengar?

● B.K.S. Iyengar[1] ist Yoga-Lehrer, heute 88 Jahre alt. Er lebt in Poona, in Indien. Er hatte mit dem umstrittenen spirituellen Lehrer Bhagwan nie etwas zu tun. Iyengar war als Kind sehr krank und hatte damals das Glück, trotzdem bei einem der größten Yoga-Lehrer seiner Zeit, bei T. Krishnamacharya, ausgebildet zu werden. Damals war es nur körperlich und mental sehr fitten Männern erlaubt, Yoga-Lehrer zu werden. Doch sein Lehrer war einer der Ersten, die sowohl Frauen als auch Kranken diese Ausbildung erteilten.

● Iyengar musste, auf Anordnung seines Lehrers, sehr früh Yoga unterrichten und kam mit englischen Offizieren in Verbindung. Um diesen so anders denkenden und fühlenden Menschen Yoga-Unterricht zu erteilen, musste er eine didaktische Brücke in Richtung Westen schlagen. In englischsprachigen Ländern ist sein Yoga-Stil sehr viel bekannter als hier. Darüber hinaus hat er sich sehr mit anatomischen Grundgesetzen beschäftigt. Beispielsweise hat er die Übungen so gestaltet, dass er die Belastungen für die Gelenke minimierte. Er hat das alles in seiner täglichen Yoga-Praxis entwickelt und über 70 Jahre seines Lebens immer weiter verfeinert. Er war es zudem, der Hilfsmittel ins Yoga gebracht hat: Seile, Stühle, Blöcke, Gewichte, Schulterstandplatten – damit hat er gewissermaßen das therapeutische Yoga begründet. Vorher konnten steife und kranke Menschen kaum Yoga machen.

[1] Iyengar = ausgesprochen »Ayengar«.

»Der wichtigste Muskel ist der Muskel der Sensibilität.«

Richard Hackenberg praktiziert Yoga seit 1979, besitzt mehrere nationale und internationale Zertifikate und ist Anatomiereferent der Yoga-Lehrer-Aus-bildung von Airyoga.com. Er lebt und unterrichtet in München und Umgebung. (Mehr Informationen unter: www.yoga-pranayama.de)

YOGA ZUR STÄRKUNG DES RÜCKENS

● **NINA RUGE: Ist das denn überhaupt möglich, die Grundlagen des Yoga per Text und Fotos zu vermitteln – wie wir das hier versuchen?**
RICHARD HACKENBERG: Das ist möglich – allerdings nur bis zu einem gewissen Grad der »Yoga-Reife«, aber es ist schon erheblich, was man auf diese Weise lernen kann. Ich selbst habe 1979 autodidaktisch mit dem Yoga-Lernen begonnen. Damals gab es eine Handvoll Yoga-Bücher auf dem Markt. Und diese wenigen enthielten noch nicht mal richtige Fotos. Die Übungen wurden

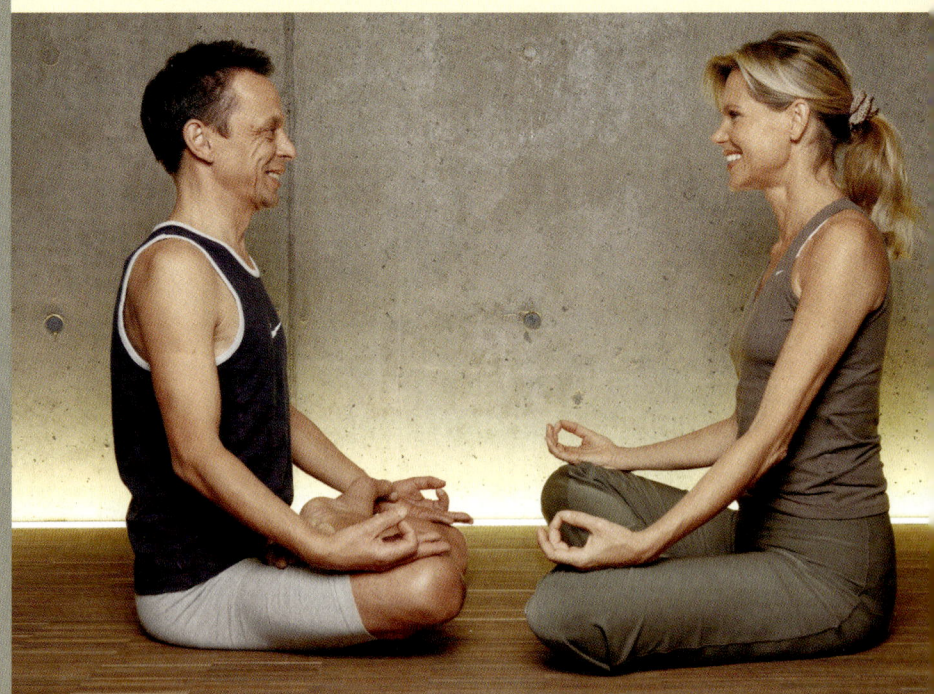

mit Hilfe sehr schlichter Skizzen veranschaulicht. Und die Anweisungen zu den einzelnen Übungen waren – sagen wir – sehr interessant aus dem Indischen übersetzt. Dennoch boten mir diese Bücher die entscheidende Hilfe. Heute sind Yoga-Bücher natürlich um ein Vielfaches anschaulicher und professioneller gestaltet.

● **Was hieß denn für Sie »entscheidende Hilfe«? Nach welcher Hilfe haben Sie damals, 1979, gesucht?**

Ich war Asthmatiker und auf die permanente Einnahme von Medikamenten angewiesen – was aber die Grunderkrankung nicht behoben hat. Noch bevor ich mit dem Yoga begonnen habe, hatte ich mich entschlossen, diese Medikamente abzusetzen, und mir war klar, dass ich der Krankheit von da an auf anderem Wege begegnen musste. Zunächst habe ich mich in Akupunktur-Behandlung begeben, dann habe ich 1979 mit Hilfe eines einfachen Yoga-Buches richtig atmen gelernt. Natürlich ist es nicht so einfach, das richtige Atmen zu lernen. Vor allem weiß man ja als Asthmatiker oft nicht, wie wichtig das Ausatmen ist. Doch das Buch wies mir den Weg dorthin. Allerdings auf sehr rudimentäre Weise. Dort war zum Beispiel zu lesen: »Atme aus, solange du kannst, dann halte die Luft an und ziehe den Bauch ein.«

Heute würde es kein Yoga-Lehrer mehr wagen, einem Unerfahrenen auf so eine Weise zur richtigen Atemtechnik verhelfen zu wollen. Die Grundregel im Iyengar-Yoga zum Beispiel, das ich praktiziere, lautet: Erst sollte der Schüler mindestens ein Jahr Asanas, also Yoga-Übungen, machen, bevor er mit den Atemübungen – Pranayama genannt – beginnen kann. Ich bin das lebende Gegenbeispiel dafür. Ich habe das Wichtigste als Erstes gelernt, und ich habe es per Buch gelernt: das Ausatmen.

● **Jetzt muss ich natürlich wissen, wieso Sie sich für Iyengar-Yoga entschieden haben.**

Ich habe über die gut 25 Jahre meiner Yoga-Praxis verschiedenste Yoga-Stile ausprobiert, aber Iyengar-Yoga besticht durch seine Präzision, durch seine komplexe Feinabstimmung sämtlicher Muskeln des Körpers – wie es in dieser Qualität von keiner anderen Spielart des Yoga gelehrt wird.

● **Und was hat das für einen Effekt auf den Körper – insbesondere auf den Rücken?**

Mit Iyengar-Yoga sensibilisieren Sie Ihren Körper enorm – indem Sie lernen, feinste Bewegungen kraftvoll auszuführen. Sie lernen Muskeln zu betätigen, von denen Sie zuvor noch nicht einmal ahnten, dass Sie sie überhaupt haben. Und das Wichtigste: Sie lernen, wie man richtig steht. Das heißt: Sie lernen, wie man kraftvoll geerdet ist.

● **Und das ist entscheidend für einen gesunden Rücken?**

Das richtige Stehen zu erlernen ist entscheidend für die Aufrichtung der

Wirbelsäule. Eine Wirbelsäule bleibt gesund, wenn die Basis stark ist – und wenn die Bein- und Hüftmuskulatur gedehnt sind, das Becken beweglich ist.

• **Umgekehrt: Kurze Bein- und Hüftmuskulatur sowie ein unbewegliches Becken verursachen also Rückenprobleme?**

Genau. Wenn das Becken steif und die Beinmuskulatur verkürzt ist, muss der Rücken die Kraftanstrengungen und Hebelbewegungen ausführen, die eigentlich in der Hüfte und den Beinen geschehen sollten, was eine Überlastung des Rückens und der Bandscheiben verursacht.

• **Also ist das wichtigste Ziel der Prävention durch Yoga, diese Dehnung und Kräftigung der Becken- und Beinmuskulatur zu bewirken?**

Ja, das ist entscheidend für einen gesunden Rücken, aber ein wichtiges Ziel des Iyengar-Yoga ist auch, das Körperbewusstsein, die Körperintelligenz zu erhöhen, um grundsätzlich Fehlhaltungen und Ungleichgewichte wahrzunehmen. Entscheidend ist weiter, die richtigen Übungen an der Hand zu haben, um diese Ungleichgewichte auszugleichen.

• **Dazu brauche ich aber einen professionellen Yoga-Lehrer.**

Dazu braucht man entweder ein Yoga-System, das so schlüssig ist, dass es sich aus sich selbst heraus erklärt, auch mit Hilfe eines gut gemachten Buches – oder einen Yoga-Lehrer.

• **Ein schlüssiges Yoga-System ist …**

… Iyengar-Yoga. Hierzu sind etliche Bücher erschienen, die einen Einstieg ohne Lehrer ermöglichen. Weitere Fortschritte halte ich allerdings nur für möglich, wenn man mit einem Lehrer arbeitet.

• **Welche Übungen empfehlen Sie zur Prävention?**

Yoga-Übungen, die ausgleichend und stärkend wirken auf die Fuß- und Beinmuskulatur, auf den Beckenboden, auf die Bauch- und Rückenmuskulatur. Stellen Sie sich den stehenden menschlichen Körper vor wie einen kräftigen, aufrechten Kelch, aus dem die Wirbelsäule problemfrei herauswachsen kann. Zugleich muss es Ziel der Prävention sein, die Beweglichkeit des Körpers zu erhöhen. Aufgrund der überwiegend sitzenden Lebensweise der Menschen sind es immer dieselben Muskeln, die sich ungesund verkürzen: die Muskeln im Oberschenkel und den Waden, aber auch die Brust- und Nackenmuskeln. Ein verkürzter Muskel schränkt unsere Bewegungsfreiheit ein. Da sitzt die Wurzel vieler haltungsbedingter Rückenschmerzen.

• **Die meisten Yoga-Anfänger, aber auch viele der Fortgeschritteneren haben immer wieder das Problem, dass sie den Übungen und auch ihrer Atmung nicht genug Aufmerksamkeit zuwenden können, weil sie die ständig rotierenden Gedanken in ihrem Kopf nicht abstellen können.**

Dazu gibt es nur einen Rat: Wirklich mit voller Aufmerksamkeit dorthin gehen, wo Sie im Körper während der Übung etwas spüren. Während ich eine Übung ausführe, wandere ich mit meiner Aufmerksamkeit durch meinen gesamten Körper, vom Scheitel bis zur Sohle, ich achte möglichst auf jeden Muskel, auf die Ausrichtung der Arme und Beine, auf die Position meines Beckens, meiner Schultern und natürlich auf meinen Atem – da bleibt gar kein Raum mehr für störende Gedanken. Wer etwas fortgeschrittener ist, wird eine große Befriedigung darin erleben, seine Aufmerksamkeit an Orte des Körpers zu führen, die er früher nie spürte. Er wird beginnen, seinem Körper die Intelligenz zuzugestehen, die ihm tatsächlich innewohnt. Es ist so spannend, den eigenen Körper in der Yoga-Haltung zu beobachten, wahrzunehmen, wie er reagiert und sich anfühlt – damit hat man wirklich eine Menge zu tun. Diese Wahrnehmung führt übrigens zu einer tieferen Erfahrung des Yoga: zur Bescheidenheit. Man möchte seinen Körper bewusst entwickeln – und man spürt, dass das nur langsam geht, wie man einer Pflanze im Garten beim Wachsen zuschaut …

Oft kommen beim langsamen körperlichen Yoga-Wachstum allerdings auch Gefühle hoch, die lange vergraben waren: Wut, Angst, Minderwertigkeitsgefühle. Es ist wichtig zu wissen, dass wir im Yoga nichts bewerten. Wir nehmen an, was da kommt, es ist schließlich ein Teil von uns.

● **Dazu muss man allerdings über das Wissen verfügen, wie eine Übung bis ins letzte Detail auszuführen ist. Und im Iyengar-Yoga sind die Übungen ja gerade in der Feinmotorik sehr anspruchsvoll …**

Um eine Übung voll zu beherrschen, braucht man Geduld – und Zeit. Man muss Schritt für Schritt vorangehen, ein Detail nach dem anderen lernen. Deshalb habe ich in diesem Buch zu jeder Übung auch nur die wichtigsten vier bis fünf Hinweise aufgeführt. Damit kann man aber schon viel bewirken. Iyengar mit über 70 Jahren Yoga-Erfahrung sagt von sich: Ich bin immer noch am Lernen …

● **Viele Männer sind der felsenfesten Meinung, Yoga sei eine Art weibliche Dehn-Gymnastik, die für die körperliche Fitness nichts bringe.**

Dann haben sie noch niemals Yoga-Übungen ernsthaft ausgeführt. Wenn sie sie ernsthaft probieren, mit allen notwendigen Muskelimpulsen, mit der bewussten Atmung, dann kommen sie richtig ins Schwitzen. Fragen Sie meine männlichen Kursteilnehmer! Aber diese Erfahrung kann man nicht durch Worte machen – die muss man am eigenen Körper erfahren, spüren.

Die empfohlenen Übungen zur Prophylaxe finden Sie ab Seite 218 und auf dem beiliegenden Übungsblatt.

THERAPEUTISCHES YOGA

• **Yoga hat das Image, sanft und fein zu wirken. Können Sie aber auch von spektakulären Heilungserfolgen berichten?**
Für Wunderheilungen sind andere zuständig, wer den Yoga-Weg wählt, braucht Geduld, den sprichwörtlichen langen Atem. Dafür wirkt es auf den ganzen Menschen. Da gibt es zum Beispiel den übergewichtigen Herzinfarkt-Patienten mit drei Stent-Implantationen (Stents sind kleine Röhrchen, die in ein verengtes Gefäß mittels Herzkatheter eingeführt werden und diese aufdehnen) und Bandscheibenvorfall. Er hat mit Hilfe des Iyengar-Yoga Riesenfortschritte gemacht.
Oder etwa die Frau mit einer Skoliose, die permanente Kopf- und Nackenschmerzen hatte und die jetzt fast völlig beschwerdefrei ist. Viele Rückmeldungen bekomme ich von Menschen, die lange Zeit ihres Lebens von Rückenschmerzen geplagt wurden und jetzt mit einer regelmäßigen Yoga-Praxis beschwerdefrei sind.

• **Welche Beschwerden sind überhaupt mit Hilfe von Yoga zu lindern?**
Eine Vielzahl von chronischen, haltungsbedingten Beschwerden zum Beispiel. Schulter- und Nackenschmerzen, Migräne, Rückenschmerzen mit oder ohne spezifisches Krankheitsbild und Skoliose. Ich kenne relativ viele Frauen, die mit ihrer Skoliose ganz gut leben können, wenn sie regelmäßig Yoga üben.

• **Wenn jemand mit Rückenbeschwerden zu Ihnen kommt – wie beginnen Sie die Arbeit mit ihm?**
Das Wichtigste ist, ihm klarzumachen, dass er selbst sein eigener Therapeut ist. Er muss sich entscheiden, die Verantwortung für seine Gesundheit zu übernehmen, ich leiste Hilfe zur Selbsthilfe, ich zeige nur auf, wo es hingeht. Tun muss es jeder selbst. Deswegen wirkt Yoga überhaupt und ist eine perfekte Ergänzung zur herkömmlichen Medizin.
Am Anfang schaue ich, wie jemand steht, sitzt, liegt, und kann daraus Schlüsse ziehen auf die Befindlichkeit der Wirbelsäule. Ich beobachte, welche Beweglichkeit er in der Becken-, Rücken- und Schultermuskulatur hat und wie er atmet, und gebe ihm Rückmeldung.
Mir ist aufgefallen, dass Menschen mit Rückenschmerzen gewisse Gemeinsamkeiten haben: Sie überlasten sich, tragen zu viel, kennen ihren Rücken aber nicht genau, haben wenig Gespür für die Position ihrer Wirbelsäule und haben oft schwache Bein-, Bauch- und Beckenbodenmuskeln.

• **Wie behandelt ein Yogi Rückenleiden – körperlich und mental?**
Ein Yogasutra – also ein Yoga-Spruch, der etwa 2000 Jahre alt ist, lautet: »Künftige Leiden werden durch Yoga verhindert.« Und das Leiden-Verhindern ist nur möglich, wenn man ganzheitlich und personenbezogen arbeitet. Deshalb

lehrt ein Yogi eigentlich keine Übungen oder Haltungen, sondern er lehrt den Menschen. Jeder meiner Teilnehmer im Einzelunterricht hat ein anderes Programm. Mit jedem arbeite ich anders. Den einen muss ich zurücknehmen, den anderen anspornen, der eine braucht mehr Stabilität, der andere Flexibilität. Ein Yogi arbeitet mit dem, was ist.

- **Was können Sie tun, wenn jemand einen akuten Bandscheibenvorfall hat?**
Gar nichts. Mit akutem Bandscheibenvorfall sollte man (abgesehen vom Besuch beim Arzt) erst einmal nichts anderes tun, als sich zu entspannen. Absolut tabu ist es, sich mit dem unteren Rücken nach vorne zu beugen. Noch mehr tabu ist das Vorbeugen, das mit Drehungen der Wirbelsäule verbunden ist. Und natürlich keinerlei Lasten tragen.

- **Worauf kommt es an, wenn das akute Stadium vorbei ist?**
Nach einem Bandscheibenvorfall ist man oft sehr verspannt und hat Angst, sich zu bewegen. Hier sind weiche, fließende Bewegungen wichtig, die Angst nehmen und Muskelverspannungen lösen – allerdings nur, wenn das keine Probleme bereitet –, und Übungen zum Stärken von Bauch und Beckenboden. Es ist entscheidend, ein Gespür für die Position der Wirbelsäule zu haben, im Stehen, aber vor allem im Sitzen.

Ich rate jedem Menschen mit einem Bandscheibenvorfall, der sich für den Yoga-Weg entscheidet, einen erfahrenen Iyengar-Yoga-Lehrer aufzusuchen, am besten zuerst einmal einige Einzelstunden zu nehmen, wenn das möglich ist. Aber erst wenn die akuten Schmerzen abgeklungen sind – also nach zirka sechs Wochen.

- **Was kann man mental tun, wenn der Schmerz akut ist?**
Überprüfen Sie, ob Sie sich nicht zu viel aufgeladen haben – ob Sie nicht etwas abgeben können. Und: Wichtig ist, sich mit dem Problem positiv zu beschäftigen, die Anatomie der Wirbelsäule kennenzulernen, den Hintergrund der Krankheit zu erforschen – also Verantwortung für die Krankheit zu übernehmen … und sich damit selbst zu heilen.

- **Wie wichtig ist die Zusammenarbeit mit dem Arzt?**
Es ist absolut entscheidend, die Quelle der Schwierigkeiten zu kennen. Wenn jemand mit einem ernsthaften Rückenproblem bei mir Einzelunterricht nehmen möchte, muss er seine Diagnose in der Tasche haben. Es gibt inzwischen hervorragende Diagnosemethoden, die, abhängig vom Fall, unterschiedlich hohe Aussagekraft haben. Fragen Sie Ihren Arzt ein Loch in den Bauch. Schreiben Sie sich auf, was der Arzt sagt, lassen Sie sich Fachbegriffe so lange übersetzen, bis Sie die Zusammenhänge verstanden haben. Und: Lassen Sie sich von einer beunruhigend klingenden Diagnose nicht ins Bockshorn jagen. Bei jedem Menschen liegen die Dinge anders. Viele leben mit einem massiven Bandscheibenvorfall beschwerdefrei, viele haben eine Stenose und spüren nichts.

Übungen zur Therapie von Rückenproblemen

ÜBUNGEN BEI STENOSE UND ANDEREN RÜCKENPROBLEMEN

Entscheidend bei Stenose ist es, Länge in die Wirbelsäule zu bringen. Im Einzelunterricht mit einem erfahrenen Yoga-Lehrer gibt es die Möglichkeit, asymmetrisch zu üben, um die Effekte der Wirbelsäulenkrümmung (z. B. Schulter- und Nackenschmerzen) zu mildern. Dies kann mit einer gezielten Atemlenkung unterstützt werden. Hier stelle ich Ihnen eine Übungsreihe vor, die Länge in die Wirbelsäule bringt und die Sie zu Hause machen können.

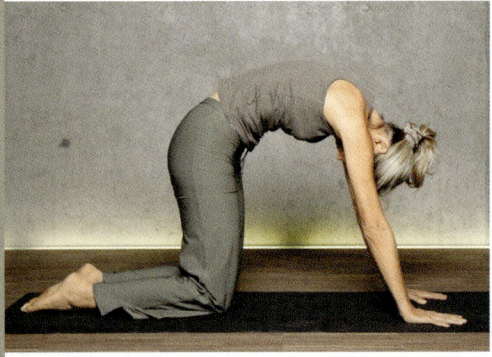

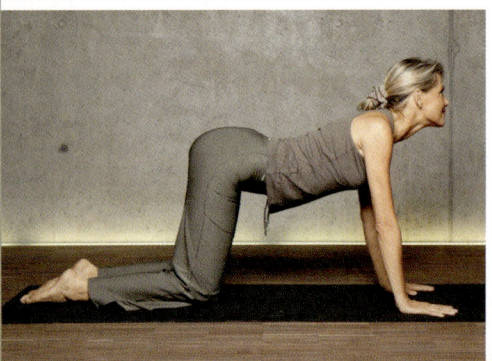

Die Katze

Knie hüftbreit, Hände schulterweit, Arme gestreckt. Mit dem Ausatmen den Bauch einziehen und einen weichen Katzenbuckel machen, die Hände in den Boden schieben, den Kopf hängen lassen.
Mit dem Einatmen den Bauch loslassen, den Kopf und den Brustkorb heben.

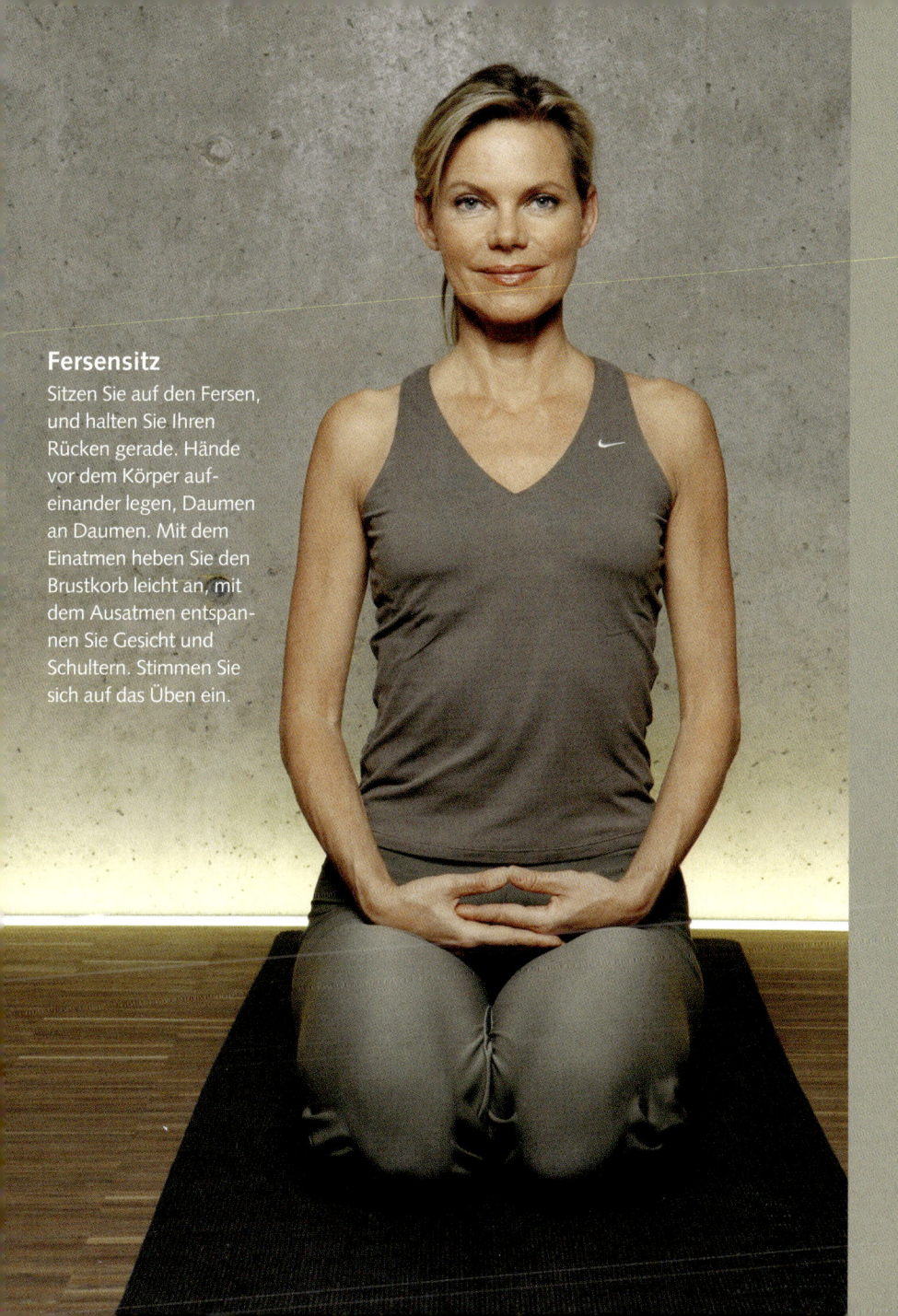

Fersensitz

Sitzen Sie auf den Fersen, und halten Sie Ihren Rücken gerade. Hände vor dem Körper aufeinander legen, Daumen an Daumen. Mit dem Einatmen heben Sie den Brustkorb leicht an, mit dem Ausatmen entspannen Sie Gesicht und Schultern. Stimmen Sie sich auf das Üben ein.

Regeln zum Üben von Yoga

- Üben Sie nur, wenn Sie keine akuten Rückenschmerzen haben!
- Wenn Sie in einer Haltung Schmerzen haben, gehen Sie sofort aus dieser heraus, und versuchen Sie es ein andermal erneut. Wenn die Schmerzen immer wieder kommen, fragen Sie einen erfahrenen Yoga-Lehrer.
- Üben Sie auf einer rutschfesten Unterlage.
- Üben Sie barfuß, um den Boden zu spüren. Tragen Sie gut sitzende Kleidung, um die Ausrichtung Ihres Körpers sehen zu können.
- Atmen Sie ruhig und gleichmäßig durch die Nase, halten Sie nicht den Atem an.
- Machen Sie sich bewusst, dass Sie Ihrem Körper etwas Gutes tun, und genießen Sie das Üben.

Der Hund

Die Füße hüftbreit, die Hände schulterweit. Beides fest in die Erde schieben und die Sitzknochen zur Decke strecken. Entscheidend ist die Streckung der Wirbelsäule. Kopf locker zwischen den Armen, Fersen Richtung Boden dehnen.

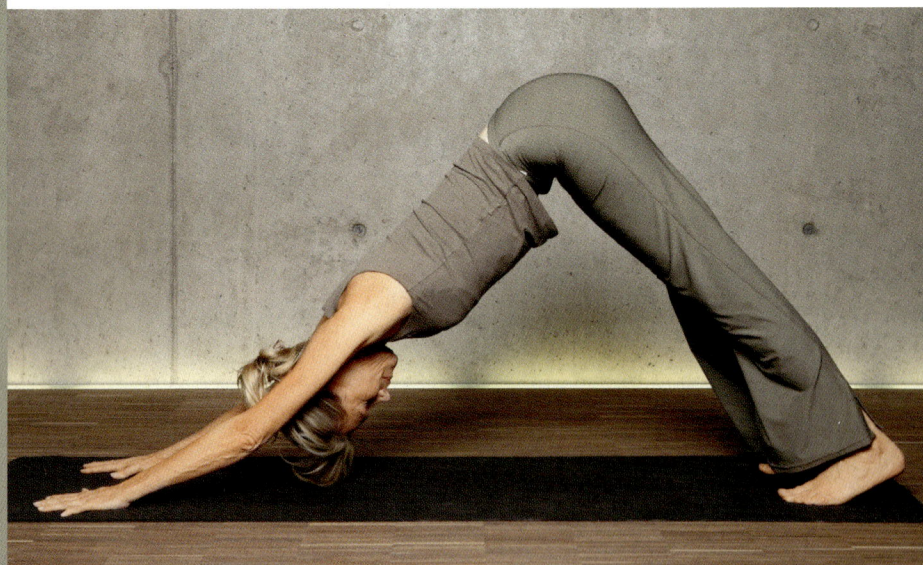

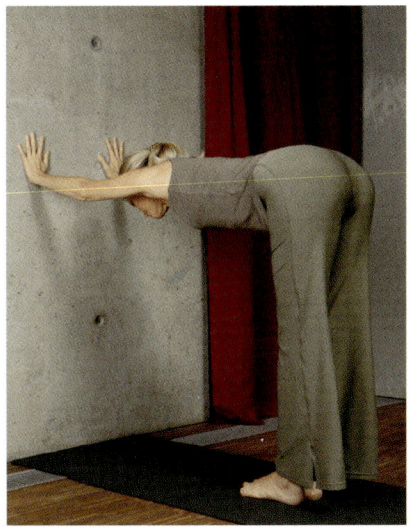

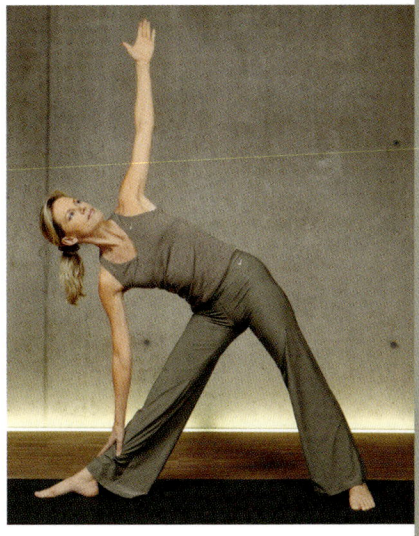

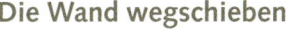

Die Wand wegschieben

Mit hüftbreiten Füßen vor der
Wand stehen und die Hände
so hoch an die Wand legen,
dass Sie den Rücken gerade
durchstrecken können. Mit dem
Ausatmen die Wand wegschie-
ben, die Sitzknochen heben
und fest auf dem Boden stehen.
Bringen Sie mit jedem Ausatmen
möglichst viel Länge in die Wirbelsäule. 10 Atemzüge bleiben.

Das Dreieck

In einer beinlangen Grätsche
stehen, das rechte Bein um 90°
ausdrehen, den linken Fuß ein
wenig eindrehen. Beide Beine
lebendig, die Füße aktiv, die
Innenknöchel leicht gehoben.
Mit dem Einatmen die Arme zur
Seite strecken und die Beine stark
machen. Mit dem Ausatmen in
der Hüfte beugen und den
Oberkörper in der Beinlinie zur
Seite neigen, das Schienbein
greifen, einatmen und den
Brustkorb weiten. Etwa 10 tiefe
Atemzüge in der Haltung bleiben,
mit dem Einatmen hochkommen
und zur anderen Seite üben.

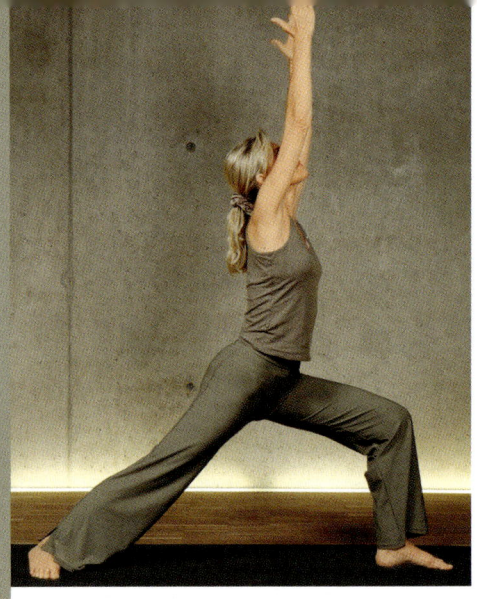

Der Held

Mit dem linken Bein einen großen Schritt nach vorn machen, den rechten Fuß etwas ausdrehen, das Becken möglichst gerade halten.

Mit dem Einatmen die Arme zur Decke strecken, die Taille schlank machen, den Brustkorb heben. Ausatmen und das linke Bein beugen, bis das Schienbein senkrecht ist. 5 bis 10 tiefe Atemzüge machen, mit dem Einatmen das vordere Bein strecken, ausatmen, die Arme sinken lassen, andere Seite üben.

Atmung im Yoga

● Die Atmung ist von entscheidender Bedeutung in den Yoga-Übungen. Wir atmen tief und gleichmäßig in unseren gesamten Atemraum. Das heißt, wir benutzen nicht die Bauchatmung, sondern lassen unsere Atmung vom Bauch aus höher in die seitlichen Rippen und von da in den ganzen Brustkorb fließen. Wir füllen unsere Lungen gleichmäßig und ganz mit Atemluft, um sie danach wieder ganz zu entleeren. Das geschieht möglichst ohne jegliche Anspannung in Gesicht, Hals und Brustkorb.

● Diese vollständige Atmung sorgt für guten Luftaustausch und gute Sauerstoffversorgung während der Yoga-Übungen. Eine tiefe Atmung massiert durch die Bewegung des Brustkorbs und der Rippen sanft unsere Wirbelsäule und durch die Bewegung des Zwerchfells gleichzeitig unsere inneren Organe.

● Das Zwerchfell, unser Haupt-Atemmuskel, ist durch seine Sehnenansatzpunkte mit wichtigen Haltungsmuskeln in der Lendenwirbelsäule verbunden.

● Zusätzlich ist die Konzentration auf eine tiefe Atmung die einfachste Art, unsere Aufmerksamkeit in den Körper zu bringen. Ohne diese Körperaufmerksamkeit wirken die Yoga-Übungen deutlich weniger.

Drehsitz

Sitzen Sie mit geschlossenen Beinen mittig auf der Sitzfläche, die Beine zeigen zur Seite. Greifen Sie die Stuhllehne bem Ausatmen, drücken Sie mit den Händen Richtung Boden, als wollten Sie den Stuhl in die Erde schieben. Mit dem Einatmen richten Sie Ihren Oberkörper auf. Sie sollten ganz gerade sitzen, die Wirbelsäule aufgerichtet. Mit dem nächsten Ausatmen drehen Sie sich mit Unterstützung der Hände zur Stuhllehne hin. Bleiben Sie 5 bis 10 Atemzüge so, und kommen Sie einatmend zur Mitte zurück.

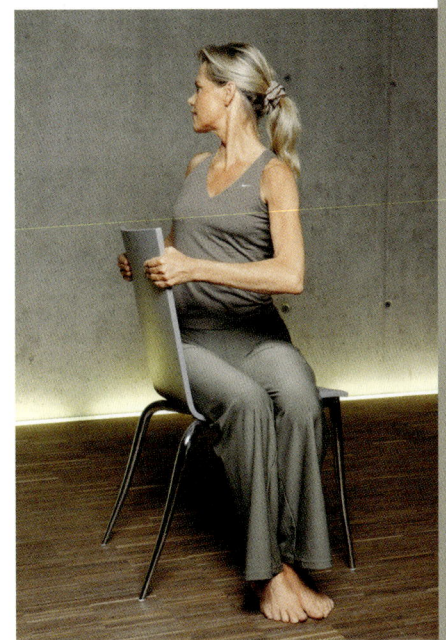

Entspannung

Legen Sie sich auf den Rücken, achten Sie darauf, ganz symmetrisch in der Mitte der Matte zu liegen, die Knie über ein dickes Kissen oder eine dicke Deckenrolle. Lassen Sie den unteren Rücken ganz entspannt in den Boden sinken, Gesicht, Nacken, Schultern und Rücken mit dem Ausatmen loslassen. Arme und Beine werden schwer, die Atmung fließt ruhig und gleichmäßig. Erlauben Sie sich, ganz loszulassen.

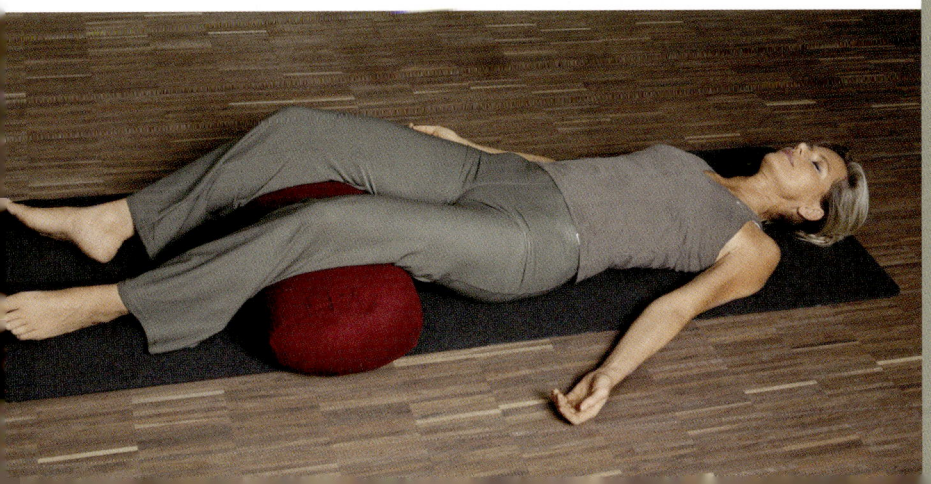

»Die Ernährung muss bei der Therapie helfen, ein überzogenes Vata zu besänftigen.«

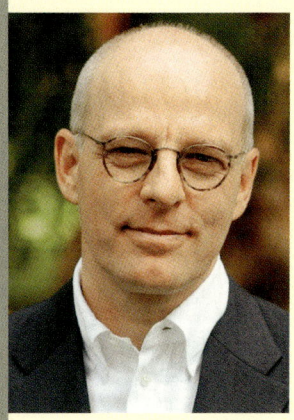

Dr. med. Ulrich Bauhofer studierte in Würzburg Medizin und promovierte zum Thema Transzendentale Meditation. In Traben-Trarbach baute er das Gesundheitszentrum Parkschlösschen Bad Wildstein auf und leitete es erfolgreich über viele Jahre. Dort wird – in Deutschland einzigartig – mit Methoden des ganzheitlichen naturheilkundlichem Ayurveda behandelt. Zurzeit praktiziert Dr. Bauhofer in München in seiner Maharishi-Ayurveda-Praxis. Nina Ruge, die sich seit Jahren intensiv mit dem Thema der ayurvedischen Ernährung beschäftigt und sich mit wachsender Begeisterung und körperlichem Wohlgefühl auf diese Weise ernährt, stellte Dr. Bauhofer spezielle Fragen zur gesunden Ernährung, mit besonderem Augenmerk auf unsere Knochen.

● **NINA RUGE: Kann ein akutes Rückenproblem wie ein Bandscheibenvorfall auch durch ayurvedische Ernährung behandelt werden?**
ULRICH BAUHOFER: Aus ayurvedischer Sicht ist solch ein Rückenproblem durch eine Vata-Störung verursacht. (Vata, Kapha und Pitta sind in der ayurvedischen Lehre die drei Doshas, das sind biologische Programme, die alle Funktionen im Organismus steuern und seine Strukturen aufbauen, die bei jedem Menschen in einem spezifischen und individuellen Verhältnis ausgebildet sind, die dadurch ihr ganz eigenes Wirkungsmuster erzeugen und die unterschiedlichen Konstitutionstypen prägen.) Die Ernährung muss bei der Therapie helfen, ein überzogenes Vata zu besänftigen. Sie bildet also einen Aspekt in einem komplexen ayurvedischen Behandlungsschema.
● **Das gilt auch für die Prophylaxe?**
Ja. Sie können beispielsweise mit Hilfe Ihrer Ernährung den Stoffwechsel entlasten – sowohl als Prophylaxe als auch im akuten Stadium. Ein 10-tägiges Entgiftungsprogramm kann eine große Erleichterung bewirken.

● **Können Sie aus Ihrer Erfahrung sagen, dass Stress zu Rückenproblemen führen kann?**
Auf jeden Fall. Unter massivem Stress entwickeln die Menschen, deren Schwachstelle die Wirbelsäule ist, häufig diese Problematik. Im Stress spannt sich die Muskulatur an. Dauerstress führt zu chronischem Hartspann, das spüren Sie häufig im Schulter-Nacken-Bereich – und unter diesem dauerhaften Druck und Zug an den Wirbeln wiederum können Bandscheiben »vorfallen«.

● **Mit welcher Kombinationsbehandlung haben Sie die besten Erfahrungen gemacht?**
Ayurvedische Entgiftung, Dosha-bezogene Ernährung, Stressmanagement, ausreichend Schlaf, Ölmassagen, ayurvedische Heilmittel und Osteopathie. Gerade eine osteopathische Therapie kann in ihrer Wirkung durch richtige Ernährung und die anderen ayurvedischen Maßnahmen wunderbar unterstützt werden.

10-TAGE-PROGRAMM ZUM ABBAU VON AMA

● Morgens ein großes Glas (mindestens 1/2 Liter) warmes Zitronenwasser mit Honig trinken. Wasser aufkochen, abkühlen lassen auf etwa 40°C, Saft einer halben ausgepressten Zitrone und einen Teelöffel Honig hinzufügen.

● Auf das Frühstück verzichten oder nur gedünstetes Obst essen, frühestens eine Stunde nach dem Aufstehen.

● Tagsüber jede halbe bis eine Stunde eine Tasse heißes, abgekochtes Wasser trinken. Wasser zehn Minuten kochen, dann in eine Thermoskanne füllen. Sie können das Wasser auch mit einigen Scheiben einer frischen Ingwerwurzel kochen, dadurch erhöht sich die stoffwechselanregende Wirkung.

● Bitte auf alkoholische Getränke, Kaffee und schwarzen oder grünen Tee in diesen zehn Tagen verzichten.

- Vor dem Mittagessen zwei bis drei Scheibchen einer frischen Ingwerwurzel mit einigen Tropfen Zitronensaft und etwas Steinsalz essen.

- Auf leicht verdauliche Mahlzeiten achten. Essen Sie sehr viel Gemüse (keine Tomaten oder Pilze), dazu Reis, Dinkel, Nudeln oder Kartoffeln. (Meiden sollte man – da schwer verdaulich – Rohkost, Fleisch, Wurst, Fisch, Eier, Frittiertes, Gebratenes, Brot, Süßigkeiten und schwere Milchprodukte wie Sahne, Quark und Hartkäse.)

- Mit Ausnahme von Obst sich auf zwei Mahlzeiten am Tag beschränken. Das Essen sollte lecker schmecken und Sie befriedigen. Falls Sie eine Zwischenmahlzeit benötigen, essen Sie Obst (keine Bananen) – allerdings nicht mehr nach 16 Uhr. Abends genügt eine Gemüsesuppe oder gekochtes Gemüse mit Reis oder Nudeln. Bitte nicht nach 19 Uhr essen.

- Wenn möglich, nicht nach 22.30 Uhr ins Bett gehen.

Danach beruhigen Sie Ihr Vata mit Hilfe eines ausgewogenen Ernährungsprogramms. Auch Ganzkörper-Ölmassagen sind hilfreich – und vor allem ausreichend Ruhe und Regenerationsphasen.

IHRE ERNÄHRUNG (AHARA)

■ Eine gute Ernährung ist eine der wichtigsten Säulen für unsere Gesundheit. Ludwig Feuerbach formulierte ihre herausragende Bedeutung in dem klugen Satz: »Der Mensch ist, was er isst.« Doch nicht nur, was wir essen, sondern auch, wie wir unsere Nahrung verdauen, bestimmt die Tragfähigkeit unserer Gesundheit. Rückenschmerzen hängen mit einer Vata-Störung zusammen. Daher sollten Sie in nächster Zeit auf eine Vata-beruhigende Ernährung achten.

FRÜHSTÜCK

■ Nach dem Aufstehen ein großes Glas (1/2 Liter) warmes Zitronenwasser mit Honig trinken. Wasser kurz aufkochen, abkühlen lassen, den Saft einer halben ausgepressten Zitrone hinzufügen, ebenso einen Teelöffel Honig. Damit regen Sie Ihren Stoffwechsel und die Darmtätigkeit an.

Wenn überhaupt, zum Frühstück frisches, reifes und süßes Obst wie Mango, Melonen, Papayas, Ananas, Pflaumen, süße Beeren, Kirschen, Pfirsiche, Aprikosen, frische Feigen, Trauben, Zitronen, süße Orangen, Datteln, Rosinen, süße und saftige Äpfel, Birnen, Kiwi, Granatäpfel entweder einzeln, als Obstsalat oder mit etwas Joghurt. Sie können auch ein leichtes Müsli essen, das Getreide dabei aber kurz aufkochen, andernfalls können Sie es so früh nicht verdauen. Bitte mit dem Frühstück mindestens eine Stunde nach dem Aufstehen warten.

MITTAGESSEN

■ Essen Sie regelmäßig, am besten zwischen 12 und 14 Uhr. Wenn Sie etwas zu sich nehmen, was vorwiegend süß, sauer oder salzig schmeckt, beruhigen Sie damit ein überzogenes Vata. Das Gleiche erreichen Sie mit Speisen, die warm, also gekocht, etwas schwerer und fetter oder saftig sind. Ein kleiner Salat ist in Ordnung, aber sich mittags nicht auf Rohkost beschränken (nach 16 Uhr keine Rohkost mehr essen). Auch warme oder noch besser heiße Getränke besänftigen Vata, allerdings nicht Kaffee, schwarzer und grüner Tee. Achten Sie darauf, zu den Mahlzeiten eine ausreichende Menge zu essen, sodass Sie sich gesättigt, aber nicht müde und schwer fühlen.

Die folgenden Nahrungsmittel eignen sich für Sie, gehören also zu Ihrer Therapie. Wenn Sie etwas davon nicht vertragen oder es Ihnen nicht schmeckt, lassen Sie es einfach weg.

Milchprodukte: alle Milchprodukte, Milch, Butter, Frischkäse, Sahne, frischer Joghurt.

Getreide: Reis (vorzugsweise Basmati- oder Vollkornreis), Weizen, gekochte Haferflocken in kleiner Menge, Dinkel.

Gemüse/Salate: Kürbis, Tomaten (wenig), Spargel, rote Beete, Karotten, Zucchini, Gurken, milder weißer Rettich, Fenchel, Artischocken, zarte Auberginen; auch kleine Mengen Kartoffeln, Rosenkohl, Brokkoli, Blumenkohl, Spinat, Bohnenkeimlinge. Süßkartoffeln können gekocht und mit etwas Ghee (gesiedetes Butterschmalz) verwendet werden.

Obst: alle reifen, süßen und saftigen Früchte oder eingeweichte Trockenfrüchte.

Hülsenfrüchte: Sojaprodukte, Tofu, rote Linsen, Mungobohnen. Alle Nüsse außer Erdnüsse, Samen nur in kleinen Mengen. Alle Öle eignen sich.

Süßmittel: brauner Zucker, Zuckerrohrprodukte, Honig in kleinen Mengen.

Gewürze: alle Gewürze sind empfehlenswert.

Fleisch/Eier dagegen möglichst selten, wenn Fleisch dann: Hühnchen oder Truthahn (also weißes Fleisch), Lamm, Wild, Meerestiere oder Süßwasserfisch in kleinen Mengen.

Eher zurückhaltend sollten Sie bei Nahrungsmitteln mit vorherrschend scharfem, bitterem und herbem (adstringierendem) Geschmack sein. Sie regen Vata an.

Dazu gehören:

Getreide: Hirse, Mais, Buchweizen, rohe Haferflocken, rohe Getreide, nicht zu viel Gerste und Roggen.

Gemüse/Salate: große Mengen an Blattgemüse, Salaten und Rohkost, Brokkoli, Kohl, Blumenkohl, Keimlinge, Kartoffeln, Sellerie, roter Kürbis, Erbsen, überreife Auberginen, Chicorée.

Hülsenfrüchte: alle Hülsenfrüchte außer gelben Mungobohnen und roten Linsen.

Obst: Trockenfrüchte, Preiselbeeren, herbe und unreife Äpfel und Birnen, saures und unreifes Obst.
Fleisch/Eier: Rind-, Kalb- und Schweinefleisch.

ABENDESSEN

■ Am wichtigsten ist, dass Sie nicht zu spät essen. Abends sollten Sie sich mit leicht verdaulichen Mahlzeiten begnügen, zum Beispiel mit einer Gemüsesuppe oder Pasta mit Gemüse, die Ihnen entsprechen, oder einem leckeren Milchreis. Abends auch auf Rohkost, fetten Käse und Joghurt verzichten, das ist zu schwer verdaulich. Brot abends grundsätzlich toasten. Wenn Sie aus geschäftlichen oder anderen Gründen einmal später und schwerer essen sollten, verzichten Sie am Folgetag auf das Frühstück, trinken Sie viel heißes Wasser, oder legen Sie einen Flüssigkeitstag ein. Grundsätzlich gilt: Wenn man gesündigt hat, frühzeitig gegensteuern, um langfristige Schäden zu vermeiden.

FLÜSSIGKEIT

■ Bitte bedenken Sie, dass Ihr Körper zu 70 Prozent aus Wasser besteht. Darum muss er mit ausreichend Flüssigkeit versorgt werden. Viel trinken ist ein gutes Verjüngungsmittel. Täglich sollten Sie es auf mindestens 2,5 Liter bringen. Nichts aus dem Kühlschrank, zumindest Zimmertemperatur, keine kohlensäurehaltigen Getränke. Viel heißes Wasser sowie Kräutertee (Vata-, Pitta-, Kamille-, Minze-, Fencheltee), auch frisch gepresste Obst- und Gemüsesäfte, allerdings nicht mehr abends.

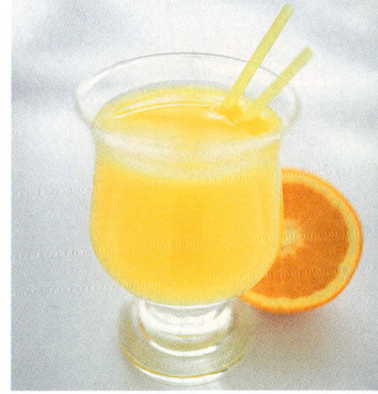

Getränk auf Zimmertemperatur, ohne Kohlensäure und davon 2,5 Liter am Tag.

Operative Maßnahmen

■ Das Beste vorweg: 90 Prozent aller Bandscheibenvorfälle (BV) heilen innerhalb der ersten vier bis sechs Wochen nach Entstehen von selbst. Wenn aber auch sechs Wochen nach Entstehen des Schmerzes immer noch keine spürbare Verbesserung eingetreten ist oder die Rückenschmerzen sogar noch zugenommen haben, müssen Sie sich langsam mit dem nächsten Behandlungsschritt anfreunden. Spätestens jetzt gilt es, die Ursachen für die Beschwerden beim Wirbelsäulenspezialisten abzuklären. Nach einem langen und ausführlichen Gespräch beim SDT, dem Spine Diagnostician and Therapist, wird der erfahrene SDT eine individuelle Therapieempfehlung aussprechen, in welcher die Erkenntnisse aus der Anamnese und aus den Kernspinbildern einfließen. Ob der SDT zu einer operativen Therapie rät, hängt vorwiegend von der Diagnose und dem Leidensdruck des Patienten ab. Dieser ist entscheidend für die Durchführung einer konservativen oder einer operativen Therapie. Die Schmerzen allein sind zwar keine Messlatte für die Therapieempfehlung. Wenn aber jemand mit sehr großen Schmerzen auf einen frischen Bandscheibenvorfall reagiert oder es zu Ausfallerscheinungen und Lähmungen kommt, kann es sinnvoll sein, operativ den BV zu entfernen, auch vor Ablauf der 6-Wochen-Frist. Bei 90 Prozent aller Bandscheibenvorfälle kommt es jedoch zu einer Selbstheilung des Rückens. Daher empfiehlt es sich, mindestens sechs Wochen ab Entstehen der Beschwerden keine operativen Maßnahmen durchzuführen, sondern konservative Therapien, wie vorher beschrieben, anzuwenden. Wenn die Beschwerden jedoch nach dieser Zeit unverändert stark sind, sollte man eine endoskopische Operation erwägen und dann auch zügig durchführen lassen.

Im individuellen Fall kann man aber auch früher zu einem endoskopischen Eingriff raten: zum Beispiel bei einem beruflich stark eingespannten Manager mit einem sehr schmerzhaften Bandscheibenvorfall, der ihm in den nächsten Wochen die Arbeit unmöglich machen wird. In diesem Fall ist ihm mit der OP vielleicht besser geholfen, als ihn vier bis sechs Wochen beruflich aus dem Verkehr zu ziehen, obwohl ihm das wahrscheinlich körperlich und seelisch auch mal ganz gut tun würde. Hier würde ich ausnahmsweise eine schnelle Operation befürworten mit der Auflage, nach der Operation die Schmerzfreiheit für einen erholsamen Urlaub zu nutzen. Auch bei schwierigem familiärem Hintergrund kann eine Operation sinnvoll sein, wie zum Beispiel bei einer Mutter mit kleinen Kindern, die sich ja sicherlich nicht einfach sechs Wochen lang schonen kann.

Doch noch einmal, damit es keine Missverständnisse gibt: Bei den meisten Patienten kann man von einer Bandscheibenoperation abraten. In einigen wenigen Fällen ist eine schnelle Operation angebracht, da die Schwere des endoskopischen Eingriffs in keinem Verhältnis zu den heftigen Schmerzen steht, die der Patient vor dem Eingriff erleiden muss.

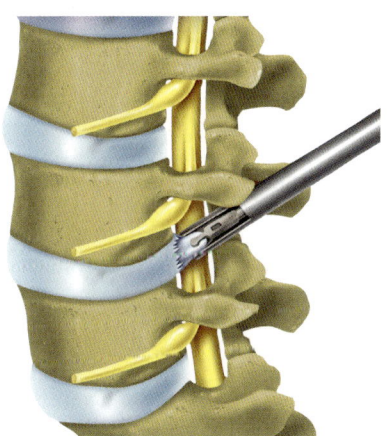

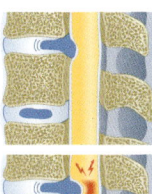

Bandscheiben-vorwölbung

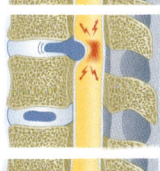

Bandscheiben-vorfall mit starkem Druck auf den Nerven

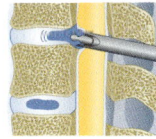

Endoskopische Entfernung

Bei der LED (Lateralen Endoskopischen Discektomie) wird in lokaler Anästhesie durch ein kleines Rörchen der BV entfernt.

BANDSCHEIBENVORFALL
DER LENDENWIRBELSÄULE

■ Bei einem Bandscheibenvorfall wölbt sich Gewebe in den Wirbelkanal vor und übt dort einen Druck auf die Nervenwurzel aus. Die ausstrahlenden Schmerzen sind typisch für die jeweils betroffene Region und lassen dadurch Rückschlüsse auf die genaue Position des Bandscheibenvorfalls zu. In den meisten Fällen strahlt der Schmerz in das Bein. Je nachdem, ob der Schmerz die Beinaußenseite, das Gesäß oder die Leisten überzieht, kann der Fachmann den Ort des Bandscheibenvorfalls schon ohne bildgebendes Verfahren ziemlich genau lokalisieren. Eine Kernspinaufnahme bestätigt dann diese Vermutung. In schweren Fällen treten Lähmungen von Muskelgruppen (häufig die Fußheber- und -senker) auf, die ein rasches Eingreifen erfordern. Bei der seltenen Blasen- und Mastdarmstörung mit entsprechendem Kontrollverlust ist eine sofortige, notfallmäßige Entfernung des Vorfalls notwendig. In den meisten Fällen verschwinden die Symptome jedoch bereits innerhalb der ersten zwei bis sechs Wochen durch Schonung, Ruhe und Anwendung konservativer (siehe Sanfte Therapien, Seite 152 ff.) Methoden. In den wenigen Fällen, bei denen eine Operation das erste Mittel der Wahl ist, empfiehlt sich die schonende, minimalinvasive LED (Laterale Endoskopische Discektomie)

Bei diesem »geschlossenen« Operationsverfahren wird vorgewölbtes oder ausgetretenes Bandscheibengewebe behutsam, unter exakter Sichtkontrolle durch ein kleines Röhrchen, das von der Seite eingeführt wird, entfernt. Dabei wird parallel zum Nerv gearbeitet, der Nerv befreit und somit entlastet. Der eingeklemmte Nerv wird wieder befreit und somit entlastet. Der Eingriff wird unter örtlicher Betäubung durchgeführt.

Die winzigen beweglichen Enden dieser OP-Zange können unter kompletter Sichtkontrolle den Bandscheibenvorfall beseitigen.

DIE OPERATION – LED (LATERALE ENDOSKOPISCHE DISCEK-
TOMIE) – SICHER VON DER SEITE, PARALELL ZUM NERV

■ Unter Kontrolle eines Röntgenbildwandlers wird vorsichtig eine dünne Spinalnadel bis in den Bandscheibenraum vorgeschoben. Durch diese Nadel wird ein wenig Kontrastmittel im Vorfallbereich injiziert, wodurch die Lage und die Größe des Vorfalls für die nachfolgende Operation exakt lokalisiert werden. Anschließend wird ein feiner Draht durch die Hohlnadel direkt in die Bandscheibe eingeführt.

Danach wird die Hohlnadel entfernt. Über den verbliebenen Draht werden feine Kanülen von wenigen Millimeter Durchmesser vorgeschoben.

Mit Hilfe des eingeführten Endoskops wird das ausgetretene Bandscheibengewebe (Sequester) sichtbar gemacht. Danach erfolgt die eigentliche Beseitigung des Vorfalls.

Über den Arbeitskanal des Endoskops werden feine Instrumente eingeführt. Mit winzigen Zangen wird nur die störende ausgetretene Bandscheibensubstanz entfernt, wodurch der Druck auf die Nerven behoben wird.

Besteht zusätzlich noch eine knöcherne Einengung, wird unter Umständen mit kleinen Instrumenten oder dem Laser der knöcherne Kanal für den Nerv erweitert. Im Gegensatz zur konventionellen Bandscheibenoperation wird der Wirbelkanal dabei nicht geöffnet. Narben und Verwachsungsbeschwerden entstehen daher kaum. Da bei diesem Eingriff Weichteile nicht verletzt und Muskeln nicht abgelöst werden, spürt der Patient nach der Operation auch nur geringe Schmerzen. Zwei Stunden nach Beendigung des Eingriffs kann er den Aufwachraum verlassen.

Konventionelle und endoskopische Bandscheibenoperation

Konventionelle offene Bandscheibenoperation

NARKOSE
Der Patient befindet sich in Vollnarkose. Gefahr der operativen Beschädigung des Zentralnervs.

LAGERUNG
Der Patient liegt in Bauchlage, und der Rücken wird zentral mit einem Schnitt von 4 – 8 cm geöffnet.

RISIKO
- Das Rückfallrisiko liegt bei ca. 10 – 17 Prozent.
- große Wahrscheinlichkeit von Narbenbildung und von Verwachsungen rund um die Nerven
- Die Gefahr, dass auch gesundes Bandscheibengewebe teilweise beschädigt oder entfernt wird, ist groß.

SCHMERZEN
Das Schmerzaufkommen nach der Operation ist tendenziell sehr hoch.

NACH DEM EINGRIFF
In der Regel ist bis zu 6 Wochen nach der Operation eine Belastung des Rückens nicht möglich.

KLINIKAUFENTHALT
1 – 3 Wochen
Unter Umständen ist ein Aufenthalt in der Klinik bereits vor dem Eingriff gefordert.

OPERATION
Die Rückenmuskulatur wird im betroffenen Segment von den Knochen abgetrennt, Anteile des Knochens sowie Bänder werden entfernt oder durchtrennt – Stabilitätsverlust sowie starke Traumatisierung und daraus resultierende Schmerzen sind die Folge.

TERMIN
Lange Wartezeiten sind nicht ungewöhnlich.

LED – Laterale Endoskopische Discektomie – von der Seite parallel zum Nerv

Der Patient bekommt eine örtliche Betäubung, er wird
durchgehend überwacht und in eine Art Dämmerschlaf
versetzt, Nervenschäden sind praktisch ausgeschlossen.

Der Patient liegt auf der Seite und der Eingriff erfolgt
vollständig endoskopisch mit einer Hautöffnung
nicht größer als 0,7 cm.

• Die Entstehung von Narben und Verwachsungsgewebe
  ist unwahrscheinlich bis minimal.
• Nur das kranke, störende Gewebe wird entfernt.
• Das Rezidivrisiko ist sehr gering

Nach der Operation sind keine oder kaum
noch Schmerzen vorhanden.

Zwei Stunden nach der Operation können Sie
den Aufwachraum selbstständig verlassen.

1 Tag

Beim Eingriff wird lediglich das störende
Bandscheibengewebe, ohne umliegende Strukturen
wie Knochen, Bänder oder Muskeln zu beschädigen,
entfernt. Hiermit wird eine Instabilität
oder das gefürchtete Narbengewebe um den Nerv
herum vermieden.

In akuten Fällen können Sie innerhalb von
48 Stunden operiert werden.

BANDSCHEIBENVORFALL IM HALSWIRBELBEREICH

■ Die Anzahl der Patienten mit Bandscheibenvorfällen im Halswirbelbereich hat in den letzten Jahren stetig zugenommen. Die auslösenden Faktoren gleichen denen beim Vorfall der Lendenwirbelsäule. Hinzu kommen Verletzungen, wie etwa ein Schleudertrauma, das in rund 30 Prozent der Patientenanamnesen zu finden ist. Weitere Ursachen sind ungünstige Arbeitshaltungen mit ständigem Vorbeugen und fixierter Haltung des Halses, zum Beispiel beim Arbeiten am Schreibtisch und PC. Obwohl Bandscheibenvorfälle im Halswirbelbereich altersunabhängig auftreten, können sich die Probleme mit Beginn der zweiten Lebenshälfte verstärken. Durch die altersbedingten knöchernen Randzackenbildungen am Hinterrand des Wirbelkörpers und seitlich an den Zwischenwirbelaustrittslöchern schreitet die Einengung weiter fort.

Die sieben zierlichen Halswirbel müssen täglich Schwerstarbeit leisten. In diesem besonders sensiblen Bereich kann bereits ein leicht ausgeprägter Bandscheibenvorfall das Befinden stark beeinträchtigen. Erste Symptome für Probleme in diesem Halswirbelsäulenabschnitt sind Kopfschmerzen, Schwindel sowie zentrale Nackenschmerzen. Im weiteren Verlauf können die Schmerzen darüber hinaus ein- oder beidseitig in die Schultern, Arme und entsprechend der Drucklokalisation in die Finger ausstrahlen, wie es auch Nina Ruge von sich selbst beschreibt.

Bei fortschreitendem Beschwerdebild kommt es zu Taubheit oder Ausfallerscheinungen. In seltenen, schweren Fällen kann der Druck auf das Halsmark zu einem unsicheren Gang und zu Nervenausfällen, auch in den Beinen, führen (Cervicale Myelopathie).

In der Regel wurden früher, und zum Teil leider auch heute noch, die benachbarten Wirbelkörperanteile entfernt und das Wirbelgelenk zudem mit eigenem Knochenmaterial oder/und einem Titankörbchen versteift. Im Gegensatz zum konventionellen Bandscheibeneingriff

operiert das Kompetenzteam um Drs. Dekkers vorwiegend minimalinvasiv, endoskopisch (perkutane Nukleotomie). Dabei wird der
Wirbelkanal nicht geöffnet. Dadurch bleiben Narben oder Verwachsungsbeschwerden aus, die bei offenen Operationen sehr häufig
beobachtet werden. Da bei der perkutanen endoskopischen Nukleotomie keine wesentliche Weichteilverletzung verursacht wird, treten
nach der Operation in der Regel nur geringe Schmerzen auf. Die
Entfernung des Bandscheibenmaterials erfolgt durch minimalinvasive Instrumente, welche, durch das Endoskop eingebracht, Stück
für Stück den Nerv freilegen und das Sequester (defektes Bandschei-
benmaterial) entfernen.
Auch kleine Teile von Knochenanwüchsen (Arthroseknochen), die
auf den Nerv drücken, können auf diese Weise in einem Eingriff mit
beseitigt werden. Eine Versteifung mehrerer Wirbelknochen ist dadurch so gut wie nicht mehr notwendig. Es wird nur so viel Band-
scheibenmaterial entfernt wie nötig, dies gewährleistet zusätzlich die
Stabilität der Bandscheibe.

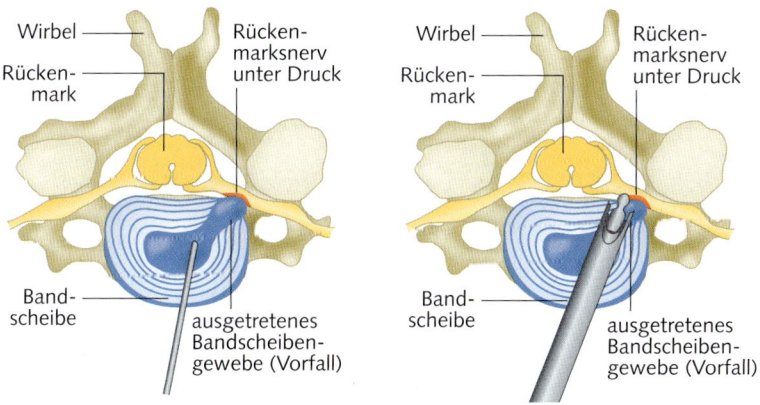

Der Bandscheibenvorfall wird Millimeter für Millimeter endoskopisch entfernt.

Nach dem Eingriff wird die Wunde – kosmetisch sehr effektiv – nur mit einem speziellen Klebepflaster und ohne Naht verschlossen. Somit entsteht auch keine sichtbare Narbe.

Der große Vorteil dieser »sanften« Operationsmethode ist, dass eine Versteifung des Segments vermieden wird. Die Risiken bei diesem Eingriff sind zudem wesentlich geringer als bei einer offenen Operation. Das Verfahren wird lediglich unter örtlicher Betäubung durchgeführt.

Wenn jedoch beim Patienten erhebliche degenerative Veränderungen

OPERATIONEN DER ZUKUNFT

Drs. Dekkers: »Versteifungen der Wirbelsäule gehören in die Mottenkiste«

Neben Patienten mit Stenose und Bandscheibenvorfall gibt es weitere, die zusätzlich noch unter einem Verschleiß ihres Bandscheibenfaches leiden: Die Bandscheibe wird zwischen den Wirbelkörpern zerrieben und kann nicht mehr als Puffer fungieren. In diesem »Gelenk«, das aus zwei aneinander grenzenden Wirbelkörpern und der dazwischenliegenden, aufgeriebenen Bandscheibe besteht, entstehen dadurch bei jeder Bewegung Schmerzen. Das nennt man Diskopathie. Oftmals sieht man diese degenerativen Reaktionen schon direkt in den angrenzenden Wirbelkörperknochen, die sich im Kernspinbild als helle Zonen darstellen (erosive Osteochondrose). Diese hellen Zonen sind typische Zeichen für die Beschädigung des Knochens, der an die beschädigte Bandscheibe grenzt. Außerdem gibt es Patienten, bei denen die Verminderung der Höhe des Bandscheibenfaches schon eine Reizung der Nervenwurzeln verursacht. Bei diesen beiden Patientengruppen wurde früher generell eine Versteifung des Wirbelsegments durchgeführt. Dabei wurde zwischen den Wirbelkörpern ein Metallteil oder ein körpereigener Knochenspan eingesetzt, um einerseits wieder Höhe aufzubauen und andererseits eine komplette Versteifung zu erreichen, damit dieses schmerzhafte Gelenk sich nicht mehr bewegen kann.

In modernen Kliniken wird heute nicht mehr versteift, sondern eine Prothese in das betroffene Bandscheibenfach eingesetzt, d. h. eine Art künstliches Gelenk, vergleichbar mit einem künstlichen Hüftgelenk. Dadurch wird zwischen den Wirbelkörpern wieder die natürliche Höhe geschaffen. Gleichzeitig bleibt die Beweglichkeit erhalten. Aus dieser Therapieform wird sich in der nahen Zukunft eine ganz neuartige Versorgung des Rückens ergeben. Ich würde sie die »Circumferential Motion Reconstruction« nennen (CMR).

oder mehrsegmentale Einengungen oder bereits Schädigungen des Rückenmarks (Cervicale Myelopathie) vorliegen, wird man u. a. zu einer Bandscheibenprothese raten.

Bandscheibenprothese an der Halswirbelsäule

■ Bei der Operation wird in Rückenlage ein etwa vier bis sechs Zentimeter langer Hautschnitt an der linken Halsseite angelegt. Nachdem die Halswirbelsäule freigelegt ist, wird die erkrankte Band-

Was bedeutet CMR? Heute möchte jeder gern, auch im Alter, aktiv und sportlich bleiben. Deswegen wird zunehmend die Degeneration des Rückens direkt an den Stellen behandelt, an denen sie auftritt. Das bedeutet, der »kaputte, verschlissene« Rücken kann mit Hilfe einer gründlichen Rekonstruktion des Spinalkanals und einer zusätzlichen Bandscheibenprothese wieder in seinen natürlichen, gesunden Zustand gebracht werden. Man kann auch von einer Verjüngungskur für den Rücken sprechen. Das ist ein Konzept, das bisher nur in Einzelfällen verwirklicht wird. In einigen Jahren wird es meines Erachtens zum Standard werden – sehr zur Freude der Patienten, weil sie dann wirklich auch im hohen Alter einen aktiven, schmerzfreien Rücken haben werden.
Mir geht es dabei um Grundsätzliches. Als Arzt stelle ich mir immer die Frage: Was können wir den Patienten mit so einer Operation ermöglichen? Unser ganzes Wirken, unser ganzes Erforschen von neuen und Verfeinern von bestehenden Therapien richtet sich doch darauf, den Patienten wieder leistungsfähiger und aktiv zu machen. Wir wollen den Patienten nicht ruhigstellen und ihm sagen:

»Sie sind jetzt operiert, und deswegen können Sie das und jenes nicht machen.«
Das erleben die Patienten doch so oft. Nein – wir möchten im Gegenteil eine Therapie durchführen, die dem Patienten nicht schadet, die ihm Sicherheit bietet und die dafür sorgt, das er genau das machen kann, was er gerne machen will. Dazu gehören: ein aktives Arbeitsleben zu führen, erholsamen Freizeitsport oder sogar Leistungssport zu betreiben. Und genau das ist unser Ziel: Wir wollen erreichen, dass die Menschen wieder ihr normales Leben aufnehmen können. Ich sehe mich nicht als Verbieter, sondern als jemand, der alles möglich macht, damit die Patienten ihren ursprünglichen Aktivitätslevel wieder erreichen.

scheibe vollständig entfernt. Ein spezielles Spreizsystem dehnt im Anschluss daran den Zwischenwirbelraum auf seine ursprüngliche Höhe.

Jetzt können zudem auch die Bandscheibenanteile und Knochenauswüchse (hervorgerufen durch Arthrose/Stenose), die auf Nervenwurzeln oder auf das Rückenmark drücken, entfernt werden. Schließlich wird die Bandscheibenprothese eingesetzt und das Spreizsystem danach wieder entfernt. Der Patient kann direkt am Operationstag seinen Hals wieder frei bewegen.

WIRBELKANALSTENOSE

Die unbekannte Krankheit

■ Bei einer Wirbelkanalstenose (oder kurz Stenose) handelt es sich um eine in der Bevölkerung eher unbekannte Erkrankung der Wirbelsäule, die viele Ärzte resigniert einfach als natürlichen »Verschleiß« abtun. Eine Stenose ist eine durch Überlastung und natürlichen Ver-

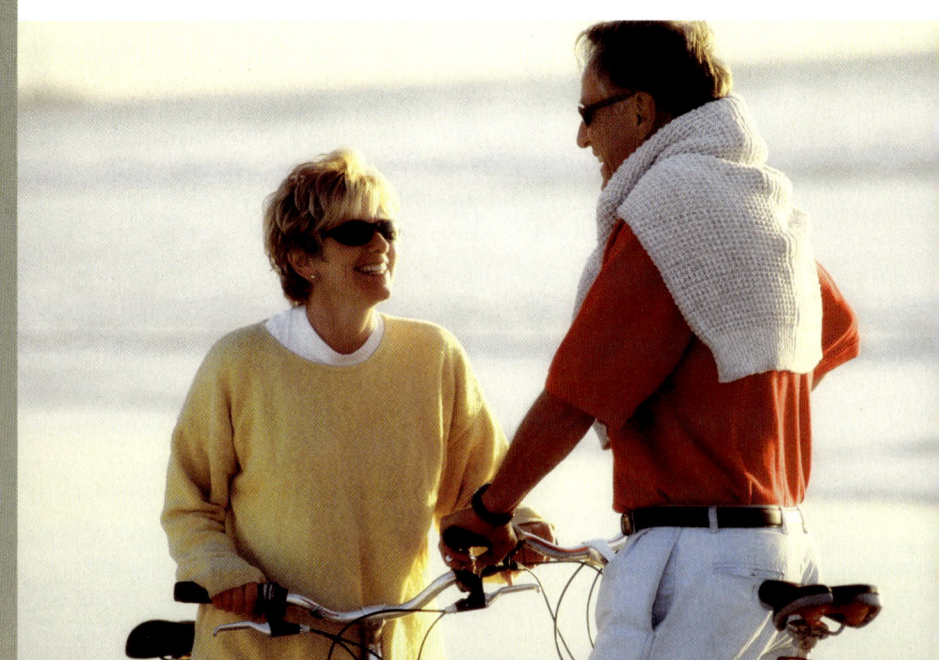

schleiß induzierte Verengung des Wirbelkanalganges. Bei starken degenerativen Veränderungen der Lendenwirbelsäule entstehen dadurch Knochenauswüchse an den Wirbelgelenken und Wirbelbögen, die den Wirbelkanal ganz erheblich einengen können. Diese knöchernen Einengungen können zu chronischen Druckschmerzen entlang der betroffenen Nerven führen, wodurch ausstrahlende Schmerzen in einem oder beiden Beinen entstehen (siehe Seite 276). Im weiteren Verlauf kommt es zur Ausbildung der sogenannten »Schaufensterkrankheit«. Das Gehen und das Stehen fallen immer schwerer, die Stehzeit und die Gehstrecke verkürzen sich, schließlich finden die Patienten nur noch im Liegen und Sitzen Entlastung. Die Patienten neigen vermehrt dazu, vornübergebeugt zu gehen oder zu sitzen. Die Diagnose lautet in diesen Fällen dann meist: Spinalkanalstenose.

Diesen degenerativen Prozess kann man mit konservativen Methoden nicht wieder rückgängig machen, sondern nur abmildern. Mit Hilfe einer speziellen Operationstechnik (MIR® – Minimal Invasive Rekonstruktion) kann der Wirbelkanal jedoch wieder effektiv verbreitert und rekonstruiert werden. Anders als viele seiner Kollegen, die noch in einer versteifenden Operation die einzige Behandlungsmöglichkeit sehen, warnt Drs. Horst Dekkers ausdrücklich vor dieser Operationsmethode. Verlangt sie doch nicht nur eine unnötig großflächige Öffnung des Rückens, sondern auch die Versteifung durch Schrauben, Stäbe und bisweilen sogar Knochenspäne. Darauf reagieren wiederum benachbarte Wirbelglieder mit chronischen Schmerzen, Entzündungen und Überbelastung. Ganz abgesehen davon, dass die Mobilität der Wirbelsäule gefährdet wird und nicht alle Knochenwucherungen durch dieses Operationsverfahren entfernt werden.

Die Operation

■ Im Anfangsstadium der Stenose kann die Entlastung des austretenden Nervens bisweilen noch endoskopisch, unter Umständen sogar durch den Einsatz von Laser vorgenommen werden. Da sich

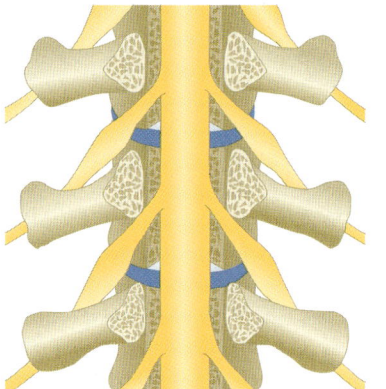 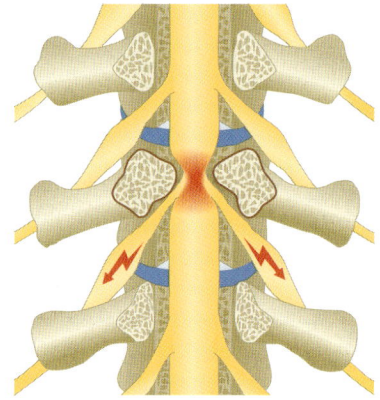

Normaler Wirbelkanal mit freiem Rückenmark.

Solche Knochenauswüchse an einer Wirbelkanalverengung werden in geduldiger, meist mehrstündiger Arbeit mit Hilfe einer Mikrofräse behutsam abgetragen.

viele Patienten jedoch erst in einem fortgeschrittenen Krankheitsstadium in der Praxis vorstellen – also bereits mit schweren multiplen degenerativen Veränderungen des zentralen Wirbelkanals –, bedarf es in der Regel einer sorgfältigen, zeitaufwendigen Behandlung, um einen bleibenden Erfolg zu sichern. Das Ziel der mikroskopischen Rekonstruktion des Wirbelkanals besteht darin, mittels eines Minimaleingriffs so weit die Nerven vom Druck der Knochensubstanz zu entlasten, dass Stehen oder Gehen wieder nahezu schmerzfrei möglich wird. Die Beschwerden können am besten mittels einer sogenannten Entlastungsoperation beseitigt werden. Im Ergebnis soll eine solche operative Entlastung des Wirbelkanals die Druckbefreiung der chronisch eingeengten Nerven bringen. Hierzu ist ein mikroskopisches Operationsverfahren mit Abtragung der störenden und einengenden Knochenformationen notwendig. Bei dieser Minimal Invasiven Rekonstruktion des Spinalkanals (MIR®) kommt eines der modernsten Hightech-Mikroskope zum Einsatz. Mit ihm kann der

Chirurg durch natürlich vorgegebene Öffnungen alle Stellen des Wirbelkanals erreichen, um dann mit winzigen Diamantfräsen sämtliche Knochenauswüchse zu entfernen. Der Kanal wird so wieder auf seine natürliche Größe erweitert, die er vor Beginn der Krankheit ursprünglich hatte. Der schmerzverursachende Druck wird dadurch vom Rückenmark und den Nerven genommen, und zwar ohne funktionelle Beschädigung der umliegenden Knochen, Bänder und Muskeln.

Bei einer starken Stenose führt eine endoskopische Operation nicht zu einem zufrieden stellenden Erfolg, da die Instrumente nicht flexibel drehbar sind und nur in eine Richtung verwendet werden können. Die Wirbelbögen sowie die beeinträchtigenden Ecken und Kanten können mit dem Endoskop nur unzureichend erreicht werden. In diesem Fall stellt die Minimal Invasive Rekonstruktion (MIR®) eine ausgezeichnete Behandlungsmethode dar.

UNTERSCHIED: ENDOSKOP – MIR®

Stellen Sie sich vor, Sie würden einen dünnen Draht in die Mitte eines Apfels einführen, dann können Sie weder nach links noch nach rechts »abbiegen«. Das endoskopische Operationssystem ist ein sehr steifes und wenig bewegliches System, das optimal für einen genau lokalisierten Bandscheibenvorfall einsetzbar ist. Die Stenose hingegen ist in der Regel an mehreren Stellen vorhanden. Um bei dem Apfelbeispiel zu bleiben: Das Endoskop ist auf direktem Weg im Apfelkerngehäuse angekommen. Der lose Kern (Bandscheibenvorfall) kann nun einfach gepackt und entfernt werden. Das Kerngehäuse (Stenose) ist aber für das starre Gerät nicht erreichbar. Um nun den Wirbel von der Stenose zu befreien, braucht man ein flexibles Gerät, mit dem man die Stenose Stück für Stück abtragen kann. Auf den Punkt gebracht: Ein Bandscheibenvorfall läßt sich hervorragend endoskopisch behandeln. Bei einer ausgeprägten Stenose, bei der sich der Patient nur noch wenige Meter unter großen Schmerzen fortbewegen oder einige Strecken bereits nur noch im Rollstuhl bewältigen kann, kommt heute die Minimal Invasive Rekonstruktion zum Einsatz.

Konventionelle Stenose-Operation und Minimal Invasive Rekonstruktion

Konventionelle Stenose-Operation

TECHNIK

- Operieren unter freier Sicht verhindert präzisionsgenaues Arbeiten
- Bei der Öffnung des Wirbelkanals werden Teile des gesunden Knochens entfernt.
- Die Stabilität der Wirbelsäule geht verloren.

- oftmals Verletzungen der Nervenhaut (Duraruptur)

SCHMERZEN

Schmerzen und Beschwerden bleiben meist bestehen oder neue entstehen infolge der Operation.

NACH DEM EINGRIFF

Bis zu 6 Wochen nach dem Eingriff keine Rückenbelastung!

KLINIKAUFENTHALT

3 – 6 Wochen

OPERATION

- zügige und großflächige Entfernung der Knochensubstanzen
- Oftmals werden die Wirbel mit Stahlstäben festgesetzt.
- Nicht alle Knochenwucherungen (Stenose) können erkannt und entfernt werden, da der Operateur ohne Mikroskop arbeitet.

SPORT

Sport ist praktisch nicht mehr möglich.

**MIR® – Minimal Invasive Rekonstruktion
des Spinalkanals**

- Das Mikroskop ermöglicht das präzise und millimeter-
genaue Entfernen des ausgewucherten Knochenmaterials.
- Die Stabilität der Wirbelsäule bleibt in vollem
Umfang erhalten.
- Der Wirbelkanal wird in feinster Arbeit rekonstruiert.
- Die ursprünglichen Knochenstrukturen bleiben
bestehen und stabil.

Schmerz klingt binnen zwei Wochen nach OP erheblich
ab. Abbaudauer der Restbeschwerden abhängig vom
Intensitätsgrad der behobenen Stenose.

Der Patient kann bereits drei Stunden nach dem Eingriff
mit einem zuvor angepassten Korsett den Rücken wieder
belasten.

2 – 4 Tage

- Die Methode nutzt kleine natürliche Öffnungen des
Wirbelkanals, dadurch bleiben umliegende Strukturen
erhalten.
- Eine Festsetzung durch Stahlstäbe ist nicht notwendig.
- Die Stabilität der Wirbelsäule bleibt erhalten.
- Durch die Arbeit mit dem Mikroskop werden alle
Knochenwucherungen (Stenose) erkannt und
vollständig entfernt.

Nach der Rehabilitationszeit können gewohnte
Sportaktivitäten wieder ausgeführt werden.

»Ich möchte die Orthopäden bitten, uns Patienten besser aufzuklären.«

Heinz Sielmann, Tierfilmer, Verhaltensforscher, TV-Legende

Sein Herz für Tiere hat Heinz Sielmann schon als Kind entdeckt: Als Zwölfjähriger hatte er sich in seiner Heimat, dem ostpreußischen Königsberg, »nicht in meine Mitschülerinnen, sondern in Wiesenvögel verliebt, in Kiebitze und Uferschnepfen«. Sein Interesse an der Tierwelt bewahrte ihn 1943 vor dem Fronteinsatz: Er durfte stattdessen auf Kreta einen Forschungsauftrag ausführen und Vögel filmen. Von 1955 an flimmerten dann seine einzigartigen und preisgekrönten Naturfilme über die Fernsehbildschirme, und das nicht nur in Deutschland: Sein Cinemascope-Film »Herrscher des Urwalds«, im Kongo gedreht, wurde beispielsweise in 27 Sprachen synchronisiert. 150 Ausgaben seines beliebten Magazins »Expeditionen ins Tierreich« strahlte die ARD aus – dazu

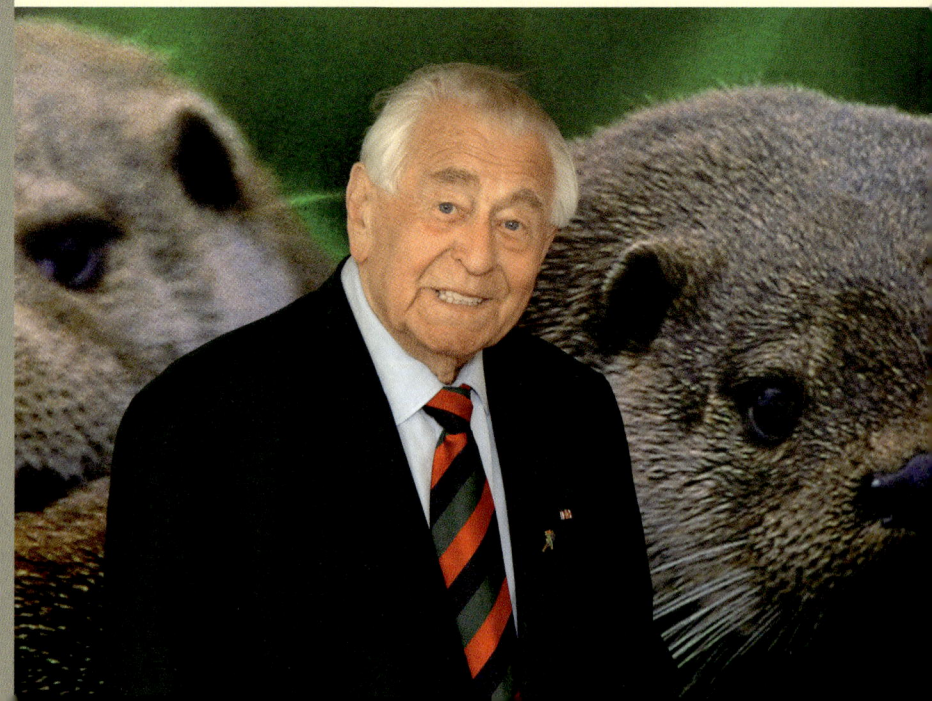

kamen unzählige weitere Tierfilme, 30 Bücher und zahlreiche Auszeichnungen.
1994 gründete er gemeinsam mit seiner Frau Inge die Heinz-Sielmann-Stiftung
mit Sitz im niedersächsischen Duderstadt, die sich für den Erhalt von bedroh-
ten Tierparadiesen an der früheren innerdeutschen Grenze einsetzt und Um-
weltschutzseminare für Jugendliche veranstaltet.
Vom Kilimandscharo auf die Galapagosinseln, vom Kongo bis in die Rocky
Mountains: Mehr als 50 Jahre bereiste Heinz Sielmann die Welt, um unter
abenteuerlichen Bedingungen, auf Felsgipfeln, in Affenbrotbäumen oder auf
dem Erdboden robbend, einzigartige Tieraufnahmen in den Kasten zu be-
kommen. Leider trug er dafür außerordentlich schwere 35-Millimeter-Kameras
mit sich herum – meist auf der Schulter, doch auch in anderen, noch ungüns-
tigeren Körperpositionen. Das hat tiefe Spuren hinterlassen.
Drei Wochen vor Heinz Sielmanns plötzlichem Tod am 7. Oktober 2006 hat
mich das Ehepaar Sielmann für dieses Interview zu sich nach Hause einge-
laden, in ihre Münchner Villa.

●**NINA RUGE:** Sie sind ein Paradebeispiel für eine gelungene Rückenoperation,
Herr Sielmann …
HEINZ SIELMANN: Das kann man wohl sagen. Ich war vor der OP im April 2006
täglich bis zu zehn Stunden von Schmerzanfällen, ja, ich möchte sagen: pa-
ralysiert. Im Lendenwirbelbereich leide ich unter einer starken Stenose, die sich
über fünf Wirbel ausgebreitet hat, wovon zwei Wirbel so stark verengt sind, dass
die extreme Gefahr einer Querschnittslähmung bestand. Obwohl ich mich ja im
biblischen Alter von 89 Jahren befinde, hat sich Drs. Dekkers dennoch an diese
hochriskante Operation gewagt. Er sagte: »Sie, Herr Sielmann, haben meine
Jugend begleitet. Ich lasse Sie nicht im Rollstuhl unter Morphium verkommen.«
●**Wie konnte es so weit kommen? Weshalb wurden Sie nicht viel früher**
operiert?
Die erste OP war bereits vor elf Jahren. Damals wurde allerdings nur ein Wirbel
operiert – und auch nicht minimalinvasiv, wie jetzt die anderen. Danach war erst
mal alles gut. Ich absolvierte brav drei Monate lang ein Rückentraining, und die
Beschwerden waren weg. Vorher hatte ich nur noch wenige Schritte gehen
können, ohne mich hinsetzen zu müssen.
●**Wann kamen die Beschwerden wieder?**
Vor zwei Jahren. Ich war ja immerhin neun Jahre beschwerdefrei gewesen, bin
wieder auf Safari gegangen. Rückentraining mochte ich nicht, das habe ich
komplett gestrichen. Als ich dann wieder spürte, dass ich nicht lange stehen
oder gehen konnte, habe ich es zunächst mit Physiotherapie versucht. Schließlich war ich immer ein »Selbstheiler« gewesen. Ich konnte mir gar nicht vorstellen, dass mich ein Rückenproblem tatsächlich komplett schachmatt setzen

könnte. Doch sogar der Chef des Therapiezentrums gestand nach kurzer Zeit ein, dass er an mein Problem »nicht rankäme«. Schließlich waren das Einzige, was mir half, Schmerzmittel der stärksten Sorte.

• Wann wurde denn die Stenose überhaupt diagnostiziert?

Sicherlich war dem ersten Operateur damals vor elf Jahren klar, was ich hatte. Doch mich hat damals niemand aufgeklärt. Ich hatte halt eine für mich undefinierbare Rückenoperation. Dass ich es mit einer fortgeschrittenen Stenose zu tun hatte, hat mir erst Herr Drs. Dekkers erklärt, vor der zweiten OP am 10. April 2006.

• Wie muss ich mir die Schmerzen vorstellen, die Sie vor dieser zweiten OP plagten?

Das ist ein reißender Schmerz, der so stark ist, dass Sie jede auch nur allerkleinste Bewegung vermeiden. Sie sind in einer kompletten Schmerzstarre. Als ich im April abgeholt wurde für die OP, damals befand ich mich ja im Akutzustand, da sind drei Ärzte zu mir nach Hause gekommen und haben mich herausgetragen. Ich konnte mich nicht einen Millimeter rühren, ohne dass es mich zerrissen hätte.

• Sie hatten zwei OPs im April. Wieso?

Die Stenose war zu umfangreich für eine OP – und außerdem fand man bei mir keinerlei Anzeichen einer Osteoporose, ich muss sagen: unglücklicherweise. Denn meine Knochen sind eisenhart, wahrscheinlich aufgrund meiner jahrzehntelangen extremen Belastung des Rückens. Drs. Dekkers musste lange und hochpräzise direkt im Rückenmarkskanal fräsen. Das erste Mal befreite er drei Wirbel – beim zweiten Mal zwei.

• Hatten Sie keine Angst vor Operationen dieser Dimension in Ihrem Alter? Sie waren jeweils etwa sechs Stunden in Vollnarkose!

Was wäre denn die Alternative gewesen? Kein Risiko einzugehen und mit höllischen Schmerzen im Rollstuhl vor mich hin zu vegetieren – mit der Garantie, demnächst querschnittsgelähmt zu sein? Niemals. Ich hatte eine dreimonatige grauenhafte Schmerzphase hinter mir. Und etliche Krankenhausaufenthalte, die alle überhaupt keine Linderung gebracht hatten. Da war mir klar: Operation oder weiter leiden.

• Danach waren Sie tatsächlich schmerzfrei?

Ja, ich war schon kurz nach der OP auf den Beinen. Die Schwestern riefen sich zu, der »Nestflüchter« sei schon wieder unterwegs. Der gesamte Heilungsprozess dauert allerdings vier bis sechs Monate – in meinem Alter sogar neun Monate. Deshalb musste ich nach der OP eine absolute Ruhephase einhalten, damit sich das Rückenmark wieder gefahrlos ausbreiten konnte. Ich war aber schon nach drei Monaten wieder in der Lage zu reisen.

• Was müssen Sie jetzt für die Nachsorge beachten?

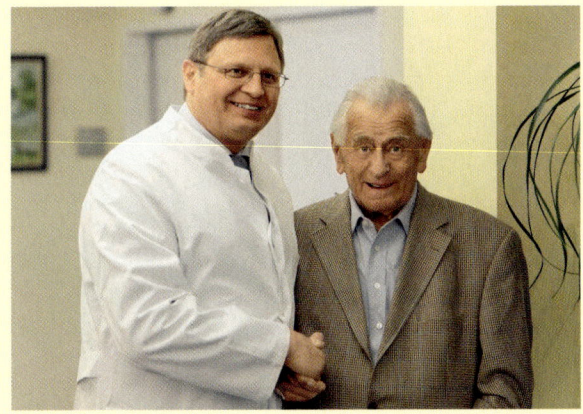

Krankengymnastik wäre angezeigt, isometrische Bewegungsübungen. Aber das ist nichts für mich.

● **Hätten Sie nicht viel früher schon mit gezieltem Rückentraining der Stenose vorbeugen können?**

Klar, das waren irrsinnige Gewichte, die 35-Millimeter-Kameras, die ich über Stock und Stein geschleppt habe, kilometerweit, im Gebirge, in der Steppe, im tropischen Regenwald. Später waren es die kleineren 16-Millimeter-Kameras, aber das reicht immer noch für ordentliche Rückenprobleme. Ich wusste ja nicht, dass ich dadurch eine Stenose bekommen würde. Hätte ich es gewusst, dann wäre ich vielleicht einsichtiger gewesen, was das Rückentraining angeht. Ich habe halt gedacht, dass ich mich sowieso schon genug bewege.

● **Was möchten Sie vor dem Hintergrund Ihrer schmerzhaften Erfahrungen anderen weitergeben?**

Ich möchte die Orthopäden bitten, uns Patienten besser aufzuklären. Die meisten Menschen wissen doch gar nicht, was beispielsweise eine Stenose ist. Noch nicht mal ich wusste das, obwohl ich vor elf Jahren daran operiert worden bin! Das ist eine Volkskrankheit, doch das Volk kennt noch nicht mal ihren Namen. Wenn ich im Detail gewusst hätte, was ich für eine Krankheit habe – ich hätte mich mit Sicherheit viel früher zum zweiten Mal operieren lassen. Stattdessen haben Dutzende Therapeuten erfolglos an mir herumgedoktert. Noch nicht mal die haben über so lange Zeit die Stenose erkannt! So war die Operation jetzt die letzte Chance.

● **Und die haben Sie erfolgreich genutzt.**

Ja. Ein Segen. Mit Hilfe der Operation konnte ich diesen schönen Sommer sehr genießen.

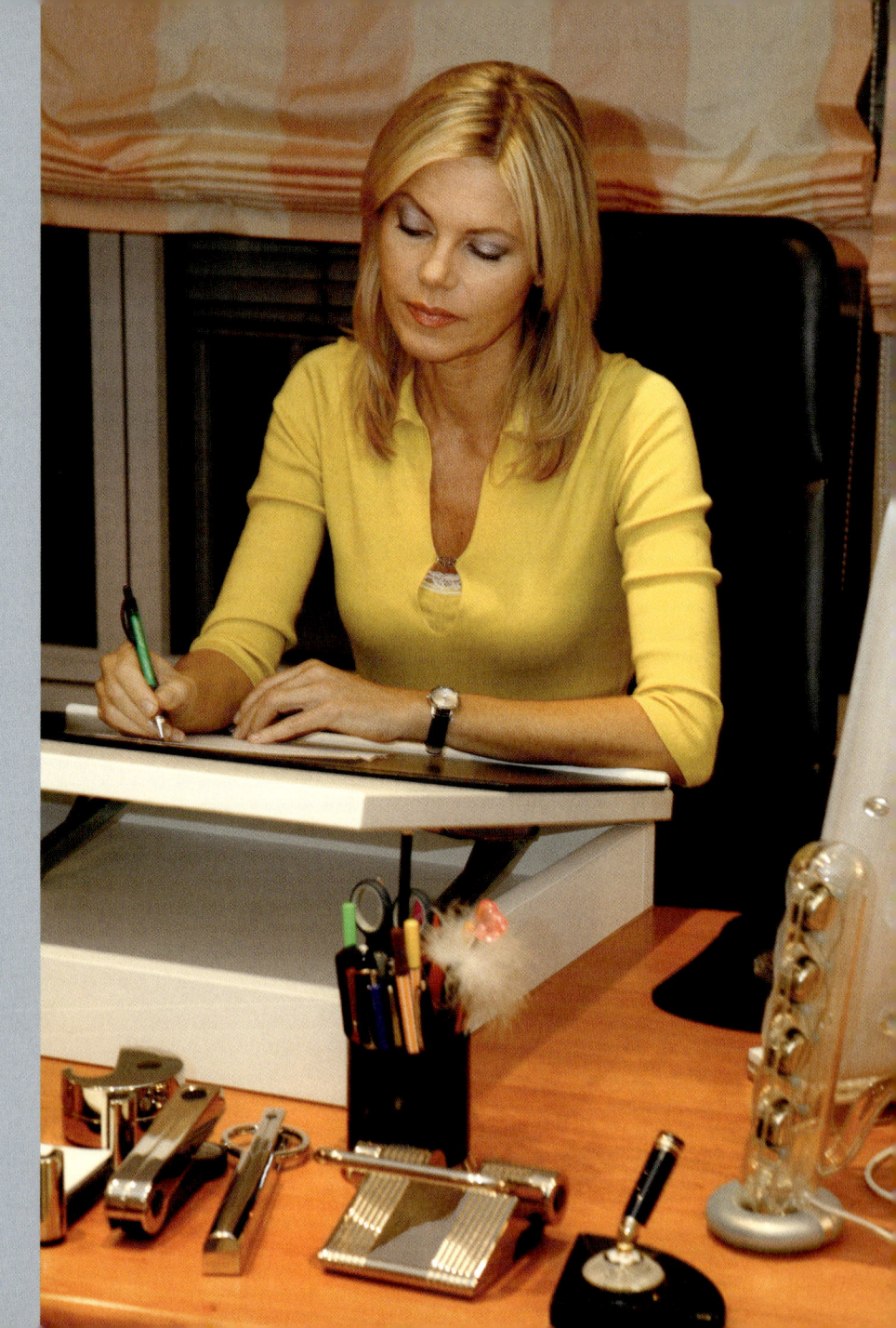

Ein starker Rücken ist die beste Prophylaxe

Bewegung ist Leben. Und im Falle unseres Rückens mehr als das. Bewegung ist lebensnotwendig. Stärken Sie Ihren Rücken mit der richtigen »Ernährung«, denn die Bandscheiben können nur mit Hilfe von aktiven Pumpbewegungen mit allen notwendigen Stoffen »gefüttert« werden. Im folgenden Kapitel erfahren Sie, dass aktives Leben nicht unbedingt heißt, dass Sie jeden Tag ins Fitnessstudio rennen müssen. Spazierengehen, Tanzen, Schwimmen, Treppe steigen, Fahrradfahren – unser Alltag bietet genug Möglichkeiten, unseren Rücken zu stärken und zu mobilisieren.

Bewegung tut gut

■ Stellen Sie sich einmal einen Putzschwamm vor. Ohne Feuchtigkeitszufuhr trocknet er rasch vollständig aus. Hart und spröde, liegt er vollkommen nutzlos in der Gegend herum. Wenn Sie auf diesen Schwamm jetzt eine Murmel fallen lassen würden, würde diese ungefedert wieder herabspringen. Eventuell würde der Schwamm durch den hohen Druck sogar einreißen. Wenn er sich dagegen mit Wasser vollsaugt, lebt er im wahrsten Sinne des Wortes wieder auf. Prall und biegsam, gewinnt er seine ursprüngliche Größe zurück. Wenn Sie auf diesen elastischen, feuchten Schwamm wiederum eine Murmel fallen lassen würden, würde ein Teil des Aufpralldruckes aufgenommen werden. Der Schwamm puffert den Schlag ab.

Nach diesem Prinzip funktioniert auch Ihre Bandscheibe. Sie muss kontinuierlich mit Feuchtigkeit versorgt werden, um diese Pufferfunktion zu erfüllen. Denn die Bandscheibe kann sich nicht selbständig ernähren. Zudem wird sie nicht durchblutet und ist auf eine aktive Nahrungsaufnahme angewiesen. Füttern Sie daher Ihren Rücken mit Bewegung. Jede Be- und Entlastung führt in der Wirbelsäule zu einer Art Pumpvorgang, bei der die Bandscheiben Flüssigkeit ausdrücken und wieder aufnehmen. Mit Hilfe der Osmose scheiden sie dabei verbrauchtes, nährstoffarmes Wasser aus und saugen vitalstoffreiche Flüssigkeit wieder ein. Die Qualität der Versorgung Ihrer Bandscheiben hängt direkt von Ihrer Mobilität und der Durchblutung der umgebenden Rumpfmuskulatur ab. Außerdem verbessert eine ausreichende Nachtruhe, in der Nährstoffe in die Bandscheibe aufgenommen werden, entscheidend die Widerstandsfähigkeit und Qualität der Bandscheibe. Unser aufrechter Gang, gepaart mit schwerer Arbeit, verlangt unserem Rücken einen hohen Einsatz ab. Doch unser Kreuz kann mit diesen Aufgaben leicht fertig werden, wenn wir ihm auf der anderen Seite auch wieder viel Gutes zurückgeben. Vernünftiges Training ist die beste Prophylaxe für einen starken Rücken.

Der überwiegende Teil der Bandscheibenvorfälle lässt sich mit Hilfe stärkender Gymnastik schneller heilen und »austrocknen«. Das oberstes Ziel für den Wirbelsäulenspezialisten ist es zuerst, den Patienten in eine schmerzfreie Position zu bringen, die ihm wieder eine aktive Teilnahme am Leben ermöglicht und so die regenerativen Selbstheilungskräfte des Rückens aktiviert.

Nehmen Sie Ihr Leben und die Verantwortung für sich und Ihren Rücken ernst, und Sie werden dafür mit einem mobilen Leben belohnt.

Dieses Kapitel will Sie dazu ermuntern, wieder aktiv zu werden, Sport zu treiben und die Angst vor der Belastung zu verlieren. Natürlich kann man sich mit akuten Rückenschmerzen nicht vorstellen, sich freiwillig auch nur einen Zentimeter zu bewegen. Dennoch werden Sie schnell merken, wie gut Ihnen die rückenstärkenden Yoga-Übungen tun, die wir Ihnen jetzt vorstellen.

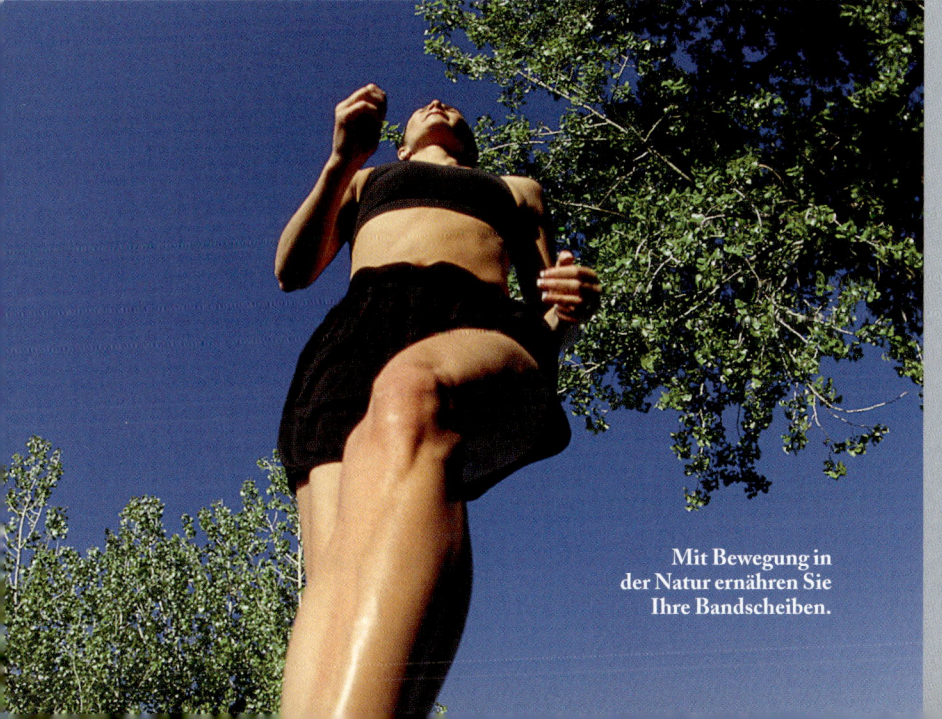

Mit Bewegung in der Natur ernähren Sie Ihre Bandscheiben.

Yoga-Übungen zur Prävention von Rückenproblemen

KRÄFTIGENDE ÜBUNGSREIHE

■ Dies ist eine aufbauende Rückenübungsreihe, die Fehlhaltungen ausgleicht, die Bein- und Beckenmuskulatur stärkt und so eine stabile Basis für die innere Aufrichtung der Wirbelsäule bildet.

Zugleich dienen die Übungen auch der Muskeldehnung. Das alles ist verbunden durch die Atmung, die die Übungen trägt und zusammenhält. Sie aktiviert die Stoffwechselprozesse und massiert die inneren Organe.

Die Katze

Knie hüftbreit, Hände schulterweit, Arme gestreckt. Mit dem Ausatmen den Bauch einziehen und einen weichen Katzenbuckel machen, die Hände in den Boden schieben, den Kopf hängen lassen. Mit dem Einatmen den Bauch loslassen, den Kopf und den Brustkorb heben. Achten Sie dabei auf Länge im Rücken.

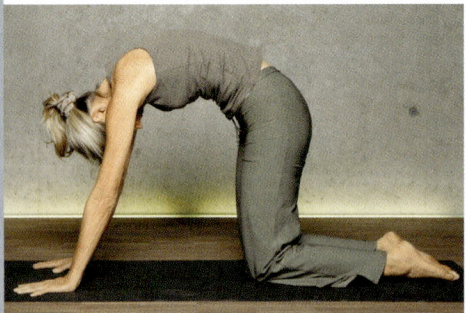
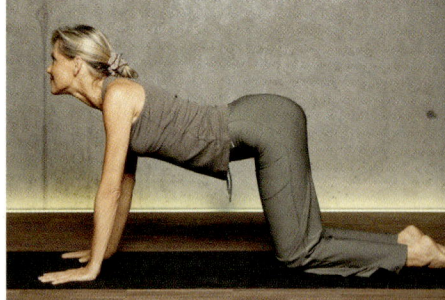

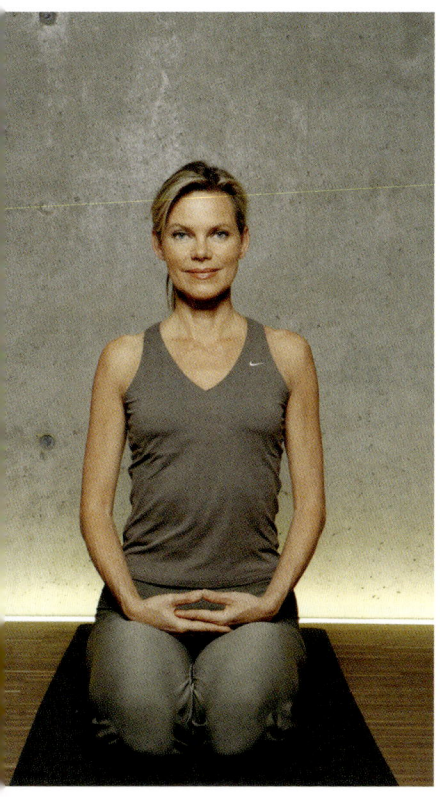 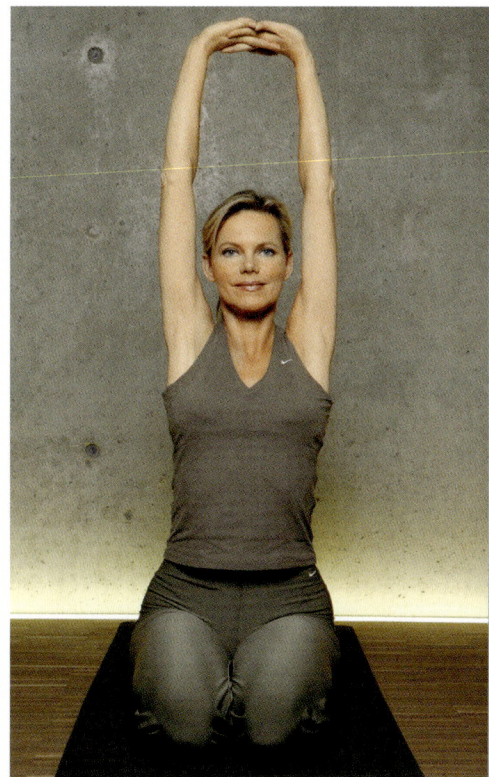

Fersensitz

Sitzen Sie auf den Fersen, und halten Sie Ihren Rücken gerade. Hände vor dem Körper aufeinanderlegen, Daumen an Daumen. Beim Einatmen heben Sie den Brustkorb leicht an, beim Ausatmen entspannen Sie Gesicht und Schultern. Stimmen Sie sich auf das Üben ein.

Fersensitz mit gestreckten Armen

Verschranken Sie die Hände, und drehen Sie die Handflächen nach außen. Mit dem Einatmen heben Sie die Arme über den Kopf nach oben. Halten Sie die Arme gestreckt, und öffnen Sie die Handflächen. Heben Sie den Brustkorb mit dem Einatmen und entspannen Sie die Schultern mit dem Ausatmen.

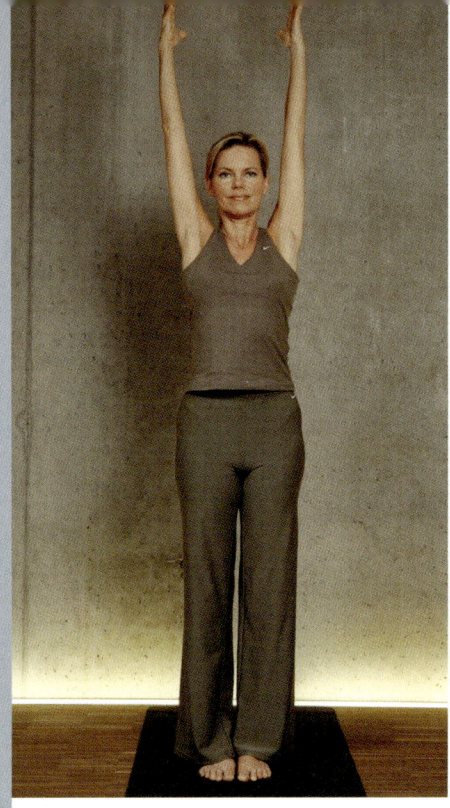

Der Berg

Mit geschlossenen Füßen fest auf dem Boden stehen, die Fersen in den Boden versenken und die Knie strecken. Mit dem Einatmen die Arme über vorne nach oben strecken, die Taille schlank, das Schambein leicht anheben und den Brustkorb weiten und heben, dabei mit dem Becken nicht nach vorne ausweichen. Den ganzen Körper lang strecken, gleichmäßig und tief atmen. 5 bis 10 Atemzüge bleiben, ausatmen und die Arme sinken lassen.

Bauchmuskelübung

Liegen Sie auf dem Rücken, die Hände über den Kopf gestreckt, der Brustkorb ist weit, und strecken Sie sie dann zur Decke. Mit dem Ausatmen lassen Sie die gestreckten Beine etwa um 30° nach vorne sinken. Atmen Sie ein, mit dem Ausatmen bringen Sie die Beine wieder in die Vertikale. 5- bis 10-mal wiederholen.

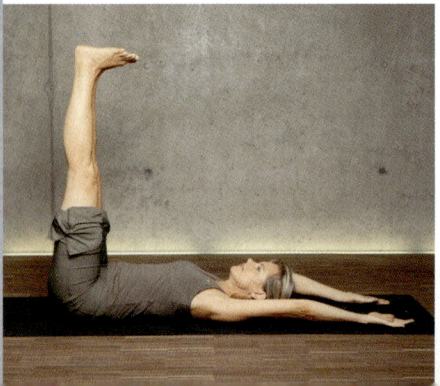
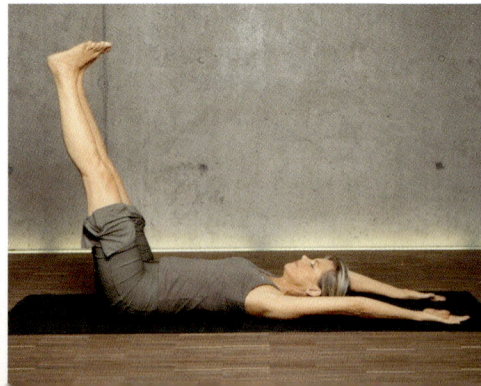

Das Dreieck

In einer beinlangen Grätsche stehen, das rechte Bein um 90° ausdrehen, den linken Fuß ein wenig eindrehen. Beide Beine lebendig, die Füße aktiv, die Innenknöchel leicht gehoben. Mit dem Einatmen die Arme zur Seite strecken und die Beine stark machen. Mit dem Ausatmen in der Hüfte beugen und den Oberkörper in der Beinlinie zur Seite neigen, das Schienbein greifen, einatmen und den Brustkorb weiten. Etwa 10 tiefe Atemzüge in der Haltung bleiben, mit dem Einatmen hochkommen und zur anderen Seite üben.

Das seitliche Dreieck

In der Grätsche stehen, linkes Bein ausdrehen, rechten Fuß eindrehen, einatmen und die Arme zur Seite strecken. Mit dem Ausatmen das linke Bein beugen, das Schienbein senkrecht, den Rumpf zur Seite neigen, den linken Arm beugen und den Ellbogen kurz über dem Knie auf den Oberschenkel stützen. Den rechten Arm hinter dem Ohr nach schräg oben strecken. 5 bis 10 tiefe, gleichmäßige Atemzüge machen, mit dem Einatmen zurückkommen und zur anderen Seite üben.

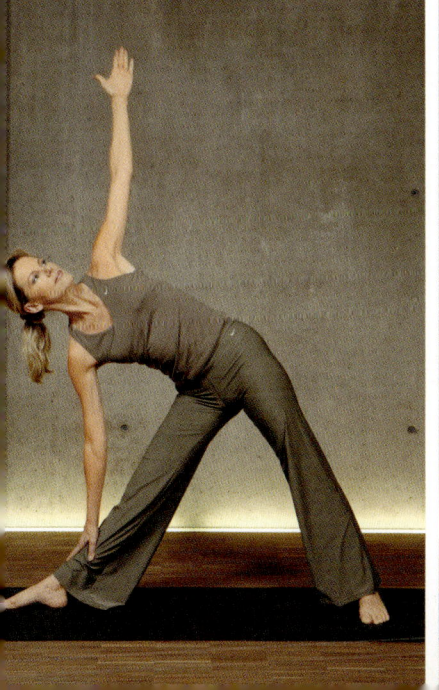

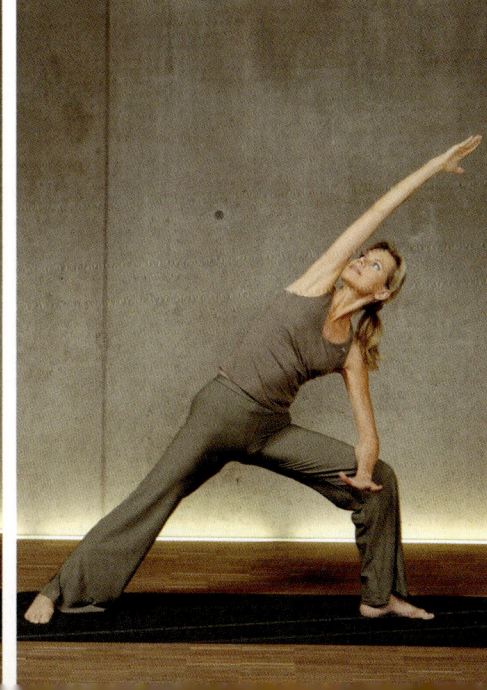

Der Held

Mit dem linken Bein einen großen
Schritt nach vorn machen, den
rechten Fuß etwas ausdrehen, das
Becken möglichst gerade halten.
Mit dem Einatmen die Arme zur
Decke strecken, die Taille schlank
machen, den Brustkorb heben. Ausatmen und das linke Bein beugen
bis das Schienbein senkrecht ist.
5 bis 10 tiefe Atemzüge machen,
mit dem Einatmen das vordere Bein
strecken, ausatmen die Arme sinken
lassen, andere Seite üben.

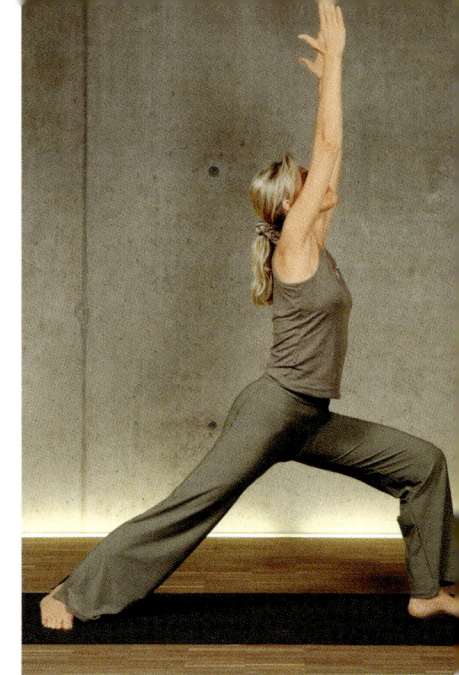

Die Wand wegschieben

Etwa einen Meter vor der Wand
stehen, in der Hüfte nach vorn beugen, die gespreizten Hände in Höhe
des Brustkorbs schulterbreit an die
Wand legen, Mittelfinger parallel.
Rücken gerade halten. Tief und
gleichmäßig atmen, beide Beine
strecken, beide Füße in den Boden
schieben, mit den Händen die Wand
wegdrücken und die Wirbelsäule
lang strecken. Den Bauch entspannen. 10 Atemzüge so bleiben.
Mit dem Einatmen den Kopf heben,
einen Schritt nach vorne machen
und sich aufrichten.

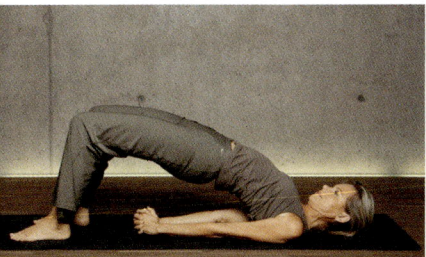 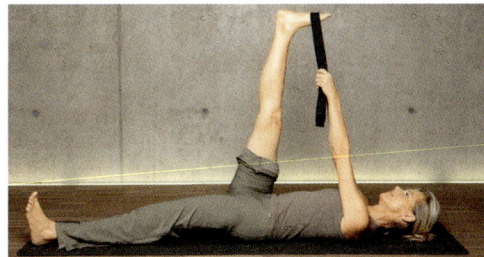

Die Brücke

Auf dem Rücken liegen, Beine aufgestellt, Oberschenkel und Füße hüftbreit und parallel. Mit dem Ausatmen ziehen Sie Ihre Bauchdecke ein und heben Ihr Becken einige Zentimeter vom Boden weg, strecken Sie Ihre Arme und verschränken die Hände unter dem Gesäß. Atmen Sie tief und gleichmäßig in den Brustkorb. 3- bis 5-mal wiederholen.

Rückseiten der Beine dehnen

Liegen Sie flach auf dem Boden, beugen Sie das rechte Bein, und legen Sie einen Gürtel um die Mitte der Fußsohle. Mit dem Ausatmen strecken Sie das Bein und richten sich so ein, dass ein deutlicher Zug an der Beinrückseite des gehobenen Beins zu spüren ist. Halten Sie den vorderen Oberschenkelmuskel angespannt. Das liegende Bein ist ebenfalls gestreckt. 5 bis 10 Atemzüge dehnen, ausatmen und das Bein ablegen. Spüren Sie den Unterschied. Wenn Sie richtig gedehnt haben, fühlt sich das rechte Bein länger an. Andere Seite gleich lang dehnen.

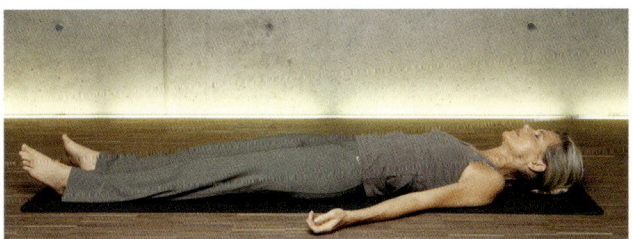

Entspannung

Schließen Sie die Augen, und entspannen Sie die Zunge und die Stirn. Lassen Sie Ihren Körper in den Boden sinken, entspannen Sie Nacken, Schultern, Arme, Bauch und Beine. Benutzen Sie das Ausatmen, um loszulassen. Wenn Sie möchten, stellen Sie sich einen warmen, schönen Ort vor, an dem Sie sich zu Hause und sicher fühlen.

VERSCHLEISS IST NICHT NUR EINE FRAGE DES ALTERS

■ Eines muss man sich immer wieder vor Augen halten: Die Abnutzung der Bandscheibe ist leider auch ein Bestandteil unseres natürlichen Alterungsprozesses, den wir nicht vollends aufhalten können. Einige Rückenprobleme sind einfach degenerativ, also verschleißbedingt, und lassen sich nicht so einfach beheben. Doch mit einem Großteil dieser Erscheinungen müssen wir uns nicht abfinden. Es liegt in unserer Hand, diesen Prozess zu verlangsamen, indem wir alle Faktoren vermeiden, welche die Bandscheiben und die Wirbelsäule ungünstig belasten, und alle Faktoren bevorzugen, die sie entlasten und stärken. Pauschal lässt sich dies vorab in ein paar Grundregeln zusammenfassen: Abwechslungsreiche Bewegung und das bereits erwähnte aktive Pumpen unserer Bandscheiben sind das Allerwichtigste für einen starken Rücken. Monotones Sitzen und Verharren in einer Position schädigen ihn. Die Wirbelsäule verzeiht einiges, doch seien Sie sich darüber im Klaren, dass sich chronische Fehlbelastungen und Erschütterungen summieren und sich oft erst nach Jahren schmerzhaft zeigen. Außerdem sorgen abwechslungsreiche Bewegung und eine gute Rückenmuskulatur für eine gute Durchblutung des Rückens. Dadurch kommen Nährstoffe leichter in die Bandscheibe mit der Folge, dass der Außenring der Bandscheibe gestärkt und nicht brüchig wird.

Für uns bedeutet das: Positionswechsel hält den Rücken gesund. Nach spätestens einer Stunde Arbeit vor dem Computer sollte man aufstehen, ans Fenster gehen oder sich eine Tasse Kaffee holen, zum Kopierer gehen oder Ähnliches. So gestärkt, kann man dann wieder mit der Sitzarbeit weitermachen. Die Wirbelsäule ist ein lebendiges System, das sich immer wieder neu erschafft und aufbaut. Nutzen Sie diese Chance der Regeneration, indem Sie die Weichen für eine rückenstärkende Lebensweise stellen. Es ist nie zu spät, damit anzufangen.

Jeder Spaziergang, jede Gymnastikeinheit hinterlässt auf Ihrem »Rückenkonto« ein positives Guthaben. Sie können Ihren Schmerzen durch moderate Bewegung einfach davonlaufen. Die bei Bewegung ausgeschütteten Endorphine lassen Sie zudem die Schmerzen geringer spüren.

Versuchen Sie, sich zu entspannen. Stress und Sorgen drücken zusätzlich auf den Rücken. Die Muskulatur verkrampft sich, die Schultern verhärten und werden unbewusst hochgezogen, man duckt sich unwillkürlich und geht körperlich in Abwehrhaltung. Durchaus sinnvoll, wenn ein Säbelzahntiger auf Nahrungssuche ist und wir die Beute sind. Im Büro schleicht allerdings nur der Chef herum. Die Anspannungen des Berufsalltags, Existenzprobleme und Erfolgsdruck lasten schwer auf unseren Schultern, werden nicht abgebaut und bleiben so über Stunden erhalten. Werden Sie sich dieser Situation bewusst. Nehmen Sie sich zwei Minuten Zeit, stehen Sie auf, und richten Sie sich zu Ihrer vollen Größe auf. Die Schultern bewusst zurücknehmen, Brustkorb nach vorne schieben und konzentriert und kraftvoll lange ausatmen. Dann den Oberkörper und die Schultern kreisen lassen und genussvoll wie eine Kobra schlängeln. Versuchen Sie mit Sport und Entspannungsübungen diesen angestauten Stress wieder abzubauen. Leben Sie nach dem Motto »Clear up your Life« und befreien Sie sich von belastenden Faktoren.

Planen und bauen Sie in Ihren Alltag möglichst viele kleine Bewegungen ein. Spezielle Gymnastik fördert den Aufbau der wichtigen Muskelgruppen, die den Rücken stützen und stabilisieren.

Nur wenn wir nichts tun, beschleunigt sich der degenerative Abbau, wir sacken im wahrsten Sinne des Wortes in uns zusammen. Nach dem Motto »Sport ist Mord« lebt bedauerlicherweise der Großteil der Menschheit. Rund 60 Prozent der Weltbevölkerung bewegen sich zu wenig, bemängelt die Weltgesundheitsorganisation WHO. Dabei braucht man gar kein Fitnessstudio oder Kardiogerät, um auch im Alltag fit zu bleiben: Treppen steigen, zu Fuß ins Büro gehen, auf den

Zehenspitzen wippen, im Bett vor dem Aufstehen in der Luft Fahrrad fahren, gegen die Wand Liegestütze machen, mit dem Fahrrad einkaufen, fünf Minuten auf einem Bein stehen, beim Telefonieren umhergehen – unser Alltag eröffnet uns zahlreiche Möglichkeiten der Bewegung, ohne dass wir dafür extra Turnschuhe anziehen müssen.

Solange wir jung sind, haben wir einen unbändigen natürlichen Bewegungsdrang. Kinder sind kaum zu bremsen, sie wollen wie junge Hunde raus und haben eine ungetrübte Lust am Umhertollen. Erst mit zunehmendem Alter verlieren wir diese Begeisterung. Der eine früher, der andere später. Während es jungen Erwachsenen noch sehr leicht fällt, ständig in Bewegung zu bleiben, wird es mit zunehmendem Alter immer schwieriger, diese reine Freude aufrechtzuerhalten, zumal erste Abnutzungserscheinungen die Mobilität einschränken. Doch gerade mit fortschreitendem Alter wird das Thema »Beweglichkeit und Feinmotorik« für unsere Gesundheit umso wichtiger. Es gibt auch im Alter für jede körperliche Konstitution unzählige Möglichkeiten, die Fitness zu trainieren und beweglich zu bleiben. Dazu gehören zum Beispiel flottes Spazierengehen, leichtes Wandern, Aqua-Training sowie Seniorengymnastik mit Theraband oder Gymnastikball. Bewegung im Alter, das heißt auch Erweiterung des sozialen Umfeldes durch Kontaktaufnahme mit gleichaltrigen Menschen und geistige Flexibilität.

Das komplexe System unserer Wirbelsäule lebt nicht zuletzt von der Stärke seiner umgebenden Muskulatur und der Stabilität der Knochen. Letzeres benötigt etwa zehn Jahre, um sich komplett zu erneuern und ist ständig mit Abbau und Umbau beschäftigt. Erst im Alter verlangsamt sich dieser Prozess, und es wird mehr Knochenmasse abgebaut als wieder neu generiert. Als schlecht versorgtes Organ muss die Bandscheibe aber weiterhin ausschließlich durch aktive Bewegung ernährt werden. Stillstand bedeutet Abbau. Muskeln bilden sich zurück, die Knochenmasse wird weniger, die Bandscheiben werden spröde und rissig – kurz: Unsere Wirbelsäule verkümmert. Im schlimmsten Fall kommt es dann zum Knochenschwund, der Osteoporose, einer Krankheit, bei der die Knochen schon bei geringster Belastung einfach zerbrechen und an deren Folgen und Komplikationen mehr Frauen erkranken als an Herz-Kreislauf-Erkrankungen und die dennoch oft nicht erkannt oder als Bagatelle abgetan wird. Prävention ist auch hier die oberste Devise. Mit der richtigen Prophylaxe können Sie von Ihrem gesunden Rücken dauerhaft profitieren und mit Freude schmerzfrei durchs Leben gehen.

SCHWITZEN FÜR DEN RÜCKEN

■ Die Wirbelsäule wird von der sie umgebenen Rückenmuskulatur getragen und geschützt. Wir haben uns jedoch zu einem Volk von Bewegungsmuffeln entwickelt, und das spürt neben unserem Körper auch unsere Wirtschaft. Allein zehn Milliarden Euro kosten rückenbedingte Arbeitsausfälle die deutschen Unternehmen jährlich. Die Krankenkassen müssen pro Jahr rund 25 Milliarden für die Behandlungen des geschwächten Volkskreuzes zahlen. Und die Kosten, die durch Probleme unseres Bewegungsapparates verursacht werden, steigen dramatisch von Jahr zu Jahr an.

Alarmierend: Immer jüngere Patienten müssen behandelt werden. Beschwerden durch Bandscheibenvorfälle und Verschleißerscheinungen sind auch bei Schulkindern keine Seltenheit mehr. Da die meisten Probleme auf eine Unterversorgung des im Wachstum befindlichen Rückens durch Bewegungsmangel zurückgeführt werden können, betonen Fachleute vermehrt die Bedeutung des Sports und vor allem auch des Schulsportes für einen starken, beschwerdefreien Rücken. Am besten eignen sich für die Heranwachsenden alle ganzheitlichen, unspezialisierten Sportarten. Einseitige Bewegung, partieller Muskelaufbau und Überforderung sollten dagegen vermieden werden.

Mit diesem Thema befasst sich ausführlich das Kapitel »Bewegung macht kleine Rücken stark« auf Seite 255 ff.

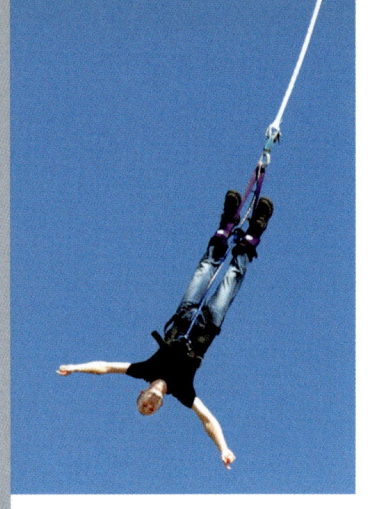

Tun Sie das Ihrem Rücken nicht an!

Generell gilt: Jede Art sportlicher Betätigung verbessert Ihre Gesundheit und Mobilität. Es gibt ein überwältigendes Angebot an neuen fernöstlichen, klassischen oder meditativen Sportarten. Trends entstehen an jeder Ecke, sie bringen oft sehr erfrischende Erkenntnisse und originelle Ideen. Doch häufig sind es gerade die klassischen Bewegungen, die schon unsere Großeltern praktizierten, wie Spazierengehen, Turnen und Schwimmen, die effektiv und unkompliziert die kleinen und großen Muskeln aufbauen und kräftigen. Egal, wofür Sie sich entscheiden, wichtig ist, dass Sie Freude an der Bewegung haben und Ihren Körper positiv wahrnehmen. Die einseitigen Belastungen beim Leistungssport oder bei der Arbeit überfordern dagegen den Rücken. Die negativen Folgen dieser Überlastung treten manchmal erst einige Jahre nach der aktiven Leistungssportphase auf. Von einigen Sportarten wie Bowling, Gewichtheben oder Bungee-Springen ist eher abzuraten. Sie belasten den Rücken übermäßig und führen öfter zu Problemen im Rücken. Andere Aktivitäten wie Yoga, Pilates und Walking kann man hingegen bedenkenlos ohne Alters- oder Gewichtsbeschränkung befürworten.

SPORT FÜR NICHTSPORTLER

■ Sport ist Leben. Bei jeder Bewegung an der frischen Luft nehmen Sie reine Lebensfreude auf. Ihre Bandscheibe saugt mit jedem Schritt Nährstoffe und Flüssigkeit ein und wird dadurch elastisch und vital. Zudem stärken Sie nebenbei Ihr Immunsystem und Ihre Psyche. Sport lässt sich meist nicht nur auf die reine Bewegung reduzieren. Das Erlebnis, sich in der Natur zu bewegen, bietet so viel mehr. Alle Sinne werden angeregt, Blumenduft liegt in der Luft, das Auge wird von Sonnenstrahlen gekitzelt, die durch die Baumkronen funkeln, Vögel zwitschern, wir fühlen uns energiegeladen. All dies ist Balsam für die Seele und damit für unser gesamtes Wohlbefinden. Wir alle kennen die ausgleichende und harmonisierende Kraft eines langen Spazierganges. Gehen Sie deshalb so oft wie möglich raus in die Natur. Sport hat so viele positive Auswirkungen auf Ihren gesamten Organismus, auf Ihr Wohlbefinden und Ihre Seele, dass Sie ihn unbedingt fest in den Alltag integrieren sollten.

Es gibt eigentlich nur zwei Argumente, die gegen Sport sprechen. Das eine ist der innere Schweinehund, den wir hier nicht gelten lassen, denn dieses fette, faule Biest können wir motiviert besiegen. Das andere Argument sind ernst zu nehmende Erkrankungen. Hier muss zunächst eine detaillierte Diagnose vorliegen, damit sich der Zustand nicht verschlechtert. Zudem sollten Sie bestimmte Sportarten vermeiden, wie freies Gewichtstraining oder Bowling. Bei den meisten Bandscheibenpatienten gilt jedoch: Bewegung lindert langfristig die Beschwerden und verbessert die Schmerzsituation, da sich

Hier noch ein paar Gründe, die selbst Sportmuffel überzeugen werden:

- Sport aktiviert massiv die Schlagkraft unserer Abwehr.
- Sport kurbelt die Fettverbrennung an und macht zudem durch ein positives Ergebnis auf der Waage glücklich. Zusätzlich entlastet jedes Gramm, dass Sie abnehmen, Ihre Wirbelsäule und Ihre Gelenke.
- Beim Sport werden Glückshormone (Endorphine) ausgeschüttet.
- Sport verbrennt die Stresshormone (Adrenalin).
- Sport versorgt die Bandscheiben aktiv mit Nährstoffen.
- Sport stärkt das stabilisierende Rumpfkorsett.
- Sport regt die Durchblutung der Rückenmuskulatur an, macht sie elastischer und stärker.
- Sport erhöht die geistige und körperliche Beweglichkeit sowie die Feinmotorik.

die Bandscheibe durch die heilsame Versorgung mit Flüssigkeit und Vitalstoffen von selbst erholen kann und sogar schmerzhafte Vorwölbungen zurückgehen können. Dadurch lässt der Druck auf die empfindlichen Spinalnerven nach, der entzündliche Reizzustand und die Schmerzen gehen zurück. Dieser positive Effekt lässt sich bereits nach etwa zwei Wochen Training feststellen.

Haben Sie keine Angst: Sie verstärken Ihr Rückenproblem nicht durch bewusste Bewegung, sondern Sie werden Ihre Situation deutlich verbessern. Es ist ein alter Irrglauben mit langer Tradition, dass wir unseren Rücken schonen müssen, damit er sich erholt. Das Gegenteil ist der Fall. Moderate, vernünftige, bewusste, rückenfreundliche Bewegung stärkt Ihren Rücken. Also raffen Sie sich auf, und ziehen Sie sich die Turnschuhe an. Noch einmal: Ein gesundes Maß an Bewegung stärkt Ihr Immunsystem und baut Stress ab. Vorsicht dagegen vor falsch verstandenem Ehrgeiz! Wer mehr als 40 Kilometer in der Woche joggt oder jeden Tag zwecks Krafttraining mit Gewichten rennt, treibt brutalen Raubbau an seinem Körper und beschleunigt seinen Verschleißprozess, nicht nur im Rücken. Denn: Mehr Sport heißt nicht gleich mehr Gesundheit. Das Gegenteil kann eintreten: Wer sich beim Training ständig überfordert, fördert nicht seine Gesundheit, sondern überlastet seine Gelenke und die Wirbelsäule. Doch bei vernünftiger Durchführung eines normalen Trainingsplans profitiert Ihre Gesundheit in jeder Richtung.

Wenn Sie allerdings schon seit längerer Zeit ein absoluter Sportmuffel sind, sollten Sie sich vor allem zu Beginn nicht überfordern. Trainieren Sie sich an Ihre individuelle Leistungsfähigkeit heran. Ein langsames Aufbauen des Trainingsprogramms sorgt für mehr Freude und konsequenteres Umsetzen der guten Vorsätze. Zum Beispiel: Sie nehmen sich vor, auf einem Crosstrainer dreimal in der Woche 30 Minuten Ausdauertraining durchzuführen, und das bei etwa 80 Prozent der maximalen Herzfrequenz. Ihr erstes Ziel sollte sein, dass Sie es dreimal in der Woche schaffen, 30 Minuten zu trainieren, aber bei einer niedrigen Herzfrequenz. Erst wenn Sie dreimal 30 Minuten in der Woche problemlos trainieren, können Sie sich kontinuierlich steigern und mit einer entsprechenden Herzfrequenz trainieren! (80 Prozent der maximalen Herzfrequenz werden laut Faustregel wie folgt berechnet: 220 − Lebensalter = 100 Prozent der maximalen Herzfrequenz, zum Beispiel gilt für eine 40-jährige Frau: 220 − 40 (= LA) = 180 = 100 Prozent der maximalen Herzfrequenz. 180 − (20 %) = 36 = 144 Herzschläge pro Minute. Die ideale Pulsfrequenz fürs Training wäre also 144 Schläge in der Minute.)

Je älter wir werden, desto mehr geraten bestimmte Faktoren in den Fokus, die ein junger Körper noch verzeiht, wie etwa schlechtes Schuhwerk oder gravierende Trainingsfehler. Langfristig verschleißen wir allerdings diese natürliche Toleranz und leider auch unsere Gelenke und den Rücken. Koordination, Motorik, Gleichgewichtssinn und Gelenkigkeit bekommen dagegen einen höheren Stellenwert. Zusätzlich rückt der Sicherheitsaspekt mit zunehmendem Alter immer mehr in den Vordergrund. Risikoreiche Sportarten sollten Sie deswegen möglichst vermeiden.

Falsch ausgeführte Trainingseinheiten können die ehemals positive Wirkung der Bewegung ins Gegenteil verkehren und zu einer Fehlbelastung mit schmerzhaften Folgen führen. Achten Sie daher zum einen auf die stets korrekte Durchführung der sportlichen Übungen, leisten Sie sich gerade am Anfang einen »Personal Trainer«, der Ihnen die korrekte Durchführung erklärt und auf die Einhaltung achtet. Zum anderen ist die richtige Ausrüstung sehr wichtig. Sparen Sie nicht beim Laufschuh, sondern lassen Sie sich hier ausführlich beraten.

Das Wichtigste für einen Läufer sind die Schuhe. Sie sollten natürlich der Leistungsfähigkeit des Läufers angepasst sein − das erhält gesund.

»Die meisten laufen zu viel und zu schnell.«

Falko Will ist Marathonläufer und Fachverkäufer im Laufsportgeschäft inTEAM in München. Es besteht seit 1985 und ist einer der ältesten Laufsportausrüster in Deutschland. Die Idee, ein Spezialgeschäft für den Laufsport zu gründen, stammt von drei Langstreckenläufern: Christoph Herle (5. Platz über 10.000 Meter, Olympische Spiele 1984), Stefan Pichler (Marathonbestzeit 2:16 h) und Falko Will (Marathonbestzeit 2:15 h). Ihre Idee: ein Spezialgeschäft für die optimale Ausrüstung des Laufsportlers – von Profis für Profis und Laien. Alle Mitarbeiter sind leidenschaftliche Läufer, die im wahrsten Sinne des Wortes wissen, wo den Kunden »der Schuh drückt«.

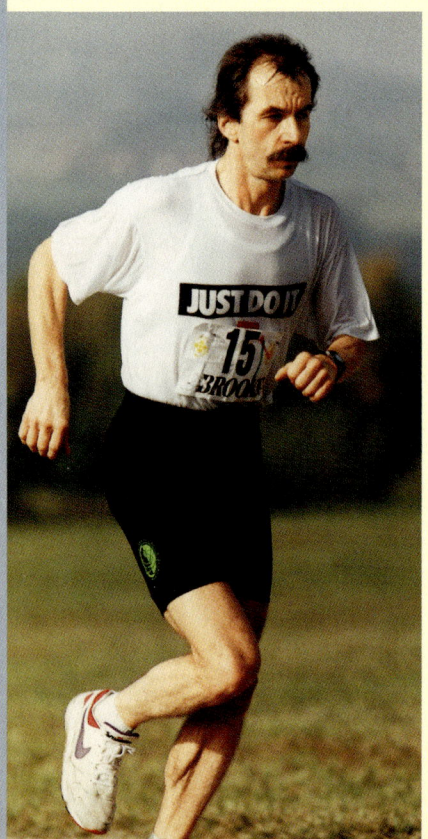

● **NINA RUGE: Was geht Ihnen durch den Kopf, wenn Sie beispielsweise im Englischen Garten in München Jogger beobachten?**

FALKO WILL: Man sieht sofort, wer fachlich nicht richtig beraten wurde. Ob Anfänger, Gelegenheitsläufer oder Fortgeschrittene: Das Wichtigste sind die Schuhe! Sie müssen der Leistungsfähigkeit des Läufers angepasst sein. Das hält gesund – und das Laufen macht mehr Spaß.

● **Welche Probleme kann man sich mit dem falschen Laufschuh einhandeln?**

Probleme mit Knie, Achillesferse, Hüfte, Rücken … Die Ursachen sind Fehlbelastungen. Vor allem bei Frauen finden wir zum Beispiel häufig den »Knick nach innen«, also eine gewisse X-Bein-Stellung beim Laufen. Wenn der Schuh hier nicht stabilisierend ausgleicht, kann das zu Knieproblemen führen.

● **Was muss ein optimaler Laufschuh für Eigenschaften haben?**

Zunächst erst mal: Keine Profischuhe kaufen! Wettbewerbsschuhe sind viel leichter als normale Trainingsschuhe und haben entsprechend weniger Dämpfung. Menschen mit höherem Körpergewicht brauchen kompakte Schuhe. Läufer, die festen Untergrund wie Asphalt oder festgetretene Parkwege bevorzugen, brauchen den weicheren Schuh. Waldboden oder Pferdewege dagegen erfordern härtere Sohlen.

● **Was ist mit der Passform?**

Der Fuß muss in der Ferse fest sitzen, um beim Fersenaufsatz Fehlbelastungen zu vermeiden. Vorne an den Zehen muss eine Daumenbreite Platz sein, weil der Fuß beim Laufen anschwillt. Über dem Rist muss der Schuh per Schnürsenkel gut festgezogen werden können, um optimalen Halt zu geben.

● **Was ist mit Spreizfüßen, Senkfüßen und so weiter?**

Das muss man von Fall zu Fall genau ansehen. Senk-Spreiz-Füße brauchen eine entsprechende Stütze. Wenn jemand über den Außenfuß läuft, braucht er weniger Stütze, sondern den flexibleren Schuh.

● **Wie kriegen Sie denn raus, wie der Kunde läuft? Häufig ist ihm das ja nicht bewusst.**

Am besten bringt der Kunde seinen alten Laufschuh mit. An ihm kann man wunderbar sehen, wo er abgelaufen ist – und von da aus lässt sich auf den Laufstil schließen. Dazu kommt die Fußmessplatte für den Fußabdruck. Man kann natürlich den Kunden auch auf dem Laufband beim Joggen beobachten.

● **Was sind denn die Hauptfehler, die Jogger machen?**

Die meisten laufen zu viel und zu schnell. Den Laufstil kann kaum einer bewusst verändern. Entscheidend ist die Natürlichkeit der Bewegung, und die entwickelt sich mit dem Training im Lauf der Zeit von allein. Ich habe selbst versucht, meinen Laufstil zu ändern, und dann die Belastung des Schuhs geprüft: Es war alles beim Alten geblieben, nichts hatte sich verändert. Im Zuge des Trainings wird aber allgemein der Laufstil leichter, federnder und auch kraftvoller. Das kommt von allein.

● **Dennoch gibt es Grundregeln …**

Man sollte natürlich über den gesamten Fuß abrollen. Außerdem sollten die Schritte nicht zu groß sein, um entspannt laufen zu können. Ein »Spring-Stil« belastet die Gelenke sehr.

● **Wie erkenne ich ein gutes Laufsportgeschäft?**

Wenn der Verkäufer Ihren alten Laufschuh sehen will, dann ist das schon mal ein gutes Zeichen.

Welcher Sport ist ideal?

BELASTUNG FÜR DIE WIRBELSÄULE

Joggen

Joggen ist nach wie vor die effektivste Sportart für Herz und Kreislauf, Ausdauer, Kräftigung der Rumpf- und Beinmuskulatur und Fettverbrennung. Wenn Sie eine gute Lauftechnik beherrschen, versorgen Sie durch die wechselseitige Druckbelastung optimal Ihre Bandscheibe. Bei Übergewicht sollten Sie erst mit anderen Sportarten etwas gegen das Übergewicht tun, z. B. Spinning, Bike, Crosstrainer, Stepper, Nordic-Walking, Schwimmen. Bei einem »unrunden« Laufstil sowie akuten Gelenk- oder Rückenbeschwerden wie z.b. Stenose sollten Sie lieber die rückenschonende Variante des Nordic-Walking bevorzugen. Bei Stenose ist Crosstrainer ideal.

Walken/Nordic-Walking

Walking zeichnet sich, im Vergleich zum Joggen, durch eine deutlich geringere Belastung der Gelenke und der Wirbelsäule aus, bei nahezu gleicher Effektivität. Walken gilt als optimaler Einstiegssport, da er die gesamte Muskulatur stärkt und in jedem Alter, auch mit Übergewicht, begonnen werden kann. Durch den Stockeinsatz werden Schulter- und Nackenmuskulatur zusätzlich gestärkt und gut durchblutet, Verspannungen werden gelöst. Sehr gutes Herz-Kreislauf-Training. Versorgt die Bandscheiben durch die gleichmäßige Be- und Entlastung optimal mit Vitalstoffen.

DARAUF MÜSSEN SIE ACHTEN

Reduzieren des Übergewichts entlastet die Wirbelsäule und die Gelenke. Auf richtiges Schuhwerk achten. Möglichst auf Waldboden laufen. Unbedingt auf die richtige Lauftechnik achten. Dreimal in der Woche 30 bis 45 Minuten laufen ist optimal.

Auch beim Walken: Unbedingt auf gute Schuhe und die richtige Technik achten. Trainingseinheiten langsam steigern. Im Herbst und Winter eventuell mit Spikes laufen (Rutschgefahr). Der Stockeinsatz kann zu Beschwerden mit den Ellenbogen führen, dann lieber ohne Stöcke laufen.

BEWERTUNG

■■ – ■■■■

■■■■■

Auswertung: ■■■■■ Punkte = optimal   ■■■■ Punkte = effektiv
■■■ Punkte = mit Einschränkungen

Crosstrainer

Der Bewegungsablauf ist ähnlich wie beim Nordic-Walking. Die Trainingseinheiten können variabel eingestellt werden. Der Crosstrainer trainiert effektiv und äußerst rückenfreundlich, da keinerlei Stöße und Erschütterungen die die Wirbelsäule belasten. Die Bandscheibe wird optimal mit Nährstoffen versorgt, die Wirbelsäule umgebende Rückenmuskulatur wird verstärkt durchblutet und gekräftigt. Trainiert Ausdauer, Herz und Kreislauf. Ideales Aufbau-, Ausgleichs- und Ergänzungstraining für andere Sportarten. Die meisten Fitnessstudios sind mit Crosstrainern ausgestattet. Eventuell lohnt sich aber auch eine Anschaffung für zu Hause.

Achten Sie unbedingt auf ein gutes Gerät mit leichtem, elliptischem Lauf. Optimal: drei bis vier Trainingseinheiten in der Woche mit jeweils einer Dauer von zirka 30 bis 45 Minuten.

Fahrradfahren/Spinning

Gut für Herz-Kreislauf-System und Ausdauer. Geeignet auch bei Übergewicht, da Gelenke entlastet werden und sich ein Teil des Körpergewichts auf den Lenker abstützen lässt. Bei Bandscheiben und/oder Nackenbeschwerden sollten Sie möglichst aufrecht sitzen, da durch die vorgebeugte Haltung die Lendenwirbelsäule und der Hüft-Becken-Bereich stark belastet werden. Die Rennfahrerhaltung, gerade auch beim Spinning, belastet den unteren Rücken. Ideal sind zwei bis drei Trainingseinheiten pro Woche.

Auch auf dem Fahrrad gilt: Monotones Sitzen ist Gift für die Bandscheiben, daher die Griff- und Sitzposition öfters wechseln und bei längeren Fahrten Pausen mit Dehnungsübungen einlegen. Hals immer in Verlängerung der Wirbelsäule halten, Kopf nicht in den Nacken legen.

■ ■ Punkte = nur bedingt zu empfehlen
■ Punkt = nicht zu empfehlen

BELASTUNG FÜR DIE WIRBELSÄULE

Schwimmen / Aqua-Training

Schwimmen ist ein sehr schonendes Rückentraining, da das Körpergewicht weitgehend vom Wasser getragen wird. Gelenk- und rückenschonendes Training gerade für ältere oder übergewichtige Personen. Die gesamte Rückenmuskulatur wird fließend in die Kräftigung mit einbezogen. Muskelverspannungen lockern sich. Stärkt Ausdauer und trainiert das Herz-Kreislauf-System effektiv. Sehr gelenkschonend. Entgegen der landläufigen Meinung sind sowohl Brust- und Kraul- als auch Rückenschwimmen rückenverträglich.

Tennis/Squash

Die schnellen, abrupten Bewegungsabläufe zwischen Lossprinten und Abstoppen bilden eine hohe Belastung für den Rücken und die Gelenke sowie für die Bandscheiben. Die Drehbewegungen im Rücken und die einseitige Belastung der Schlaghand verstärken das Risiko einer Schädigung. Dies wird zudem häufig durch einen schlechten Trainingszustand der Rumpfmuskulatur verstärkt.

DARAUF MÜSSEN SIE ACHTEN

Bei Problemen mit der Halswirbelsäule sollten Sie möglichst das Überstrecken der HWS beim Brustschwimmen vermeiden oder dabei versuchen, ins Wasser auszuatmen und den Kopf nicht aufrecht aus dem Wasser zu strecken.

Zum Ausgleich sollten Sie ein effektives Aufbautraining der Rumpfmuskulatur und ein gründliches Dehnungsprogramm durchführen. Beim Tennis sollten Sie den Aufschlag rückenentlastend von unten schlagen. Beim Squash ist die Belastung der Bandscheiben durch das erhöhte Tempo noch größer, daher unbedingt auf Schuhe mit guter Dämpfung achten. Akuter BV oder Verschlimmerung eines bestehenden BV nicht selten.

BEWERTUNG

■ ■ ■ ■ ■   ■ – ■ ■

Auswertung: ■ ■ ■ ■ ■ Punkte = optimal   ■ ■ ■ ■ Punkte = effektiv
■ ■ ■ Punkte = mit Einschränkungen

Golf

Wie auch beim Tennis führt hauptsächlich die Rotation in der Wirbelsäule, gepaart mit der hohen Belastung durch den Abschlag, zu enormen Druck- und Stoßbelastungen der Bandscheiben. Rundrücken und Hohlkreuz sind typische Symptome für diese Sportart, daher gilt gerade für Anfänger: Erst die Rumpfmuskulatur stärken sowie Ausdauer und Kondition aufbauen, bevor es auf den Platz geht. Trotzdem ist Golf konditionsfördernd und stressabbauend und gibt dem Rücken Bewegung und eine erhöhte Widerstandskraft.

Den Oberkörper mit moderatem Krafttraining symmetrisch kräftigen und aufbauen. Achten Sie beim Abschlag vor allem auf saubere Technik und perfekte Körperhaltung. Steigern Sie langsam die Belastung, und spielen Sie nicht gleich 18 Loch.

Reiten

Beim Reiten wird zwar auf der einen Seite die Bandscheibe abwechselnd be- und entlastet und auf diese Weise mit Nährstoffen versorgt, auf der anderen Seite aber sind die Stöße, die die Wirbelsäule bei jedem Schritt verkraften muss, nicht unerheblich. Es werden nur isolierte Muskelgruppen trainiert. Reiten kann zu schmerzhaften Verspannungen im Nacken-, Schulter- sowie Lendenbereich führen.

Wer Probleme mit dem Rücken hat, muss sein Reitprogramm anpassen. Leistungsmäßiges Reiten kann den Verschleiß des Rückens stark beschleunigen. Besonders Kinder und Jugendliche, deren Körperwachstum noch nicht abgeschlossen ist (Mädchen sind mit 16, Jungen mit 17 Jahren körperlich erwachsen), haben einen sehr empfindlichen Rücken und können durch leistungsmäßiges und frequentes Reiten ihrem Rücken bleibend schaden. Denn die Belastung der Wirbelsäule ist immens. Reiten ist dazu ein Sport mit hohem Unfall- und Verletzungsrisiko. Reiter sollten daher unbedingt zum Ausgleich die Rumpfmuskulatur kräftigen.

■■ – ■■■■   ■ – ■■■

■ ■ Punkte = nur bedingt zu empfehlen
■ Punkt = nicht zu empfehlen

BELASTUNG FÜR DIE WIRBELSÄULE

DARAUF MÜSSEN SIE ACHTEN

BEWERTUNG

Ballspiele (Fußball, Handball)

Alle Ballspiele haben eines gemeinsam: Sie fördern durch den schnellen Spielablauf die Koordination und Ausdauer. Gleichzeitig belasten sie aber den Rücken immens: Abrupte Stopps, Rotationen und ungefederte Sprünge sind Gift für die Wirbelsäule. Dazu kommt meist eine einseitige Belastung durch den Einsatz eines Schussbeins beziehungsweise Wurfarms. Das Verletzungsrisiko gerade bei Freizeitsportlern ist sehr hoch.

Viele Fußballspieler haben nach dem Training Rückenschmerzen. Dies kommt häufig von einer unbewusst vorgebeugten Haltung des Oberkörpers und einer Verkürzung des Hüftbeugers. Konzentriertes Dehnen sowie ein aufbauendes Rückentraining können einen Teil der schädigenden Faktoren auffangen. Bestehende BV können sich verschlimmern oder neue BV entstehen. Bei langjährigem Sport starke Abnutzungserscheinung mit ausgeprägter Stenose.

Skifahren/Snowboarden

Alpiner Wintersport fördert die Kraft und Koordinierungsfähigkeit sowie die Beweglichkeit und das Herz-Kreislauf-System. Jedoch ist gerade hier der vorbereitende Aufbau der Rumpf- und Beinmuskulatur besonders wichtig. Denn die rasante Talfahrt belastet Knie und Bandscheiben besonders beim »Schwingen« stark, da hier in der Drehung Kraft aufgebracht und Stöße mit den Knien abgefedert werden müssen. Zudem ist das Unfallrisiko recht hoch.

Bei Rückenproblemen immer weiche Pisten, möglichst ohne Unebenheiten, bevorzugen. Harte, vereiste Pisten oder Buckelpisten verstärken die Erschütterungen und das Sturzrisiko. Nicht überfordern. Nach zwei Stunden sollten Sie den Einkehrschwung üben und Ihrem Körper eine Ruhepause gönnen. Investieren Sie in die richtige Technik, und korrigieren Sie eingefahrene Haltungsfehler.

■

■

Auswertung: ■ ■ ■ ■ ■ Punkte = optimal ■ ■ ■ ■ Punkte = effektiv
■ ■ ■ Punkte = mit Einschränkungen

Wandern/Spazierengehen

Wandern und Bergwandern ist neben dem Training des gesamten Herz-Kreislauf-Systems und der meisten Muskelgruppen auch für den Kopf eine reine Entspannungs-Übung. Daneben gibt es aber ein nicht unerhebliches Verletzungsrisiko und die Gefahr akuter Überlastungen. Rücken- und vor allem Knieschmerzen können ein unliebsames Urlaubsandenken sein. Gesünder ist moderates, langes Spazierengehen, möglichst täglich raus in die Natur.

So manchen Rückenschmerzen kann man einfach davonlaufen. Die gleichmäßige Belastung der Bandscheiben ermöglicht die Versorgung mit allen notwendigen Nährstoffen. Achten Sie auch hier auf stabiles, gut gedämpftes Schuhwerk und dem Wetter angepasste Kleidung. Nehmen Sie beim Bergwandern nur einen leichten Rucksack mit.

Krafttraining

Spezielles Krafttraining fördert das Zusammenspiel verschiedener Muskelgruppen. Besonders wichtig ist der Aufbau der gesamten Rücken- und Bauchmuskulatur. Ein gut durchgeführtes Krafttraining steigert die Durchblutung der großen und kleinen Rumpfmuskulatur und verbessert unsere Haltung. Belastete Muskelgruppen sollten anschließend gedehnt werden, um einer Verkürzung vorzubeugen.

Vermeiden Sie unbedingt ein Training mit freien Gewichten. Obwohl trainingsphysiologisch von Vorteil, ist der Effekt für den Rücken immer sehr negativ! Es gibt drei weitere Gefahren beim Krafttraining: zu hohe Belastungen, falscher Ehrgeiz und ein schlechter Trainer. Falsch durchgeführte Übungen stellen ein ernst zu nehmendes Gesundheitsrisiko dar. Achten Sie daher auf die korrekte Durchführung der Übungseinheit, und überfordern Sie sich nicht (Gefahr eines akuten BV oder Verschlimmerung eines bestehenden). Steigern Sie langsam die Belastung, und passen Sie Ihre Übungen an. Vermeiden Sie axiale Belastungen (Gewicht auf Schultern), und bevorzugen Sie extendierende Belastungen (Lat, Butterfly, Klimmzüge).

■■■■■   ■■

■ ■ Punkte = nur bedingt zu empfehlen
■ Punkt = nicht zu empfehlen

BELASTUNG FÜR DIE WIRBELSÄULE

Aerobic/Step – Kurse im Studio

Bietet eine effektive Kräftigung der Muskulatur und der Koordinationsfähigkeit. Bei guter Körperbeherrschung und Technik führen die Kurse zu einer optimalen Versorgung der Bandscheiben mit Nährstoffen. Vorsicht jedoch vor Überlastung mit Gewichten oder Hüpfkombinationen! Achten Sie stets auf eine saubere Durchführung der Übungen.

Inline-Skaten/Schlittschuhlaufen

Durch die gleichmäßige, fließende Bewegung ist Skaten gut für die Wirbelsäule, allerdings nur mit der richtigen Haltung: mit geradem Kreuz leicht nach vorn gebeugt. Wichtig: Die Kraft aus den Oberschenkeln nehmen und nicht aus dem unteren Rücken. Gutes Herz-Kreislauf-, Koordinations- und Muskeltraining. Hohes Verletzungsrisiko durch große Sturzgefahr.

DARAUF MÜSSEN SIE ACHTEN

Für aktive Sportler sind Studiokurse eine sinnvolle Trainingsart. Bei Übergewicht, mangelnder Erfahrung oder schwacher Kondition belasten sie jedoch den Rücken, da fehlende Kraft der Arme, Beine und Bauchmuskulatur meist »aus dem Rücken« geholt wird, was zu Verspannungen und Verhärtungen der Lendenmuskulatur führen kann. Sinnvoller sind Kurse wie Yoga und Pilates.

Protektoren tragen, Bremstechnik beherrschen, ebene Strecken bevorzugen und anfangs nur kurze Trainingseinheiten fahren. Niemals in Rücklage gehen, da ein Sturz aufs Steißbein nicht nur sehr schmerzhaft ist, sondern durch die heftige akute Stauchung der Wirbelsäule langfristige Folgeerkrankungen oder einen Bandscheibenvorfall nach sich ziehen kann.

BEWERTUNG

■■ – ■■■

■■

Auswertung: ■ ■ ■ ■ ■ Punkte = optimal   ■ ■ ■ ■ Punkte = effektiv
■ ■ ■ Punkte = mit Einschränkungen

Tanzen

Beim Tanzen führen wir fließend verschiedene Bewegungskombinationen aus. Das trainiert nicht nur Muskeln und Herz, sondern auch die Koordination und das Gehirn. Entspannende Musik unterstreicht den relaxenden Aspekt dieses Freizeitsports.

Schuhe mit hohen, kleinen Absätzen erhöhen das Verletzungsrisiko und belasten die Bandscheibe. Deswegen moderate Absatzhöhe wählen. Nicht ins Hohlkreuz gehen, Arm locker auflegen und nicht im Nacken verkrampfen.

Skilanglauf

Ideale Ausdauersportart, die durch symmetrische Belastung ein schonendes Ganzkörpertraining bietet. Bei jedem gleitenden Schritt streckt sich die Wirbelsäule wechselseitig, die Bandscheiben werden optimal versorgt. Wirbelsäule und Gelenke werden wenig belastet, die Unfallgefahr ist relativ gering. Für alle Altersgruppen geeignet. Gutes Herz-Kreislauf-, Ausdauer- und Koordinationstraining.

Wichtig ist eine dem Klima und der Bewegung angepasste Sportkleidung mit optimalem Feuchtigkeitstransport. Kälte und Feuchtigkeit führen gerade im Lendenbereich leicht zu Verspannungen. Als Anfänger sollte man sich eine ebene Strecke mit einer Wegzeit von etwa 30 Minuten suchen und sich dann langsam steigern. Beanspruchte Nackenmuskulatur im Anschluss gründlich dehnen.

■■ – ■■■   ■■■■■

■ ■ Punkte = nur bedingt zu empfehlen
■ Punkt = nicht zu empfehlen

BEWERTUNG   DARAUF MÜSSEN SIE ACHTEN   BELASTUNG FÜR DIE WIRBELSÄULE

Indoor-Klettern

Das in letzter Zeit vermehrt in Mode gekommene Indoor-Klettern bietet eine hocheffektive Kräftigung, speziell für die Schulter-, Nacken- und Rumpfmuskulatur. Die gesamte Feinmotorik und Beweglichkeit profitieren von dieser Sportart. Allerdings ist eine hohe Grundfitness erforderlich.

Nach dem Training unbedingt die belastete Schulter-Nacken-Muskulatur dehnen. Nur professionell gesichert in die Wand steigen.

■ ■ ■ ■

Windsurfen

Beim Windsurfen werden – abgesehen vom Spaßfaktor – hauptsächlich die Arm- und Beinmuskulatur trainiert. Allerdings werden sowohl die Halswirbelsäule als auch der gesamte Rücken stark beansprucht.

Nach dem Surfen unbedingt die beanspruchte Nacken-Schulter-Muskulatur dehnen. Wichtig: Wenn Sie das Segel aus dem Wasser holen, richtige Technik anwenden. Beim Surfen spezielles Trapez anlegen.

■

Auswertung: ■ ■ ■ ■ Punkte = optimal   ■ ■ ■ ■ Punkte = effektiv
■ ■ ■ Punkte = mit Einschränkungen
■ ■ Punkte = nur bedingt zu empfehlen
■ Punkt = nicht zu empfehlen

Yoga

Die fernöstlichen Übungen haben längst Einzug in die modernen Studios gehalten. Zu Recht, denn sie harmonisieren Körper und Geist, erhöhen die Koordination und Beweglichkeit. Daneben kann man spezielle Yoga-Übungen auch therapeutisch hervorragend einsetzen.

Es gibt ein großes Angebot an Kursen. Wählen Sie diesen nach dem Bauchgefühl aus und machen Sie nur die Übungen, die Ihnen guttun. Vermeiden Sie Überdehnungen wie bei der Kobra.

Pilates

Mehr als nur ein Trendsport. Pilates stärkt die wichtigen »kleinen« Muskeln, ganz ohne Geräte und Hilfsmittel. Effizientes Muskel- und Koordinationstraining. Fördert die Stabilität der Wirbelsäule und des Beckens.
Gute Einstiegssportart, um beweglicher zu werden und Beckenboden- sowie Rumpfmuskulatur zu kräftigen.

Pilates stärkt wie Yoga die gesamte Beweglichkeit und unsere Körperwahrnehmung. Zudem wird bei diesen Sportarten das Gleichgewicht geschult. Unabhängig von Alter oder Gewicht.

»Heute spüre ich schon bei den kleinsten Veränderungen, was ich tun muss.«

Oliver Kahn wollte als Sechsjähriger weltbester Torhüter werden – und er wurde es. Erst Amateur, dann Profi beim Karlsruher SC – 1994 wechselte der 24-Jährige zu Bayern München. Damals war sein Stern als Ausnahmetalent schon längst aufgegangen, der nach Überwindung eines Kreuzbandrisses im selben Jahr seine stetige Bahn nach ganz oben zog. Mit dem FC Bayern gewann er alle Trophäen, die im europäischen Vereinsfußball zu gewinnen sind – und wurde 2002 Mannschaftskapitän. Bei der WM 2002 in Japan und Korea lieferte er als Kapitän und Keeper der Nationalmannschaft Weltklasseleistungen in Serie, mit denen er die deutsche Elf bis ins Finale führte. 2004 – nach einem kleinen Formtief – übernahm Michael Ballack die Kapitänsbinde, 2005 lief für Oliver Kahn wieder alles perfekt. Doch dann, im Jahr der WM 2006, hat sich Jürgen Klinsmann in der »T-Frage« für Jens Lehmann entschieden.

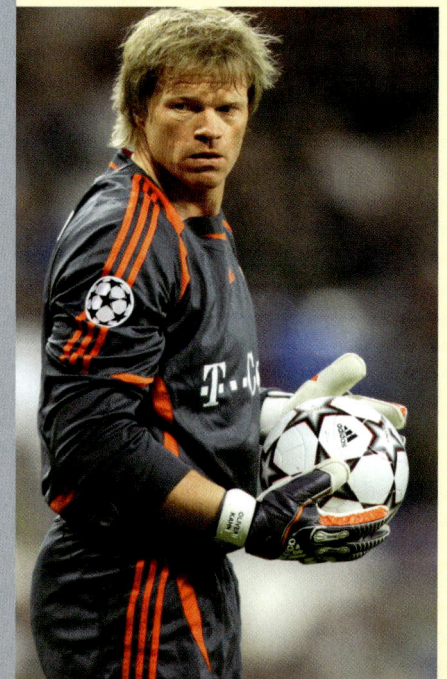

Was Kahn akzeptierte – und bei seinem Einsatz im Spiel um Platz drei gegen Portugal mit einer grandiosen Leistung quittierte.

Über seinen unbändigen Willen, zu permanenten Höchstleistungen zu gelangen, über seinen Ehrgeiz und seine kompromisslose Professionalität wurde schon genug geschrieben. Deshalb mag hier ein Zitat von Torwarttrainer Sepp Maier genügen: »Ich kenne viele Torhüter, aber von der professionellen Einstellung her ist er der beste, den ich kennengelernt habe.« Und noch etwas spricht Bände: der dreifache Titel als »Welt-Torhüter des Jahres« (1999, 2001 und 2002) und die Adelung zum »Besten Spieler der WM 2002«.

● **NINA RUGE: Ich habe in Ihrer Biografie keinerlei Hinweise auf ernsthaftere Verletzungen oder gar Rückenprobleme gefunden – abgesehen von einem Kreuzbandriss im Jahr 1994 – ziemlich erstaunlich ...**

OLIVER KAHN: Wenn du deinen Körper mit 37 Jahren beim Training auf den Boden knallen kannst – mit der Power, die dafür nötig ist, und das ist ziemlich viel –, dann kannst du kein Rückenleiden haben. Und ich mache das, seit ich sechs Jahre alt bin. Ich hoffe sehr, dass das so bleibt – und nicht irgendwann der Zahltag kommt.

● **Den könnten ja die Ärzte voraussehen mit den heutigen Diagnosemethoden. Was sagen die denn?**

Natürlich lasse ich regelmäßig Kernspinaufnahmen machen. Und die zeigen im Halswirbelbereich deutliche Verschleißerscheinungen. Die Bandscheiben sind trotz der enormen Belastung erstaunlich dick, doch manche Wirbelkörper zeigen Abnutzung. Aber das ist nicht bedenklich. Mein Körper hat sich an die Belastung gewöhnt– die Knochen sind dichter geworden. Das hat natürlich auch mit einer positiven genetischen Disposition zu tun. Ich bin wirklich dankbar, dass ich diesen Job bis heute machen kann.

● **Was tun Sie, um Ihren Rücken für diese Belastungen fit zu machen?**

Die vorherrschende Meinung ist ja, dass man die große Muskulatur trainieren sollte. Das ist nur bedingt richtig. Denn die Haltemuskulatur – das sind die kleinen Muskeln – wird dabei sehr oft vernachlässigt. Wir haben in der Nationalmannschaft amerikanische Trainer, die einiges eingeführt haben, das ich zunächst teilweise auch skeptisch sah. So zum Beispiel das »PREHAB«-Training. Man trainiert ohne Geräte, ausschließlich mit der eigenen Körperkraft: Das sind stabilisierende gymnastische Übungen, kein Stretching. Und ich muss sagen: Ich bin beweglicher, flexibler geworden, mein Rücken ist noch weniger anfällig geworden. Seither mache ich vor jedem Team-Training konsequent 20 Minuten PREHAB – das ist sensationell.

● **Ein solches »Mikrotraining« erwartet man nicht unbedingt bei einem Kraftpaket wie Ihnen.**

Der Körper ist wie ein Rad, das von der Mitte her optimal trainiert werden muss. Und das bedeutet auch, die Muskulatur von Bauch, Hüfte und unterem Rücken zu stabilisieren. Und wie ein Speichenbruch das ganze Rad unrund laufen lässt, muss ich Schmerzen in den Zusammenhang mit meinem ganzen Körper stellen, muss meine gesamte Wirbelsäule in Balance halten. Ich habe beispielsweise gelegentlich Probleme mit dem Ellenbogen – und diese Schmerzen kommen von der Halswirbelsäule. Also lasse ich mir regelmäßig von unserem Mannschaftsarzt im Bereich der Halswirbelsäule Aufbaupräparate spritzen. Das sind Vitamine, Naturheilstoffe, homöopathische Mittel.

● **Krafttraining ist natürlich auch Pflicht. Wie viel machen Sie täglich?**

Klar. Jede Woche trainiere ich gezielt jede Muskelgruppe. Entweder dreimal pro Woche 60 Minuten oder sechsmal 30 Minuten. Je nachdem, wie ich's brauche. Zu Hause kommen dann noch mal 60 Minuten gymnastische Übungen dazu.

● **Und wie sieht's bei Ihnen mit Bandscheibenvorfällen aus?**

Die sind alltäglich für uns. Klar hatte ich welche. Doch jeder läuft anders ab, und die meisten sind völlig harmlos. Wovor ich wirklich Angst hätte, das wäre ein Sequester. So etwas muss operiert werden und setzt einen schachmatt. Das hatte ich zum Glück noch nie.

● **Aber ein Bandscheibenvorfall war nicht so ganz harmlos …**

Ja, den hatte ich ausgerechnet, als ich vom KSC zu Bayern München gewechselt bin. Der machte mir erhebliche Probleme und höllische Schmerzen, die ins Bein ausstrahlten. Aber ich hatte zum Glück keine Ausfallerscheinungen, keine Taubheit.

● **Könnte die psychische Belastung dafür ein Auslöser gewesen sein?**

Ja, die psychische Belastung damals war heftig. Der Vertrag mit Bayern München war frisch unterschrieben, und ich stand natürlich unter Druck. Angst oder Anspannung lässt generell die Muskeln verkrampfen, und – schwupps – die Bandscheibe flutscht raus. Das ist natürlich nur einer von vielen möglichen Auslösern. Aber das werde ich nie vergessen: Ich bücke mich, will den Ball aufheben, und plötzlich gibt's einen irren Schlag im Rücken. Das hat mir dann ein halbes Jahr wirklich zu schaffen gemacht.

● **Wie sind Sie damals mit dem Bandscheibenvorfall umgegangen?**

Ich war zu dieser Zeit sehr jung und habe voll weitertrainiert, natürlich auch unter Schmerzmitteln. Zum Glück hatten wir damals schon unseren Mannschaftsarzt. Der hat mir von einer OP abgeraten und mich konservativ behandelt. Das ist bei uns eine absolute Routineangelegenheit. Also hatte ich ständig physikalische Therapie, Fango-Packungen, Strombehandlung, Unterwassermassagen – und nach Abklingen der ersten akuten Phase leichte Druckmobilisierung in der Schmerzregion.

● **Haben Sie daraus etwas gelernt?**

Heute würde ich eine Pause einlegen. Ich war damals sehr ehrgeizig. Heute denke ich, dass ich Glück gehabt habe, keine bleibenden Schäden davonzutragen.

● **Hat sich Ihr Verhältnis zum Rücken im Lauf der Jahre verändert?**

Ja, extrem. Heute spüre ich schon bei den kleinsten Veränderungen, was ich tun muss. Nehmen wir zum Beispiel das Iliosakralgelenk. Wenn ich das spüre, gehe ich zu unserem Chiropraktiker und lasse mich einrenken oder hole mir ein paar Spritzen gegen den Muskelkrampf. Oder wenn ich eine beginnende Blockade im Brustwirbelbereich spüre – mit wachsendem Schmerz –, dann weiß ich genau, welche Übungen guttun, wie viel Krafttraining ich mir leisten kann – und gehe erst dann zum Chiropraktiker, wenn der Schmerz nicht nachlässt.

● **Dann sind Sie durchaus Ihr eigener Arzt?**
Mittlerweile schon. Ich kenne jeden Schmerz und passe mein Konzept genau der jeweiligen Lage an.

● **Haben Sie eine Schwachstelle, die Sie besonders im Auge haben müssen?**
Ich habe im Übergang von der Brustwirbelsäule zur Lendenwirbelsäule einen Punkt, der einem »Rundrücken« zuzuordnen ist. Das kann bestimmte typische Probleme machen. Also bearbeite ich diese Region extrem mit einem gezielten Aufbautraining.

● **Gibt es eine Behandlungsmethode, die Ihrem Rücken besonders guttut?**
Shiatsu. Das ist eine Druckpunktmassage, bei der ich mich tiefenentspannen kann wie bei keiner anderen Behandlung. Doch sie hat keine heilenden Wirkungen, sie kann immer nur ein »dazu« sein.

● **In welcher »Rückenverfassung« gehen Sie in ein Spiel – und wie kommen Sie 90 Minuten später wieder raus?**
Vorher mache ich natürlich die gymnastische Vorbereitung, sorge dafür, dass ich keine Blockaden habe, ich kann mich ja nicht während des Spiels mit so was beschäftigen. Ich nehme dann sowieso nichts Körperliches wahr. Da bin ich so auf Adrenalin, da spüre ich gar nichts. Nach dem Spiel gehe ich direkt ins Wärmebecken. Wenn, dann kommen Beschwerden erst am nächsten Tag.

● **Was macht die stärkste Rückenbelastung aus in Ihrem Job als Torwart?**
Dass man beim Training ständig mit irrer Geschwindigkeit auf den Boden knallt. Natürlich habe ich das perfekte Abrollen trainiert. Doch die Böden sind steinhart. Das ist schon brutal. Es ist also kein Wunder, wenn mein Chiropraktiker feststellt, dass meine Wirbelsäule ziemlich gestaucht ist.

● **Erinnern Sie sich an eine Situation, in der Sie dachten: Jetzt ist meine Karriere zu Ende?**
Letztens, als der Kopfball eines Stürmers ins Außennetz ging, bin ich im Flug gegen den Pfosten geknallt, volles Rohr auf die Brustwirbelsäule, da war ich schon besorgt. Doch es ist nichts passiert. Meine Knochen und meine Muskulatur – die sind schon wahnsinnig stark.

Fit im Büro

BÜROFEHLER NR. 1: STILLSITZEN

■ Zu den Kardinalfehlern am Arbeitsplatz gehört das lange Verharren in derselben Arbeitshaltung. Man arbeitet am Schreibtisch vor dem Computer oder fährt lange Autostrecken und bleibt stundenlang in einer ähnlichen Haltung. Dies sorgt für geringe Durchblutung mit schlechter Versorgung der Bandscheibe. Der Außenring der Bandscheibe wird schon nach kurzer Zeit bruchanfälliger und kann so leichter einreißen. Langfristig schwächt sich durch diese Bewegungslosigkeit zudem die schützende Rumpfmuskulatur ab. Das Zauberwort für einen gesunden, starken Rücken heißt: ständiger Positionswechsel.

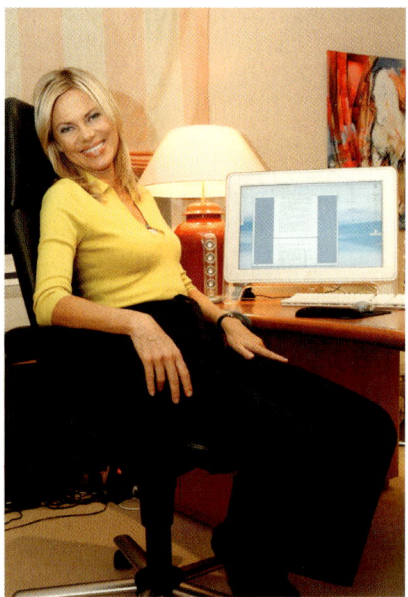

Spätestens nach einer Stunde sollte man aufstehen, ans Fenster gehen, sich einen Kaffee oder Tee in der Küche holen oder am nächsten Rastplatz halten und einige Schritte laufen. Deshalb: Bleiben Sie trotz überwiegend sitzender Tätigkeit unbedingt aktiv. Achtung: Wenn Sie längere Zeit gesessen haben, sollten Sie erst wieder einige Zeit laufen und den Rücken durch Recken und Strecken durchbluten und regenerieren, bevor Sie einen schweren Gegenstand tragen oder einen Koffer aus dem Auto heben.

BÜROFEHLER NR. 2:
FALSCH JUSTIERTE ODER ALTE BÜROSTÜHLE

■ Unbequeme, starre Bürostühle verleiten dazu, in sich zusammen-zusacken und einen Rundrücken zu machen. Ein optimal angepasster Bürostuhl dagegen unterstützt die Lende (Lordosestütze) und sorgt für Bewegung. Durch die Wippmöglichkeiten der modernen Stühle im Sitzflächenbereich muss der untere Rücken ständig seine Position geringfügig wechseln. Dies führt zu mehr Durchblutung (auch im kritischen hinteren Bandscheibenbereich) und stärkt die Muskulatur (wie beim Sitzen auf einem Sitzball). Dies sind quasi Stühle mit eingebautem »Positionswechsel«.

Moderne Bürostühle sind meist so konzipiert, dass man von selbst in der optimalen Körperhaltung sitzt. Die Rückenlehne sollte besonders im Bereich der Beckenoberkante gut stützen, die Vorderkante des Stuhls in Höhe der Kniekehle sein. Das Becken sollten Sie immer leicht vorkippen, dadurch rutscht die Lendenwirbelsäule in ihre normale Krümmung. Ansonsten gilt: ruhig im Stuhl lümmeln. Die früher empfohlene gerade, aufrechte Haltung belastet die Wirbelsäule nachweislich mehr als eine entspannte Sitzhaltung. Bei alten, unflexiblen Stühlen kann man sich mit einem Keilkissen behelfen, das das Vorkippen des Beckens unterstützt.

Auch hier gilt: Monotones Sitzen ist Gift für den Rücken, also möglichst oft die Sitzposition leicht

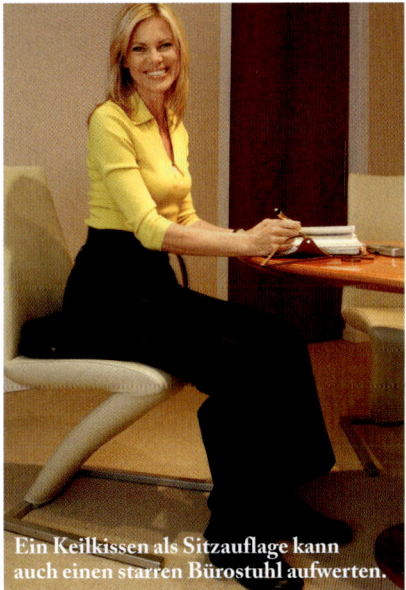

Ein Keilkissen als Sitzauflage kann auch einen starren Bürostuhl aufwerten.

variieren und spätestens nach einer Stunde einmal aufstehen. In einigen Supermärkten sind die Verkäuferinnen bereits angewiesen, bei jedem Kunden die unten am Einkaufswagen angebrachte Nummer beim Kassieren mit einzutippen. Dies hat mehrere positive Aspekte, unter anderem auch, dass die Kassiererinnen ständig aufstehen, in Bewegung bleiben und damit ihre Rücken entlasten.

BÜROFEHLER NR. 3: DIE FALSCHE ARMPOSITION

■ Jammern Männer zumeist nach einem langen Arbeitstag am Computer über Schmerzen im Lendenwirbel, klagen Frauen häufiger über Schmerzen im Schulter-Nacken-Bereich. Dies liegt wahrscheinlich an der ungünstigeren Haltung der Frauen, meist mit unbewusst angehobenen Schultern und andauernder Fehlhaltung durch abgewinkelte Handgelenke. Daher sollten Sie die Tastatur so vor dem Bildschirm platzieren, dass die Handgelenke gerade aufliegen und nicht nach oben abgeknickt werden müssen. Zudem sollten die Hände noch 15 bis 20 Zentimeter Platz bis zur Tastatur haben. Stützen Sie den Handballen nicht auf der Tastatur ab, und vermeiden Sie möglichst jede Dreh- und Beugebelastung. Tippen Sie mit sanftem Anschlag, hämmern Sie nicht auf die Tasten, das dankt Ihnen nicht nur Ihre

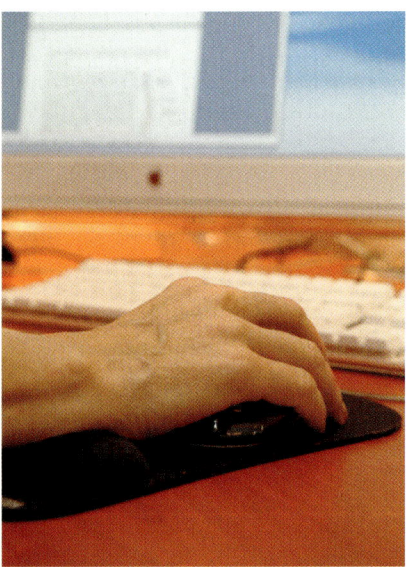

Eine ergonomisch geformte Handauflage entlastet Handgelenk, Schulter und Nacken. Drehen Sie außerdem den Körper zum Bildschirm, nicht nur den Kopf.

Tastatur, in erster Linie auch Ihr Handgelenk! Auf ergonomisch geformte Polster aufgestützte Unterarme entlasten die Brustwirbelsäule zusätzlich. Ein weiteres Pult optimiert die Schreibtischplattenhöhe.

Und auch hier gilt: ständig in Bewegung bleiben. Schultern kreisen, strecken, alles ist erlaubt, was Sie aus der Starre löst.

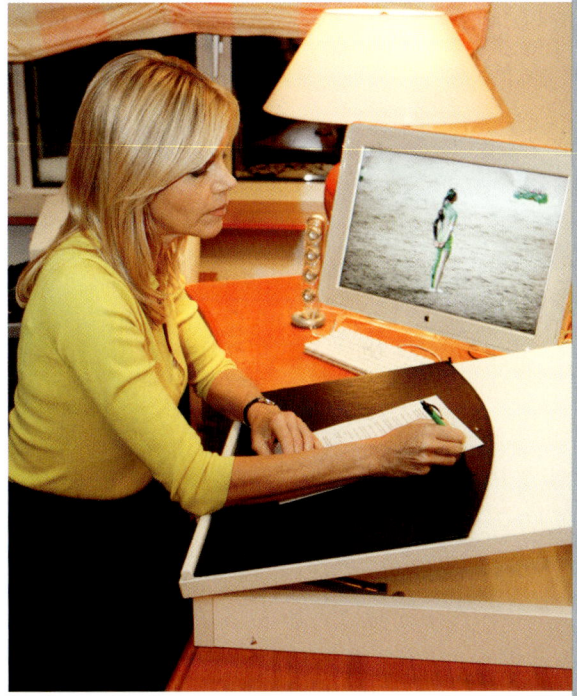

Ein Schreibtischpult optimiert die Arbeitshöhe.

BÜROFEHLER NR. 4: FALSCH EINGESTELLTER MONITOR

■ Wenn Sie viel am Bildschirm arbeiten, ist die richtige Ausrichtung des Monitors enorm wichtig. Stellen Sie ihn nie schräg zum Körper auf, denn so müssen Sie den Kopf drehen, um auf den Schirm zu schauen, sondern immer gerade vor sich, damit Sie möglichst in entspannter Kopf-, Hals- und Rückenposition auf den Monitor blicken können. Vermeiden Sie zudem eine zu tiefe oder zu hohe Position des Bildschirms. Die Oberkante des Bildschirms sollte möglichst in Augenhöhe liegen. Halten Sie mit dem Gesicht ungefähr 60 bis 90 Zentimeter Distanz zum Bildschirm.

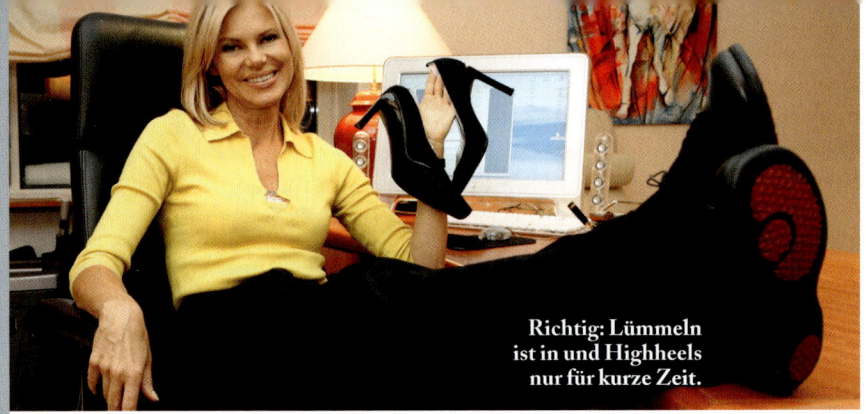

Richtig: Lümmeln
ist in und Highheels
nur für kurze Zeit.

BÜROFEHLER NR. 5: MIT ÜBEREINANDERGESCHLAGENEN BEINEN LÄNGERE ZEIT SITZEN

■ Das Blut kann nicht richtig zirkulieren. Sehnen, Bänder und Nerven werden gequetscht. Die Folgen sind Taubheitsgefühl, »eingeschlafene Beine und Füße« und eine einseitige Beckenschiefstellung. Zudem fördert man durch die verminderte Blutzirkulation die Bildung von Krampfadern und durch den behinderten Stoffwechsel eine Zunahme von Cellulitis. Stellen Sie daher beide Beine parallel auf dem Boden auf, Knie möglichst im 90-Grad-Winkel zum Gesäß. Bleiben Sie mit Ihren Füßen in Bewegung. Wippen, auftippen, kreisen – bewegen Sie Ihre Füße und Beine möglichst viel, das regt den Blutrückfluss zum Herzen positiv an. Zu einem gesunden Büroalltag gehört zudem gesundes, bequemes Schuhwerk. Sie können ja die eleganten Lieblingsschuhe mitnehmen und anziehen, wenn Sie eine Präsentation haben. Oder Sie entscheiden sich gleich für ein Paar schicke Gesundheitsschuhe. Wenn Sie allein sind und es keiner sieht, legen Sie ruhig mal die Beine beim Telefonieren auf den Tisch, das entlastet die Venen und den Rücken.

BÜROFEHLER NR. 6: SCHIEFE KOPFHALTUNG

■ Klemmen Sie beim Telefonieren nicht den Hörer zwischen Kopf und Schulter, das verspannt die Nackenmuskulatur. Lieber auf die Freisprechfunktion umschalten oder mit Kopfhörer telefonieren.

Rückenprofi für den Alltag – Ninas Tipps für zu Hause

• Vermeiden Sie jede Arbeit, bei der Sie sich vorbeugen müssen. Wenn Sie kurze Zeit so arbeiten müssen, dann auf keinen Fall gleichzeitig im Rumpf drehen. Vermeiden Sie es, dabei auch noch etwas Schweres zu heben. Mit anderen Worten: Die Kombination von vornübergebeugtem Arbeiten, gleichzeitigem Drehen und Heben ist eine todsichere Methode, um jeden Rücken in die Knie zu zwingen und einem akuten Bandscheibenvorfall Tür und Tor zu öffnen! Stellen Sie sich daher gerade vor die zu tragende Last, und heben Sie mit geradem Rücken, drehen Sie dann mit dem gesamten Körper (siehe Abbildung).

• Beim Bügeln ein Fußbänkchen oder einen Zeitschriftenstapel auf dem Boden platzieren und abwechselnd einen Fuß darauf stellen, um ein Abknicken in der Hüfte zu verhindern.

• Meist ist die Höhe der Küchenarbeitsplatte nicht ausreichend. Optimal ist die Höhe zum Arbeiten, wenn Sie mit rechtwinklig gehaltenen Unterarmen bequem arbeiten können. Erhöhen Sie notfalls die Arbeitsplatte mit einem dicken Holzblock, und setzen Sie sich ruhig mal zum Gemüseschneiden und -schälen an den Küchentisch.

• Mit geradem Rücken Staub saugen, nicht bücken, sondern leicht in die Knie gehen, um unter die Möbel zu gelangen.

• Geschirrspüler möglichst hoch einbauen lassen. Ansonsten beim Ein- und Ausraumen mit geradem Rücken in die Knie gehen.

• Getränkekisten möglichst nahe am Körper tragen. Kraft aus den Armen und nicht aus dem Rücken nehmen.

• Zum Einkaufen einen Einkaufstrolley verwenden.

• Beim Zähneputzen gerade stehen, nur zum Ausspucken vorbeugen.

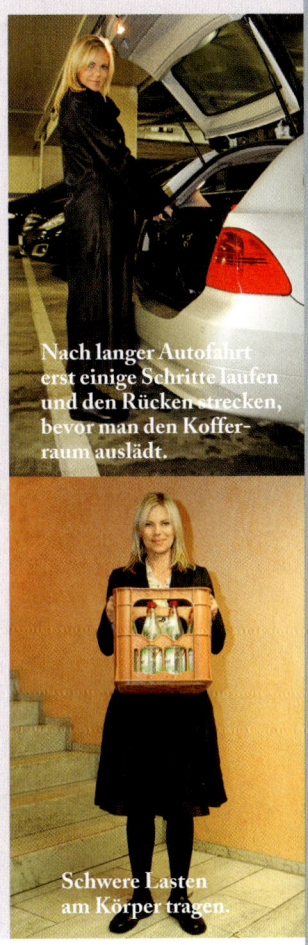

Nach langer Autofahrt erst einige Schritte laufen und den Rücken strecken, bevor man den Kofferraum auslädt.

Schwere Lasten am Körper tragen.

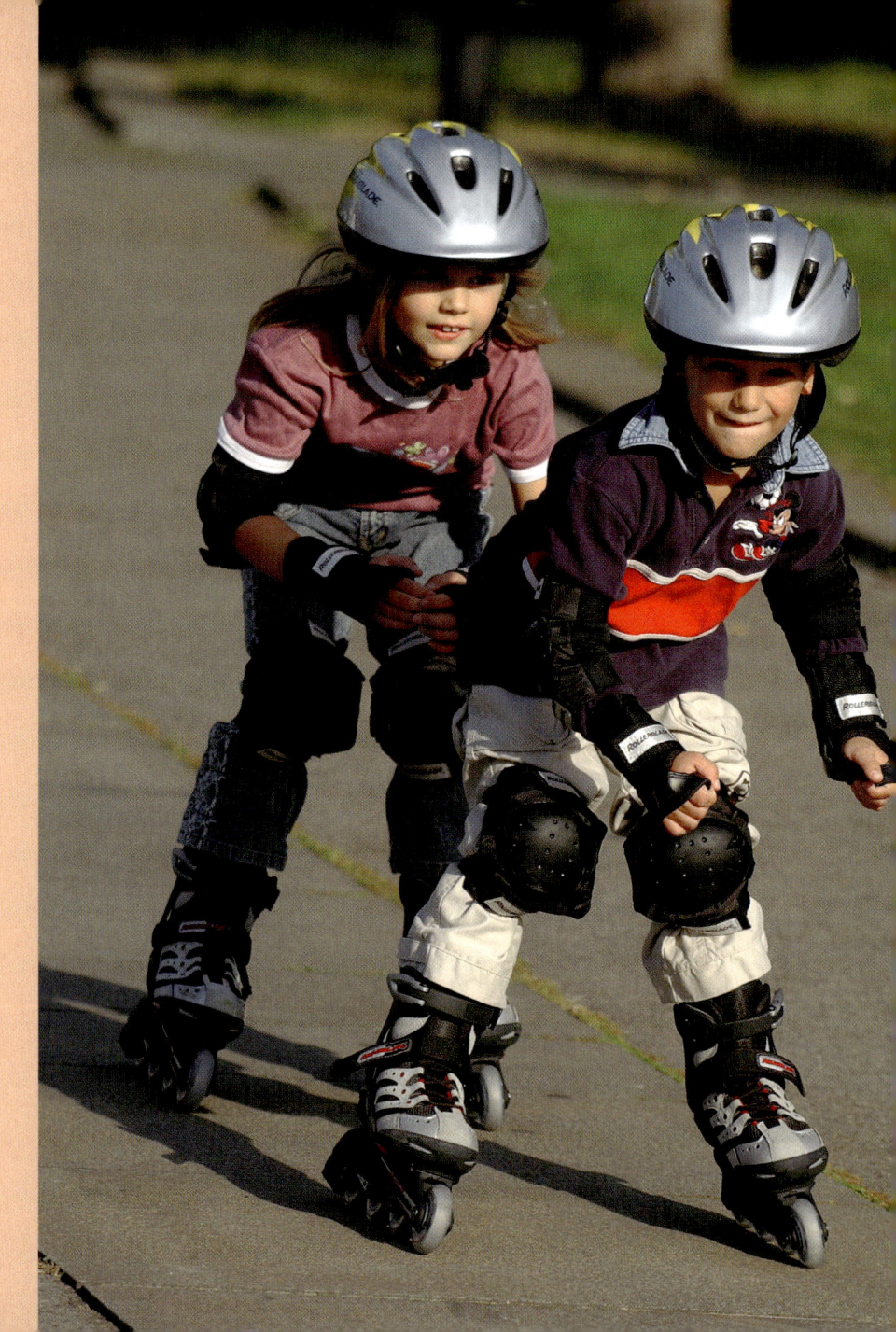

Bewegung macht kleine Rücken stark

Unsere Gesellschaft entwickelt sich zu einer Generation von Stubenhockern. Stundenlanges Stillsitzen in der Schule, beim Computerspielen oder Fernsehen und fehlender Ausgleich durch regelmäßigen Sport sind die häufigsten Ursachen für später auftretende Gewichts- und Rückenprobleme. Unsere Kinder bewegen sich viel zu wenig. Dabei gehört die Bewegung zur Natur von Kindern. Kleinkinder verhalten sich instinktiv noch rückengerecht, sie robben, krabbeln und klettern und kräftigen so ihren Rücken. Doch schon Grundschüler sitzen in der Regel inklusive Schulzeit und der Zeiten fürs Hausaufgabenmachen, fürs Fernsehen sowie vor dem Computer bis zu neun Stunden täglich. Viele Schulkinder bewegen sich unter einer Stunde pro Tag. Übergewicht, Koordinationsschwierigkeiten und Haltungsschäden sind die Folge. Was in jungen Jahren an Bewegung und Koordination nicht gelernt wurde, ist zeitlebens nicht mehr nachzuholen.

Komm, lass uns rennen und toben …

■ Die Zahlen sind alarmierend: Rund 15 Prozent aller Kindergartenkinder und bis zu 60 Prozent aller Schulkinder und Teenager leiden an Rückenbeschwerden und Haltungsfehlern. Wissenschaftler gehen davon aus, dass etwa ein Drittel der Jugendlichen bereits vorgewölbte oder degenerierte Bandscheiben hat. Innerhalb der letzten sechs Jahre hat sich die Zahl der 14- bis 29-Jährigen mit Problemen am Haltungsapparat nahezu verdoppelt. Unsere Kinder verlieren ihre Koordinationsfähigkeiten und ihre Feinmotorik. Kaum ein Kind kann noch rückwärts im Kreis laufen, problemlos auf einem Balken balancieren, auf Stelzen gehen oder ein Rad schlagen. Gerade in der Vorschule und Grundschule werden jedoch die sensiblen Nervenbahnen durch die Motorik trainiert. Die fehlende Bewegung schwächt

MERKSATZ FÜR KLEINE LESER
Sitzt du zu lange still, krumm und rund, ist das für deinen Rücken ungesund. Springen, rennen, toben, laufen hin und her, das freut deinen Rücken sehr.

daher nicht nur die Muskeln und fördert den Fettaufbau, sondern führt auch zu Defiziten in der gesamten Gehirnentwicklung.

Werden Sie sich Ihrer ganz persönlichen Rolle als Vorbild für unsere Kinder bewusst. Motivieren Sie sich und Ihre Familie zu mehr Bewegung und Sport. Verbinden Sie die Aktivitäten mit Familiensinn, und genießen Sie die gemeinsame Zeit.

• Lassen Sie Ihre Kinder viel im Freien spielen. Schenken Sie Ihrem Kind die Möglichkeiten, sich selber und seine Umgebung zu entdecken. Stundenlanges Herumstromern in Gebüschen und Gärten schult die Sinne besser als die meisten Trainingseinheiten in der Turnhalle.

- Kinderfüße möglichst oft barfuß laufen lassen. Sand, Wiese, Asphalt, Rasen, Wald – verschiedene Böden unter den Füßen spüren. Nasse Bachkieselsteine, pieksende Tannennadeln, Unebenheiten ausbalancieren, über Wurzeln und Hindernisse springen – das stärkt die Muskeln, die Sinne und die Motorik.
- Für Ihren kleinen Abc-Schützen ist ein rückenfreundlicher Arbeitsplatz besonders wichtig. Die Füße sollten beim Sitzen vollständig den Boden berühren. Wenn die Beine in der Luft hängen, können Sie mit alten Telefonbüchern einen Sockel bauen, auf dem die Füße aufgesetzt werden können. Ist der Stuhl zu niedrig, kippt das Becken beim Sitzen nach hinten und zwingt den Rücken in eine ungesunde Rundrückenform. Hier am besten eine Sitzerhöhung in Form eines Keilkissens verwenden, damit das Becken wieder nach vorne kippt und so die Wirbelsäule aufrichtet. Die optimale Sitzposition hat Ihr Kind, wenn es, die Kniegelenke etwa im 90-Grad-Winkel gebeugt, die Füße locker und entspannt auf den Boden aufsetzen kann. Eine bewegliche Sitzfläche und Stuhllehne unterstützen zusätzlich den Positionswechsel, da Kippen und Lümmeln möglich sind.

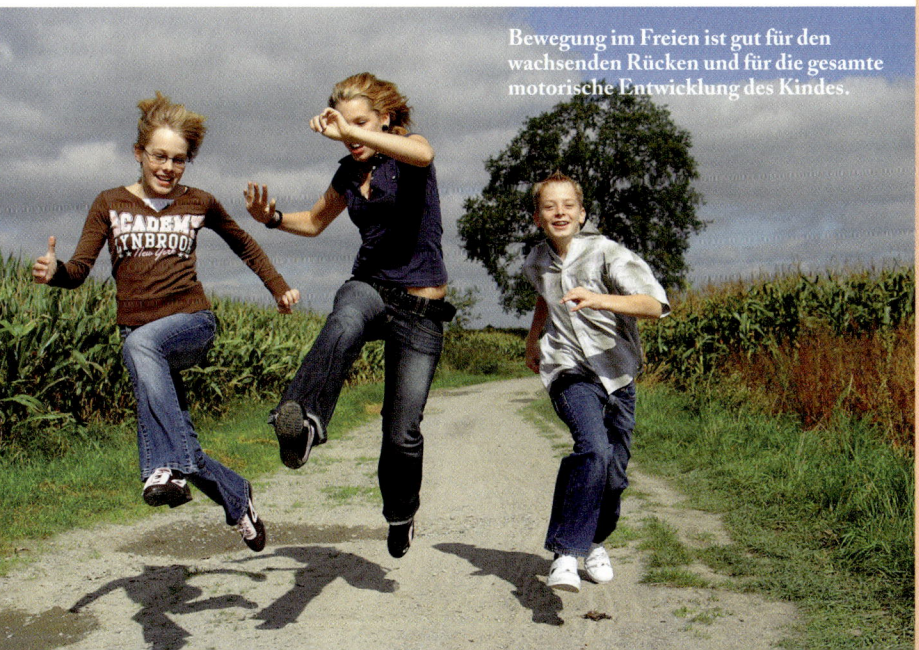

Bewegung im Freien ist gut für den wachsenden Rücken und für die gesamte motorische Entwicklung des Kindes.

- Die Tischplatte sollte sich in gleicher Höhe mit den Ellenbogen befinden und sich zum Schreiben und Lesen schräg stellen lassen. Am besten sind Tische und Stühle geeignet, die sich auf die Größe des Kindes einstellen lassen und praktisch mitwachsen können. Wenn sich der Schreibtisch aber nicht verstellen lässt, können Sie Ihrem Kind einen schrägen Pultersatz mit Hilfe eines alten Ringordners oder eines Keilkissens bauen.

- Die Schultaschen von heute sind voll gestopft mit Büchern, Heften, Getränkeflaschen und Brotdosen. Im Durchschnitt bringt ein Schulranzen rund vier bis sechs Kilogramm auf die Waage. Das ist fast ein Sechstel des kindlichen Körpergewichts. Zusätzlich werden die Rucksäcke häufig nur auf einer Seite getragen, aus Bequemlichkeit oder weil es scheinbar cooler ist. Diese einseitige Belastung, gepaart mit dem hohen Gewicht des Schulranzens, stellt eine besonders starke Belastung für den noch formbaren, nicht ausgewachsenen Kinderrücken dar und kann bleibende Veränderungen des Rückens bewirken, die meist erst im Erwachsenenalter Beschwerden verursachen.

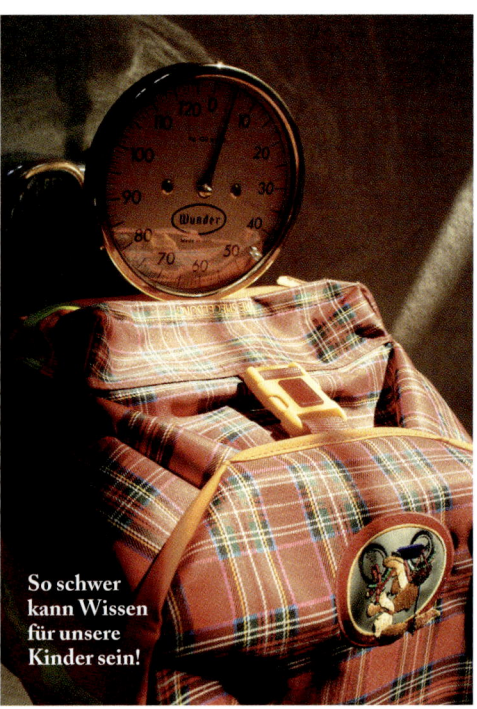

So schwer kann Wissen für unsere Kinder sein!

RANZEN RICHTIG RICHTEN

- Ranzen immer auf beiden Schultern tragen.
- Riemen möglichst ganz eng am Körper anziehen, damit der Ranzen in Höhe der Brustwirbelsäule positioniert ist und nicht nach hinten überkippt. Je tiefer der Ranzen hinten runterhängt, desto schwerer wird die Belastung für den Rücken.
- Niemals nur einseitig tragen, das führt auf Dauer zu einer seitlichen Verkrümmung. Wenn der Ranzen sehr schwer ist und die Wegstrecke lang, kann man den Ranzen auch mal auf dem Bauch tragen und mit den Armen von unten unterstützen (»Ritter-Rost-Technik«), aber dabei bitte kein Hohlkreuz machen.
- Möglichst wenig mitnehmen, jeden Tag den Ranzen durchschauen, etliches kann man zu Hause oder in der Schule lassen. Optimal ist ein Schließfach in der Schule, wie es in den meisten amerikanischen Schulen üblich ist. Auch die Anschaffung von einem zweiten Satz von Büchern ist im Zweifelsfall zu überlegen, damit immer ein Exemplar zu Hause und eins in der Schule ist. Ebenso sinnvoll: eine Absprache mit benachbarten Kindern, sodass die Bücher nicht ständig von zu Hause in die Schule und zurück geschleppt werden müssen, sondern gemeinsam benutzt werden können.
- Über ein Rollensystem für den Schulranzen nachdenken. Das sind Systeme, die man zusätzlich am Ranzen festmachen kann. Diese ermöglichen es, den Ranzen wie einen Trolley hinter sich herzuziehen! (Infos z. B. unter www.jako-o.de)

»SITZ DOCH ENDLICH MAL GERADE!«

Diesen Spruch aus vergangenen Tagen können Sie in Bezug auf rückenfreundliches Verhalten getrost vergessen. Es kommt nicht auf eine kerzengerade Körperhaltung an. Im Gegenteil: Das aktuelle Stichwort lautet »bewegtes Sitzen«. Das heißt, ruhig öfter die Sitzposition wechseln. Das unruhige Sitzen beansprucht die Muskulatur und verteilt den Druck auf den Bandscheiben. Lümmeln ist nicht nur erlaubt, sondern ausdrücklich erwünscht!

Fördern Sie daher ständig mit allen Tricks die Bewegungslust Ihrer Kinder. Ihr Kind sollte sich täglich mindestens zwei Stunden bewegen, besser eigentlich noch länger, um sich gesund und optimal zu entwickeln. Kinder im Kindergarten- und Grundschulalter haben meist auch noch die Lust dazu. Denn zwischen sechs und zehn Jahren steigern sie ihre konditionellen Fähigkeiten enorm, sie laufen schneller, werfen weiter, springen höher und entwickeln dadurch ihr Interesse am Sport. Sie lernen Skifahren, Inlineskaten, Schlittschuhlaufen und Schwimmen oder wollen im Verein Handball, Tennis oder Fußball spielen.

Kinder haben ein besonderes Interesse an dem, was die Eltern auch machen. Viele Kinder möchten daher die Sportarten ausprobieren, an denen auch die Eltern Spaß haben. Wenn Sie inzwischen keinen Sport mehr ausüben, sollten Sie schon zum Wohl Ihrer Kinder wieder damit anfangen.

Bei einigen Sportarten kann man auch die Kinder integrieren. Kleine Kinder kann man mit Fahrradanhängern oder Joggern mitnehmen. Größere Kinder können schon gemeinsam mit Ihnen auf Tour gehen: Wenn Sie das nächste Mal zum Joggen oder Nordic Walken gehen, lassen Sie Ihr Kind doch einfach mit dem Fahrrad oder den Inlinern nebenherfahren. Ausflüge zum Wandern und Spazierengehen, Fahrradtouren oder eine Kanufahrt bringen nicht nur den Kindern einen Heidenspaß, sondern eignen sich zudem noch zum Stärken des Zusammengehörigkeitssinns. Sie können auch gemeinsam mit Ihren Kindern eine neue Sportart ausprobieren und so beispielsweise mal gemeinsam am See entlangskaten.

Im Allgemeinen gilt: Bewegung ist für kleine Rücken das A und O. Fördern Sie Ihr Kind nach Lust und Laune, aber erzwingen Sie bitte nichts. Denn auch, wenn eine ausgeglichene, moderate Bewegung den Grundstock für eine gesunde Entwicklung des Rückens darstellt, so ist übertriebener, übereifrig durchgeführter Hochleistungssport mit ergebnisorientierten Wettkämpfen Gift für die Ausbildung des noch labilen juvenilen Knochengerüstes.

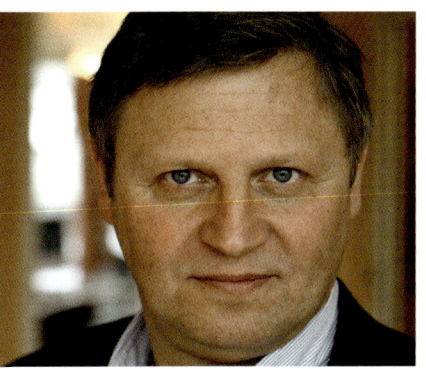

Drs. Dekkers erlebt es täglich:
»*In meiner Sprechstunde sitzen zum Teil unter 20-Jährige mit Ermüdungsbrüchen der Wirbelsäule und schwersten Stenosebeschwerden, die vom übermäßigen Leistungssport herrühren. Meine ärztliche Empfehlung daher ganz klar: kein einseitig betriebener Hochleistungssport für Kinder unter 16 Jahren.*«

Nicht jeder Sport ist gleich gut für die im Wachstum befindlichen Knochen der Kinder. Die Gefahren, die von frühkindlichem Hochleistungssport ausgehen, werden oft von überambitionierten Eltern oder ehrgeizigen Sprösslingen unterschätzt. Fünfmal in der Woche intensives Training der unter 16-Jährigen kann zu massiven Rückenproblemen führen. Oft sind es dann die jungen Spitzensportler, die bereits mit 18 Jahren wegen massiver Verschleißerscheinungen in der Praxis sitzen. (Bei Delphinschwimmern kann es zum Beispiel schon mit Anfang 20 zu Ermüdungsbrüchen in den feinen Facettengelenken der Lendenwirbelsäule kommen.) Nicht falsch verstehen: Sie können, ja Sie sollten Ihr Kind so viel Sport machen lassen, wie es will, wenn es sich im normalen Rahmen bewegt. Intensives Fußball- oder Tennisspielen, Voltigieren, Turnen oder Delphinschwimmen belasten dagegen den Rücken stark. Alle ausgleichenden, konditionsfördernden Einzel- und Mannschaftssportarten sind dagegen für Ihr Kind bestens geeignet. Bewegung muss sich auch gar nicht immer im Verein abspielen.

Gehen Sie daher viel mit Ihren Kindern spazieren oder wandern. Nichts ist entspannender als ein Spaziergang, bei dem die Kinder zudem unzählige Dinge entdecken und nebenbei noch kraxeln, toben und klettern können.

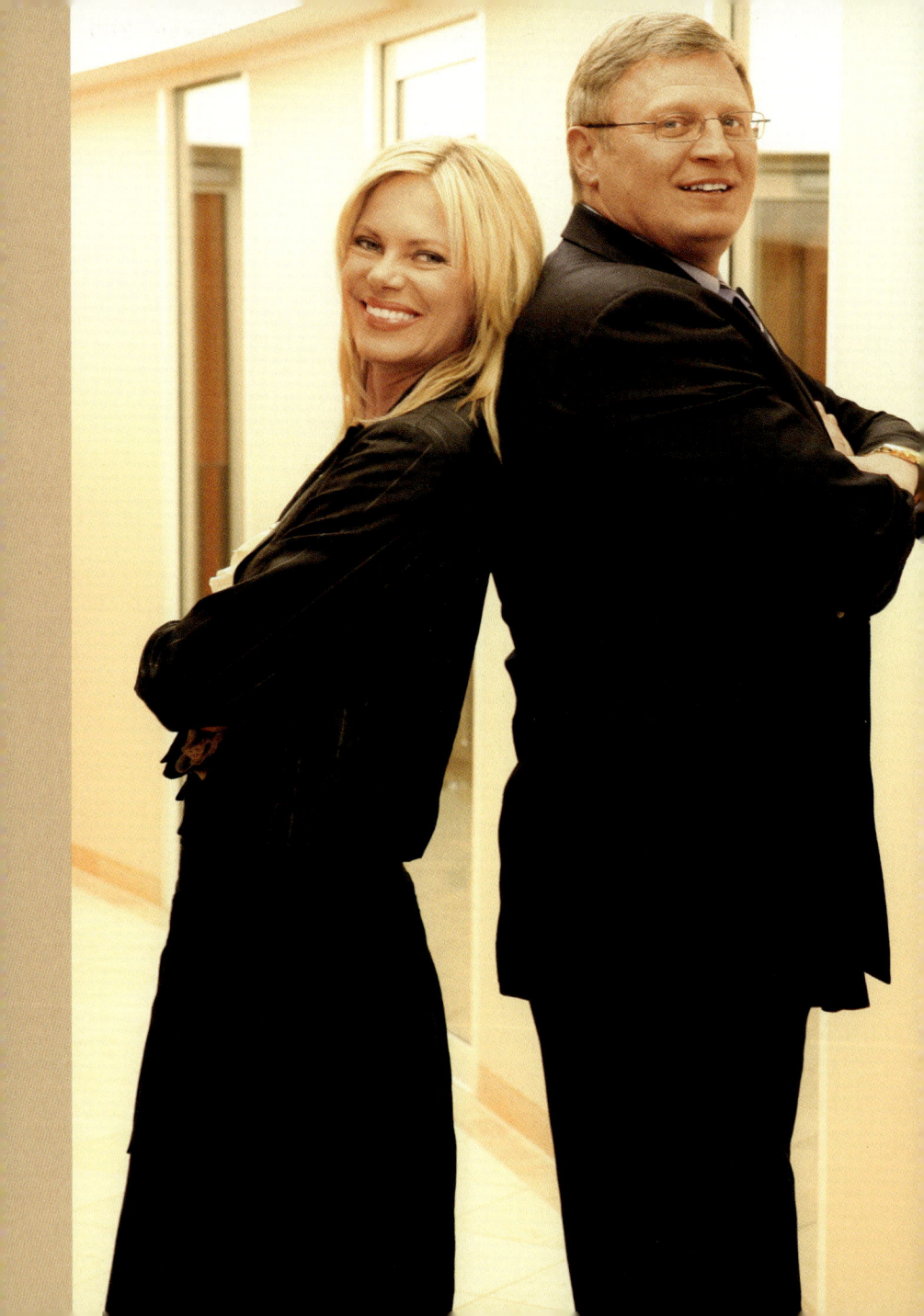

Alles wird gut für Ihren Rücken

Am Ende unserer Reise wollen wir noch einmal ein Fazit ziehen und stellvertretend die persönliche Krankengeschichte von Nina Ruge aus der Sicht des SDT, Drs. Horst Dekkers, betrachten. Eine Zusammenfassung der wichtigsten Regeln und Erkenntnisse für einen starken Rücken erleichtert Ihnen den täglichen Umgang mit dem Meisterwerk Wirbelsäule. Werden Sie sich Ihrer Eigenverantwortung bewusst und schenken Sie sich jeden Tag mindestens zehn Minuten Gesundheit.

Das Wichtigste auf einen Blick!

■ Die meisten Rückenschmerzen haben keine spezifische Ursache, das heißt, sie kommen und gehen, trotzdem lohnt es in den meisten Fällen, in sich hineinzuhorchen und eine Ursache zu suchen. Bei starken Rückenschmerzen, die länger als sechs Wochen anhalten oder zu Ausfall- oder Lähmungserscheinungen führen, sollte man, am besten bei einem SDT (siehe Seite 273) eine ärztliche Ursachenforschung betreiben.

■ Zu einer optimalen Diagnose gehören:
- gründliche Anamnese und
  orientierende körperliche Untersuchung,
- bildgebende Untersuchung,
- Beratungsgespräch.

■ Bei lang anhaltenden Rückenschmerzen sollte man immer auch an eine eventuell vorliegende Stenose denken, die nach wie vor eine relativ unbekannte Volkskrankheit ist. Suchen Sie daher einen SDT auf. Wenn Sie sich hinsichtlich der Ihnen gestellten Diagnose unsicher sind, können Sie vom Service dieses Buches profitieren und Ihre Kernspinaufnahmen gemeinsam mit einer stichpunktartigen Beschreibung Ihrer Beschwerden direkt an

→ Drs. Horst Dekkers, Leitender Arzt
   Sektion Wirbelsäule III. OG,
   Effnerstraße 38, 81925 München schicken.

Dort bekommen Sie kostenlos und unverbindlich eine Diagnose, einen Befund und einen individuellen Therapievorschlag erstellt und zugesandt.

■ Bandscheibenvorfälle sind akute Reaktionen auf falsche Bewegungen, Fehlbelastungen oder Überanstrengungen. Die meisten Bandscheibenvorfälle sind aber, entgegen ihrem üblen Ruf, eigentlich recht harmlos und werden vom Körper meist selber wieder »in Ordnung« gebracht. Falls nicht, gibt es moderne, sichere endoskopische Verfahren, die schnelle Hilfe bringen (z. B. LED siehe Seite 195)

- Die verschiedenen sanften, nicht operativen Therapieformen haben eines gemeinsam: Sie fördern die Durchblutung und Ernährung des gesamten Rückens. Dies und Bewegung sind das A und O für einen gesunden, starken, beschwerdefreien Rücken.
- Leistungssport dagegen ist, besonders für Kinder, Gift für den Rücken. Kinderarbeit ist nachweislich schädlich und zu Recht verboten. Wann kommt dieses Verbot auch im Leistungssport für Kinder unter 16 Jahren?
- Alle gelenkschonenden Bewegungen, wie Laufen auf dem Cross-Trainer, Nordic Walking oder Yoga, sind uneingeschränkt zu empfehlen.

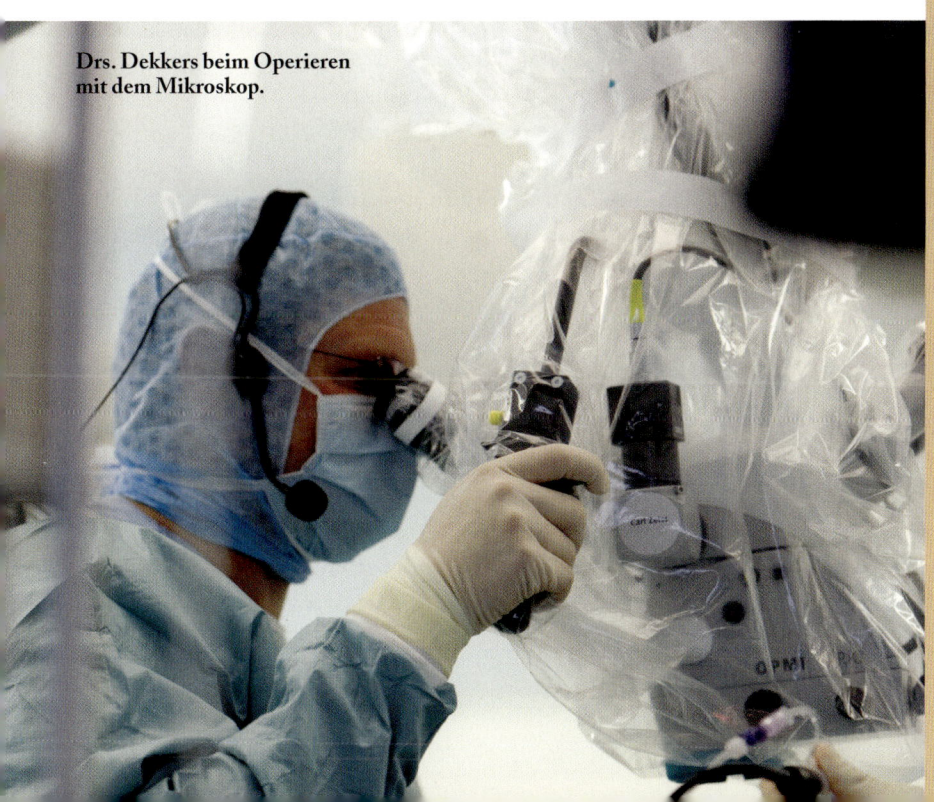

Drs. Dekkers beim Operieren mit dem Mikroskop.

■ Gesunde Schuhe bilden die Basis für einen gesunden Laufstil. Das gilt nicht nur für den Sportschuh, sondern insbesondere auch für unser tägliches Schuhwerk und für Kinderschuhe. Dämpfungsarme Sohlen, hohe schmale Absätze und zu enge Passform belasten unseren Rücken zusätzlich und können unmittelbar zu Verspannungen und Schmerzen führen.

■ Geradesitzen ist out – Lümmeln ist in. Beim Sitzen wird die Wirbelsäule viel stärker belastet als beim Stehen oder Gehen. Starke Druckkräfte schädigen die Wirbelsäule, zudem wird die Bandscheibe unterversorgt, so dass es in der Folge zu Verkrampfungen, Verspannungen und Muskelschmerzen kommen kann. Wichtig ist deshalb, auch im Sitzen ständig die Position zu wechseln, entspannt zu sitzen und so oft wie möglich aufzustehen, sich zu bewegen und zu strecken.

■ Therapeutisches Yoga fördert den ganzheitlichen Heilungsprozess und ist vor allem zur Prävention sehr gut geeignet. Denn auch auf die kleinen Muskeln kommt es an, nicht nur auf die großen. Dehnen und Stretchen helfen der Muskulatur und dem Rücken Stoffwechselprodukte abzubauen, kräftiger zu werden und Haltung zu zeigen.

■ Denken Sie bei der Ursachenforschung auch immer an die Komplexität unseres Rückens. Bandscheibenbeschwerden können gleichzeitig neben Skoliose und Stenose bestehen. Was dann ursächlich die Schmerzen verursacht und damit therapiert werden muss, kann nur der SDT im abschließenden Diagnosegespräch klären.

■ Ein Glas Rotwein verdünnt das Blut und fördert so die Durchblutung der feinen kapillaren Blutgefäße im Rücken. Das Risiko für einen Bandscheibenvorfall reduziert sich. Eine Zigarette bewirkt genau das Gegenteil, die Kapillaren verengen sich, und die Durchblutung wird massiv reduziert. Zudem baut das im blauen Dunst enthaltene Schwermetall Kadmium aktiv Kalzium aus den Knochen ab und lagert sich stattdessen selber ein. Der Knochen verliert seine regenerierende Fähigkeit, wird inhomogen, porös und brüchig. Das Risiko eines Bandscheibenvorfalls erhöht sich massiv.

■ Folgende Symptome können auf eine Stenose hindeuten:
  • Langes Stehen führt unmittelbar zu Rückenschmerzen oder Schwäche.
  • Sitzpausen oder Hinlegen bringt direkt Erleichterung.
  • Sie empfinden es als angenehm, den Rücken zu krümmen und sich dabei auf der Tischplatte abzustützen.
  • Sie bekommen ab der Hälfte der Nacht beim Drehen im Bett Schmerzen.
  • Bestimmte rückenstärkende Übungen, bei denen man ins Hohlkreuz geht, wie bei einigen Kieser-Übungen, verstärken die Schmerzen noch. Übungen, bei denen Sie den Rücken beugen, wie das Zusammenrollen beim Yoga, bringen Ihnen Erleichterung.

■ Eine Stenose, also eine Verengung des Wirbelkanal, kann in

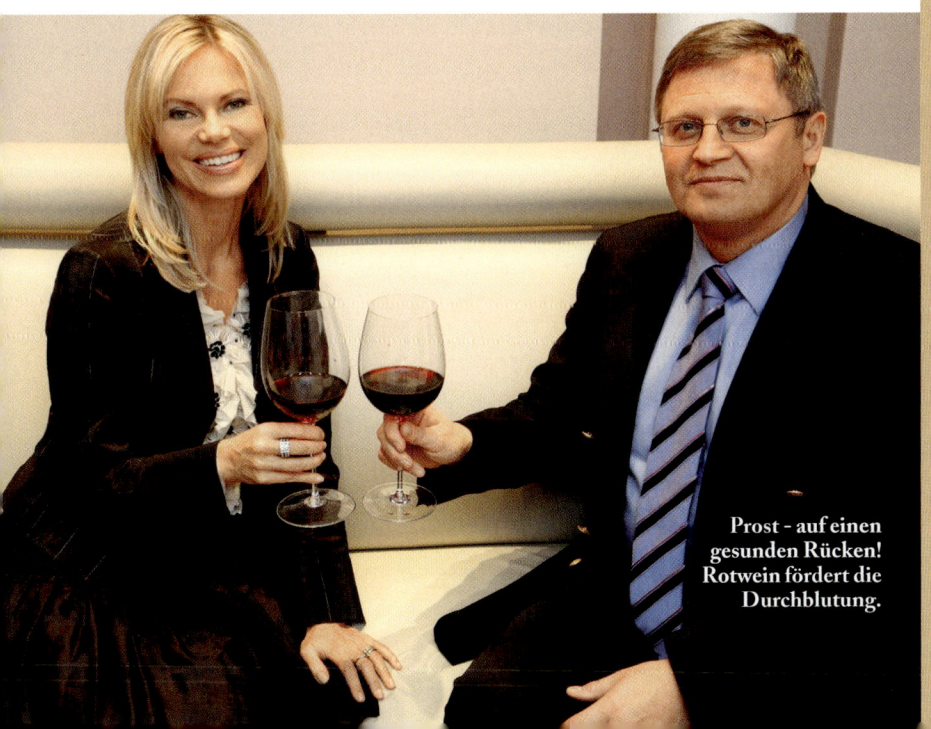

Prost - auf einen gesunden Rücken! Rotwein fördert die Durchblutung.

jedem Alter vorliegen. So kann auch schon bei einem 19-jährigen Mädchen eine unentdeckte Stenose die Ursache für starke Rückenschmerzen sein. Obwohl es sich bei einer Stenose um eine degenerative Verschleißerscheinung handelt, ist es dennoch keine »Omakrankheit«, sondern ein weitgehend unbekanntes Volksleiden, das zu Recht immer mehr ins Interesse der Spezialisten rückt. Dabei ist die Stenose für Menschen mit Rückenschmerzen meist eine »Sleeping Beauty«: Sleeping, weil sie oft nicht erkannt wird, und Beauty, weil sie, wenn sie erkannt ist, gut behandelt werden kann.

■ Unter einer MIR® (Minimal Invasive Rekonstruktion) verstehen Rückenpatienten nicht die russische Raumstation, sondern eine Operationsmethode, die bei Vorliegen einer Stenose schonend den ursprünglichen Zustand des Wirbelkanals wiederherstellt. Heinz Sielmann kommentierte seine erfolgreiche Stenoseoperation mit den Worten: »Jetzt habe ich wieder den Rücken eines 20-Jährigen.« Man kann bei dieser Operationsart, bei guter Allgemeinverfassung, daher durchaus von einer Art »Verjüngungskur« für den Rücken sprechen.

■ In manchen Fällen können Stenosepatienten sich mit einer der Stenose angepassten Lebensführung Erleichterung verschaffen und für eine gewisse Zeit wieder aktiver am Leben teilnehmen.

■ Mit einem Bandscheibenvorfall ist es möglich, einen Deal zu vereinbaren: »Wenn du mir keine Beschwerden verursachst, vermeide ich ganz bestimmte Bewegungen und Belastungen.« Mit diesem Stillhalteabkommen kann man trotz Bandscheibenvorfall nahezu schmerzfrei leben.

■ Wenn man Rückenbeschwerden hat und ein Bandscheibenvorfall bei der Kernspinaufnahme festgestellt wird, heißt das noch lange nicht, dass der Vorfall ursächlich den Schmerz und die Beschwerden verursacht! Nur die Krankengeschichte und das Beschwerdebild zusammen ermöglichen die Unterscheidung zwischen Zufallsbefund und den wirklichen Ursachen der Rückenbeschwerden.

■ Anhand eines Röntgenbildes des Rückens kann man dagegen nur in Ausnahmefällen eine Ursache für Rückenbeschwerden finden.

■ Die Computertomographie (CT) hat eine hohe Strahlenbelastung (Röntgenstrahlen) und gibt in den meisten Fällen weniger Informationen als die modernere und strahlenfreie Kernspintomographie-Untersuchung.

■ Die endoskopische Bandscheibenoperation, vor allem die LED (siehe Seite 195) hat keine Nachteile gegenüber der offenen Bandscheibenoperation, aber einige Vorteile.

10 Tipps für einen gesunden Rücken

1. Bewegen Sie sich möglichst täglich.
2. Wechseln Sie regelmäßig die Stellung, lümmeln Sie sich ruhig auf dem Stuhl, und stehen Sie dann ab und zu auf, zu gerades Sitzen ist eher ungesund. Wichtiger als eine bestimmte Haltung ist es, ständig in Bewegung zu bleiben und monotones Sitzen zu vermeiden.
3. Heben Sie schwere Gegenstände aus der Hocke hoch, und tragen Sie diese möglichst körpernah oder im Rucksack. Beim Heben nie gleichzeitig drehen.
4. Verteilen Sie Lasten beim Tragen gleichmäßig auf beide Körperseiten.
5. Langes Stehen belastet, halten Sie sich in Bewegung mit Zehenwippen und Stellungswechsel.
6. Treiben Sie moderat Ausdauersport. Nordic Walken oder Trainieren auf dem Crosstrainer entlastet und stärkt Ihren Rücken.
7. Variieren Sie öfters mal Ihre Absatzhöhe, und achten Sie auf eine gute Dämpfung und ein gesundes Fußbett beim Schuhkauf. Ideal sind sogenannte Gesundheitslatschen für einen entspannten Gang.
8. Schlafen Sie sich gesund. Entspanntes Schlafen fördert die Regeneration Ihrer Bandscheiben.
9. Stärken Sie mit speziellen Übungen Ihre Bauch- und Rückenmuskulatur und somit Ihr Rückenkorsett.
10. Achten Sie auf Ihr Gewicht. Übergewicht belastet Rücken und Gelenke. Jedes Gramm weniger entlastet auch die Bandscheiben.

■ Die Versteifung der Wirbelsäule führt nur in Ausnahmefällen zu einer Verbesserung für den Patienten (Unfälle, stärkste Skoliose). Vielmehr sollte man alles daransetzen, eine Versteifung zu vermeiden, und lieber eine Methode wählen, die die Bewegung des Rückens erhält (MIR®, Bandscheibenprothese.)

■ Rückenbeschwerden können auch durch mehrere verschiedene Gründe gleichzeitig verursacht werden. Mit anderen Worten: Der Schmerz im Bein wird durch einen Bandscheibenvorfall verursacht, der Schmerz beim Stehen wird durch die Stenose ausgelöst.

■ Bei etwa 90 Prozent aller plötzlich auftretenden Beschwerden durch einen Bandscheibenvorfall regeneriert sich der Rücken von selbst. Innerhalb der ersten sechs Wochen nach Entstehen der Beschwerden sollte man daher versuchen, eine Operation zu vermeiden. Wenn die Beschwerden aber auch nach dieser Zeit noch als sehr stark empfunden werden, ist eine endoskopische Operation in Erwägung zu ziehen. Sobald der Entschluss für eine OP gefallen ist, sollte man diese dann auch zügig durchführen lassen, um Schmerzen zu vermeiden und bessere Heilungsaussichten zu haben. Bei unerträglichen Schmerzen oder einem deutlichen Ausfall (Lähmung) kann auch schon vor Ablauf dieser »Wartezeit« nach strenger Indikation operiert werden.

■ Durch eine kräftige Muskulatur können Rückenschmerzen auch bei einer ungünstigen Statik der Wirbelsäule gemindert werden. So treten bei einer gut trainierten Rückenmuskulatur wesentlich weniger Beschwerden auf als bei schwacher und untrainierter Muskulatur. Wichtig sind aber auch kräftige Gesäß-, Brust- und Bauchmuskeln sowie die Muskeln des Schultergürtels.

■ Im Alltag entstehen die meisten kritischen Situationen für die Wirbelsäule bei ganz harmlos wirkenden Tätigkeiten wie Heben, Tragen und Sitzen. Besonders die Kombination aus Heben, Vorbeugen und Drehen hat es in sich – vermeiden Sie solche Fallen. Heben Sie immer rückengerecht, denn schon eine falsche Bewegung kann Sie tagelang aus der Bahn werfen.

»Alles wird gut«

■ »Jeden Tag erlebe ich auf menschlicher Ebene, welche ganz persönlichen Schicksale sich hinter den ›nüchternen‹ Kernspinbildern verbergen, die mir vorgelegt werden«, resümiert Drs. Dekkers im Schlussgespräch. »Oft sitzen mir die Patienten völlig verunsichert und ängstlich gegenüber. Wenn man diesen Menschen dann ihre Diagnose erklärt und am Kernspinbild ganz genau zeigen kann, fällt von den meisten Patienten schon mal der größte Teil ihrer Anspannung ab. Den meisten Menschen sind die komplexen Zusammenhänge ihres Rückens, ihre Anatomie und der Zusammenhang von Ursache und Wirkung nicht klar. Und hier sehe ich meine Aufgabe. Ich möchte Sie, auch mit Hilfe dieses Buches, zum mündigen, wissenden Patienten machen.

Der Patient, der in meine Sprechstunde kommt, will wissen, ob er ohne Gefahr mit seinem jetzigen Leben (Sport oder Arbeit) weitermachen kann, oder ob er etwas tun oder lassen muss, um seinen Rücken zu stärken und Gefahren für seine Gesundheit zu vermeiden. Eines muss uns immer wieder klar sein: Mein Rücken ist etwas Besonderes. Wenn er gut funktioniert, kann ich viel Lebensfreude haben, ohne dass ich überhaupt an ihn denke. Wenn er mir Schmerzen bereitet, büße ich an Lebensqualität ein – und zwar gehörig.«

Rückenschmerzen kann man nicht ignorieren und einfach zur Tagesordnung übergehen. Selbst die stärkste Frau und der mutigste Mann müssen sich dem Rückenschmerz beugen und ihr tägliches Leben diesem Schmerz anpassen. Plötzlich kann man nicht mehr zur Arbeit gehen, mit dem Freund zum Sport, mit den Freundinnen zum Einkaufsbummel oder mit der Familie ins Museum gehen. Manchmal kommt man nicht einmal mehr schmerzfrei bis zur Toilettentür. Der Rückenschmerz wird wichtiger als all die anderen Dinge, die vorher so extrem bedeutend waren und keinen Aufschub duldeten.

Je länger die Beschwerden bestehen, je größer die Unsicherheit über die Ursachen und den Ernst der Krankheit und der möglichen Folgen ist, umso größer wird das Bedürfnis nach Klarheit und Verständnis über die eigene Krankheit und deren mögliche Folgen. Deshalb ist die Ursachenforschung die allerwichtigste Grundlage für die Behandlung.

Wenn man dann weiß, woher die Beschwerden kommen und welche Symptome zu erwarten sind, hat man schon einmal ein ganz wichtiges Ziel erreicht – Sicherheit und Verständnis.

Vielen Menschen ist mit einer Erklärung und Erörterung ihrer Rückenbeschwerden bereits ganz entscheidend geholfen. Oft reicht es schon, dass die Patienten über ihre Beschwerden, über Grenzen und Möglichkeiten von Behandlungen und Änderungen von Gewohnheiten aufgeklärt werden, um sich mit ihrer Situation und auch mit ihren Beschwerden zu arrangieren.

Rückenbeschwerden werden oft mit der Angst vor Verlust von Geh- und Stehfähigkeit, vor Lähmung oder vor dem Rollstuhl verbunden. Nach einem erörterndem Gespräch über die eigenen Befunde, meist anhand des persönlichen Kernspinbildes, besteht diese Angst in den meisten Fällen nicht mehr oder ist zumindest stark reduziert und hinterlässt daher ein heilsames Gefühl der Erleichterung und der Hoffnung auf Besserung. Dieses wichtige Gespräch, in das die Erkenntnisse aus der Anamnese und den Bildern einfließen, führt man am besten bei einem SDT, einem »Spine Diagnostician and Therapist«. Dies ist ein schulmedizinisch ausgebildeter Facharzt, der sich seit vielen Jahren ausschließlich und erfolgreich mit der Diagnose und operativen Therapie von Rückenbeschwerden beschäftigt hat.

Der SDT kommt dann im Diagnosegespräch zu einer abschließenden Therapieempfehlung, bei der der Leidensdruck des Patienten immer den entscheidenden Impuls für die Durchführung einer konservativen oder operativen Therapie gibt. Das subjektiv empfundene Leiden des Patienten entscheidet maßgeblich darüber, ob eine Operation in Erwägung gezogen wird. Nina Ruge ist ein Paradebeispiel für diese Vorgehensweise. Obwohl sie eine ganze Reihe von Beschwerden hat, die auf dem Kernspinbildern gut sichtbar sind, ist sie doch überwiegend und relativ beschwerdefrei. Ich würde aufgrund des Anamnesegesprächs bei dieser Patientin nur von einem geringen Leidensdruck sprechen. Es wäre daher falsch, ihr zu diesem Zeitpunkt zu einer operativen Therapie zu raten. Gleichwohl gibt es

SDT = ein Mensch der Gutes tut für meinen Rücken

● **Was ist ein SDT? Im Laufe des Buches wird immer wieder auf einen SDT verwiesen, einem Spine Diagnostician and Therapist. Warum diese neue Wortschöpfung?**

Wenn man sich heute über den Rücken informiert, fällt einem auf, wie viele sogenannte »Wirbelsäulenspezialisten« es gibt bzw. sich dafür halten oder so nennen. Unabhängig von der tatsächlichen Ausbildung oder der tatsächlich für den Rücken verwendeten Arbeitszeit kann man sich weitgehend ungeschützt zum Wirbelsäulenspezialisten ernennen. Aber so unterschiedlich wie der Hintergrund und die Ausbildung dieses selbsternannten Spezialisten ist, so unterschiedlich ist auch deren persönliche Meinung über die Ursache, Diagnose oder Therapie der verschiedenen Rückenbeschwerden. Als interessierte, aber dennoch nicht ausreichend informierte Patienten, werden Sie mit sich widersprechenden Aussagen konfrontiert. Um den Leser eine Hilfestellung in diesem Kompetenz- und Profilierungsgerangel zu geben, die kleine Gruppe von, in meinen Augen besonders hilfreichen und wertvollen Fachleuten unter den Wirbelsäulenspezialisten zu bestimmen, habe ich den Begriff **SDT** wie folgt definiert. Ein **SDT** beschäftigt sich im Gegensatz zum »normalen Orthopäden« ausschließlich mit dem Rücken (und nicht mit anderen Teilen des Bewegungsapparates). Ein **SDT** beherrscht erfolgreich sowohl nichtoperative (=konservative) als auch operative Therapien des Rückens; Orthopäden behandeln dagegen vorwiegend konservativ oder verschreiben eine Behandlungsart und operieren selten auch selber. Wenn Sie ein Rückenproblem haben und Sie nicht weiter kommen, bietet ein **SDT** in meinen Augen die aussichtsreichste Möglichkeit, die richtige Diagnose zu stellen. Und die ist unerlässlich für eine Erfolg versprechende Behandlung (durch einen fähigen Therapeuten und durch ihre eigene aktive Mithilfe).

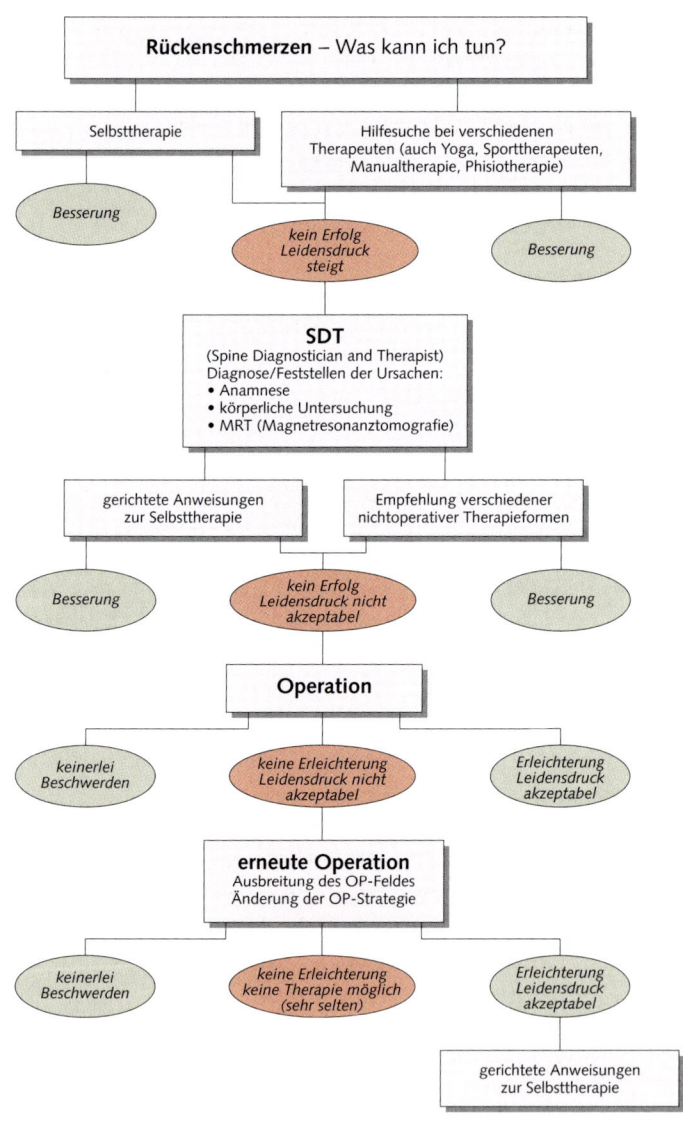

Rückenschmerzen – Was kann ich tun?

Selbsttherapie

Hilfesuche bei verschiedenen Therapeuten (auch Yoga, Sporttherapeuten, Manualtherapie, Phisiotherapie)

Besserung

kein Erfolg Leidensdruck steigt

Besserung

SDT
(Spine Diagnostician and Therapist)
Diagnose/Feststellen der Ursachen:
• Anamnese
• körperliche Untersuchung
• MRT (Magnetresonanztomografie)

gerichtete Anweisungen zur Selbsttherapie

Empfehlung verschiedener nichtoperativer Therapieformen

Besserung

kein Erfolg Leidensdruck nicht akzeptabel

Besserung

Operation

keinerlei Beschwerden

keine Erleichterung Leidensdruck nicht akzeptabel

Erleichterung Leidensdruck akzeptabel

erneute Operation
Ausbreitung des OP-Feldes
Änderung der OP-Strategie

keinerlei Beschwerden

keine Erleichterung keine Therapie möglich (sehr selten)

Erleichterung Leidensdruck akzeptabel

gerichtete Anweisungen zur Selbsttherapie

den Patienten und auch Nina Ruge die Sicherheit, dass ihnen, wenn die Beschwerden zunehmen sollten, diese operativen Möglichkeiten zur Verfügung stehen. Bis dahin können die meisten Patienten aus einem breit gefächerten Angebot an konservativen Therapien, ganz nach ihren individuellen Vorlieben, auswählen, um sich Erleichterung zu verschaffen. In einigen Fällen kann es schon helfen, einige schädliche Lebensgewohnheiten zu ändern. Nina Ruge ist auch in dieser Hinsicht eine vorbildliche Frau und Patientin. Besonders begeistert mich als Arzt und Therapeut ihre konsequente Umsetzung von Erkenntnissen und therapeutischen Ratschläge aus unserem anfänglichem Gespräch.

Sie hat es innerhalb kurzer Zeit geschafft, lieb gewonnene, aber leider ungesunde Gewohnheiten aufzugeben, und durch neue, rückenschonende Übungen und Verhaltensweisen auszutauschen, wie zum Beispiel das Joggen gegen Laufen auf dem Crosstrainer, Highheels gegen gesunde Schuhe. Zudem hat sie versucht, mehr Entspannung und therapeutisches Yoga in ihr Leben einzubauen. Dadurch konnte sie ihre Beschwerden deutlich verringern. Dies macht sie nicht nur, weil sie unmittelbar gespürt hat, dass sie so wirklich weniger Beschwerden hat, sondern auch, weil sie rational nachvollzieht, wie wichtig diese Veränderungen für ihren Rücken sind und wie stark sie selbst diesen Prozess beeinflussen kann. Chapeau! Diese positive Veränderung möchte dieses Buch auch bei Ihnen bewirken. Erkennen und ändern Sie möglichst alle schädlichen Faktoren und werden Sie sich des Wunders Ihres Rückens bewusst. »Alles wird gut« ist in diesem Sinne keine passive Schicksalsgläubigkeit, sondern die Chance, das eigene Leben aktiv in die Hand zu nehmen. Ich würde mich freuen, wenn Sie durch unser Buch Ihren Rücken besser verstehen und kennen lernen und bei sich persönlich und ganz direkt spüren, dass sich etwas tut. Sie können Ihren Rücken aktiv entlasten und mit positiven Impulsen Ihr Therapeut sein. Und Sie können sich mit dem sicheren Bewusstsein »Alles wird gut« vertrauensvoll in die Hände eines Spine Diagnostician and Therapist begeben.

Schmerzbahnen

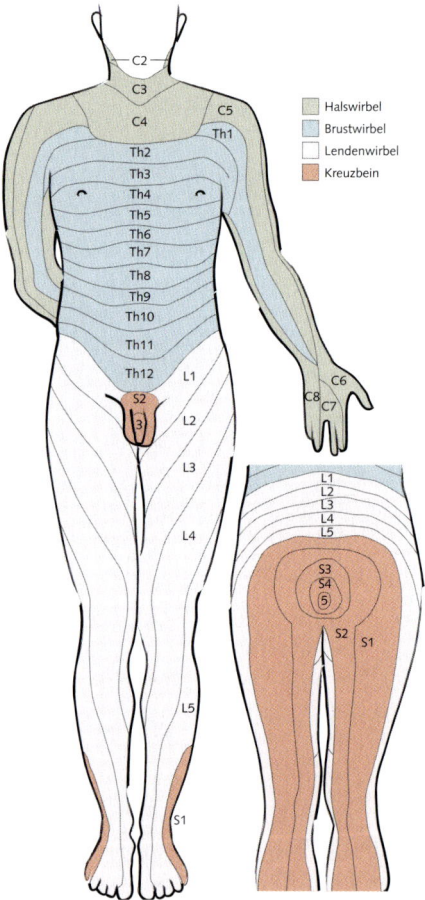

Funktionsstörungen und Ausstrahlungsgebiete der Schmerzen in Abhängigkeit von der Höhe der Rückenmarksschädigung.
Beispiel: Ein Bandscheibenvorfall L4–L5 → Schmerzen im Gebiet L5.

Nützliche Hinweise und Adressen

AUSBILDUNG ZUM CHIROPRAKTIKER

Bei Anbietern qualifizierter Weiterbildungskurse in Manueller Medizin.
nachfragen.
Den entsprechend ausgebildeten Ärzten wird von den Ärztekammern die
Zusatzbezeichnung „Manuelle Medizin" verliehen. Der Begriff ‚Chiro-
praktik' ist in Deutschland nicht klar definiert.
Qualifizierte Weiterbildung in Manueller Medizin wird angeboten von:

• Deutsche Gesellschaft für Muskoskelettale Medizin (DGMSM-FAC)
• Akademie für Manuelle Medizin an der Westfälischen Wilhelms-Univer-
sität in Münster
• Ärzteseminare der Deutschen Gesellschaft für Manuelle Medizin
(ÄMM, MWE)

Hervorragend ausgebildet sind „Doctors of Chiropractic" von den entsprechenden US-amerikanischen Universitäten.

Angaben von: Dr. Markus Schilgen, Facharzt für Orthopädie, Leitender
Arzt der Akademie für Manuelle Medizin an der Westfälischen Wilhelms-
Universität Münster

Wie finde ich einen Chiropraktiker?
DCG Deutsche Chiropraktoren Gesellschaft e.V.
www.chiropraktik.de

AUSBILDUNG ZUM OSTEOPATHEN

In Deutschland sind für die unmittelbare Behandlung am Patienten Ärzte
und Heilpraktiker zugelassen, es gibt hier offiziell keine Zulassung als
Osteopath oder Chiropraktor.
Für die Ausbildung zum Osteopathen gibt es in Deutschland die ärztliche
Richtung , die nach der Approbation als Arzt die Chirotherapieausbildung
mit 320 Stunden und die darauf folgende Osteopathieausbildung mit
420 Stunden fordert. Rechnet man die Stundenzahl einschließlich des
Medizinstudiums zusammen, erreicht man eine Zahl von ca. 6000 Stunden, die der Ausbildungszeit in den USA entspricht.
Die Deutsche Gesellschaft für Osteopathische Medizin DGOM mit Sitz in
Boppard ist neben der DAAO in Isny die wichtigste ärztliche Organisation.
Auf einen ihrer Vertreter, Dr. Johannes Mayer, geht die Gründung des Europäischen Registers osteopathischer Ärzte EROP zurück, die die in Europa
tätigen Ärzte nach vergleichbaren Qualitätskriterien zusammenfasst. In
diesen Organisationen können Ärzte das Diplom Osteopathische Medizin
und Physiotherapeuten das Diplom Osteopathische Therapie erlangen.

Kontaktadresse:
Dr. med. Wolfgang Wilde
Facharzt für Innere Medizin
Facharzt für Physikalische und Rehabilitative Medizin
D.O.M.
Ärztlicher Direktor des Medical Park Prien Kronprinz
Rehabilitationsfachklinik für Innere Medizin-Orthopädie
Alte Rathausstr.9
83209 Prien am Chiemsee

Wie finde ich einen Osteopathen?
Verband der Osteopathen Deutschland e.V.
www.osteopathie.de

Weitere Adressen

Alpha Klinik
Sektion Wirbelsäule Drs. Dekkers
Effnerstraße 38
81925 München
Tel. 089- 20 4000 400
E-mail: dekkers@alphaklinik.de
www.bandscheibe.de

Bund Deutscher Chiropraktiker e.V.
Fuggerstr.33
10777 Berlin
030/23516830
www.Chiropraktik-bund.de

DÄGfA - Deutsche Ärzte-
gesellschaft für Akupunktur e.V.
– Gegründet 1951
Würmtalstraße 54
81375 München
Tel. 089/ 71005-11
www.daegfa.de

Deutsche Gesellschaft für
Schmerztherapie e.V.
Adenauerallee 18
61440 Oberursel
Tel. 0 61 71-28 60 21
www.dgschmerztherapie.de

Feldenkrais Verband
Deutschland e.V
Jägerwirtstr.3
81373 München
www.Feldenkrais .de

FORUM SCHMERZ
im Deutschen Grünen Kreuz e. V.
Schuhmarkt 4
35037 Marburg
Tel. 06421/293-125
www.forum-Schmerz.de

Kuratorium Knochengesundheit e.V.
Leipziger Straße 6
74889 Sinsheim
Tel. 0 90 01 / 85 45 25
(25 Cent/Min)
www.osteoporose.org

Sachwortregister

Bildnachweis

Alpha Klinik München:
14, 21 ,30, 33, 36, 52, 63, 65, 69, 121, 197, 204, 213, 217, 261

dpa:
11, 27, 72, 7, 102, 105, 111, 112, 123, 135, 210, 228, 244, 254, 256, 265

Deutscher Infografikdienst:
56, 58, 141

Franz, Maren:
258

Getty Images:
4, 5, 6, 7 ,40, 43 .61, 88, 144

JachthuberMedia& Design:
22, 38, 44, 45, 47, 48, 49, 50, 59, 94, 98, 119, 120, 139, 157, 195, 201, 206, 274, 276

PantherMedia:
91, 101,154

Privat:
142, 152, 163, 170, 188, 232

Ruppert, Florian:
79, 80

MSD Sharp& Dohme GmbH:
136

Tedeskino,Markus:
8, 10, 11, 10, 17, 19, 29, 31, 85, 151, 176, 182, 184, 185, 186, 187, 215, 218,219,220, 221, 222, 248, 248, 250, 251, 252, 253, 262, 267

The Alliance for Better Bone Health:
131

Die Autoren bedanken sich herzlich bei Frau Maren Franz für die redaktionelle Unterstützung bei der Erarbeitung des Buches.

Hinweis:
Die Ratschläge in diesem Buch sind von den Autoren und vom Verlag
sorgfältig erwogen und geprüft worden. Sie bieten jedoch keinen Ersatz für
kompetenten medizinischen Rat. Jede Leserin und jeder Leser ist für sein
eigenes Handeln selbst verantwortlich. Alle Angaben in diesem Buch
erfolgen daher ohne jegliche Gewährleistung oder Garantie seitens des
Verlages oder der Autoren. Eine Haftung der Autoren bzw. des Verlages
und seiner Beauftragten für Personen-, Sach- und Vermögensschäden ist
ausgeschlossen.

Ungekürzte Ausgabe im Ullstein Taschenbuch
1. Auflage August 2008
© Ullstein Buchverlage GmbH, Berlin 2007/Ullstein Verlag
Umschlaggestaltung: HildenDesign, München
(unter Verwendung einer Vorlage von Büro Jorge Schmidt, München)
Titelabbildung: Markus Tedeskino
Satz: LVD GmbH, Berlin
Gesetzt aus der Caslon und Syntax
Druck und Bindearbeiten: OAN, Zwenkau
Printed in Germany
ISBN 978-3-548-37214-3

Nina Ruge / Dr. med. Lutz Bannasch

Das Geheimnis der Selbstheilung

Wege zu einem starken Immunsystem
Durchgehend vierfarbig

ISBN 978-3-548-36964-8
www.ullstein-buchverlage.de

Nina Ruge und der renommierte Immunologe Lutz Bannasch erklären die faszinierenden Mechanismen unseres
stärksten Bodyguards, des Immunsystems. Sie zeigen,
wie wir unsere Selbstheilungskräfte mobilisieren, trainieren
und stärken können, sogar bei ernsthaften Krankheiten.
Dafür gibt das Buch viele überzeugende Beispiele. So erzählen Michael Lesch und Thomas Fuchsberger, wie sie
schwerste Krankheiten überwunden haben. Ursula Karven
beschreibt, wie Yoga das Immunsystem trainiert und San-
dra Völker, wie sie trotz Asthma Weltrekorde schwimmen
konnte.

»Mit ausführlichen Informationen zu unserem Ab-
wehrsystem und tollen Gesundheitstipps – beeindruckend!« *Frau von heute*

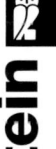

ullstein